麻醉学

主 编 方向明 王英伟

中国健康传媒集团

中国医药科技出版社

内容提要

本书是全国高等教育五年制临床医学专业教材《麻醉学》的配套辅导用书，分为35章。本书密切结合案例分析，章前设重点、难点、考点，部分章后设速览引导图，助于考生以临床思维领悟基础知识和快速测试所学知识的掌握程度。每章试题后均详细附注了每个试题的答案及解析，有利于考生归纳整理掌握所学知识。

本书供全国高等教育五年制临床医学专业本科、专科学生和参加医学研究生入学考试的考生使用，也可直接作为医学生准备执业医师考试的模拟练习用书。

图书在版编目（CIP）数据

麻醉学/方向明，王英伟主编. —北京：中国医药科技出版社，2019.3

全国高等教育五年制临床医学专业教材精编速览

ISBN 978 - 7 - 5214 - 0727 - 3

Ⅰ.①麻… Ⅱ.①方… ②王… Ⅲ.①麻醉学—医学院校—教材 Ⅳ.①R614

中国版本图书馆 CIP 数据核字（2019）第 021167 号

美术编辑 陈君杞

版式设计 诚达誉高

出版　**中国健康传媒集团** | 中国医药科技出版社

地址　北京市海淀区文慧园北路甲 22 号

邮编　100082

电话　发行：010 - 62227427　邮购：010 - 62236938

网址　www.cmstp.com

规格　889 × 1194mm $\frac{1}{16}$

印张　16½

字数　422 千字

版次　2019 年 3 月第 1 版

印次　2019 年 3 月第 1 次印刷

印刷　三河市万龙印装有限公司

经销　全国各地新华书店

书号　ISBN 978 - 7 - 5214 - 0727 - 3

定价　49.00 元

《全国高等教育五年制临床医学专业教材精编速览》
《全国高等教育五年制临床医学专业同步习题集》

出 版 说 明

　　为满足全国高等教育五年制临床医学专业学生学习与复习需要，帮助医学院校学生学习、理解和记忆教材的基本内容和要点，并进行自我测试，我们组织了国内一流医学院校有丰富一线教学经验的教授级教师，以全国统一制订的教学大纲为准则，围绕临床医学教育教材的主体内容，结合他们多年的教学实践编写了《全国高等教育五年制临床医学专业精编速览》与《全国高等教育五年制临床医学专业同步习题集》两套教材辅导用书。

　　本教材辅导用书满足学生对专业知识结构的需求，在把握教材内容难易程度上与相关教材相呼应，编写的章节顺序安排符合教学规律，按照教案形式归纳总结，内容简洁，方便学生记忆，使学生更易掌握教材内容，更易通过考试测试。在《精编速览》中引入"重点、难点、考点""速览导引图""临床病案分析"，使学生轻松快速学习、理解和记忆教材内容与要点；《同步习题集》是使学生对学习效果进行检测，题型以选择题［A型题（最佳选择题）、B型题（共用备选答案题）、X型题（多项选择题）］、名词解释、填空题、简答题、病例分析题为主。每道题后附有答案与解析，可以自测自查，帮助学生了解命题规律与提高解题能力。

　　本书可供全国高等教育五年制临床医学专业本科、专科学生和参加医学研究生入学考试的考生使用，也可直接作为医学生准备执业医师考试的模拟练习用书。

中国医药科技出版社
2018 年 12 月

编 委 会

顾卫东（复旦大学附属华东医院）

黄立宁（河北医科大学第二医院）

梅伟（华中科技大学同济医学院附属同济医院）

谢玉波（广西医科大学第一附属医院）

曹学照（中国医科大学附属第一医院）

曹铭辉（中山大学孙逸仙纪念医院）

戴茹萍（中南大学湘雅二医院）

魏珂（重庆医科大学附属第一医院）

前　言

为了使医学生和相关专业学生更好地学习麻醉学知识、快速地掌握学习重点和难点、高效率地理解和把握核心知识，为了与正在进行的"5+3"为主体的一体化临床医学教育综合改革接轨，我们编写了全国高等教育五年制临床医学专业教材精编速览以及全国高等教育五年制临床医学专业教材同步习题集。精编速览《麻醉学》为全国高等教育五年制临床医学专业教材最新版《麻醉学》配套辅导用书，以全国医学院校教学大纲和执业医师考试大纲为依据，以麻醉学的重点、难点和考点为核心，精练教材内容，突出重点，减轻医学生学习负担，改变信息太多、思考太少的现状，供五年制医学生课后复习和期末备考使用，也可作为医学生准备研究生入学考试和国家执业医师考试的参考用书。

本书内容共分三十五章，主要涉及麻醉前对病情评估、麻醉前准备和麻醉前用药、麻醉的概念等方面的内容，并介绍了各器官系统的麻醉。本书密切结合临床案例分析，让学生站在临床的整体思路上领悟基础知识，内容简练、重点突出、条理清晰、知识点集中，有助于学生更好更快地掌握核心知识和基本方法。

本书由北京协和医院、浙江大学医学院附属第一医院、华中科技大学同济医学院附属同济医院、陆军军医大学第二附属医院、天津市第三中心医院等全国多所高等院校、医院具有丰富教学经验的一线教师和丰富临床经验的麻醉科专家及学者共同编写而成，各章的编写人员均具有教授或副教授职称。

本书的编写力求符合现代医学教育的最新理念，帮助学生在较短的时间内掌握生物麻醉学的核心知识和基本方法。书中可能存在一些疏漏和不足之处，恳请广大师生和读者批评指正。

编　者
2018 年 12 月

目　录

第一章　麻醉前对病情的评估

重点	对病人呼吸系统的评估。
难点	对病人心血管系统的评估。
考点	麻醉前访视的基本内容。

第一节　术前访视和评估

术前访视和评估是指由麻醉医生在术前对病人进行全身性的系统评估，根据病史、体格检查以及实验室检查结果评价手术风险以及病人对麻醉、手术的耐受性的过程。良好的术前评估对麻醉医生制定麻醉方案和应急预案、提高围术期安全性以及改善病人预后方面具有重要意义。

如果病人患有其他疾病，术前访视需要对这些疾病的控制情况、并发症等进行全面评估，必要时请相关专科进行优化治疗，提高病人对手术的耐受性并减少并发症。术前访视还可以让麻醉医生对围术期风险以及应急情况进行事先准备（如动静脉穿刺监测、术后返 ICU 加强监测等），提高围术期安全。

一、术前访视和评估的目的

通过术前访视和评估可以获取病史、体格检查、实验室检查；向病人介绍麻醉及手术过程，减轻病人焦虑情绪；制定麻醉方案并和外科医生充分沟通；优化病人状况。

二、术前访视和评估的内容

术前访视和评估一般安排在择期手术前一天，有时病人也可能在入院前即已在麻醉术前门诊就诊。无论是何种时间安排，原则上麻醉医生应该在手术前一天再次访视病人。日间手术病人的访视，可通过电话或者门诊完成。

术前访视时应该重点评估病人的心、肺功能和日常体力活动程度，根据美国麻醉医师协会（ASA）的健康分级，对病人进行 I ~ VI 级的分级，分级越高，围术期并发症及死亡率越高。对于高危病人，需要跟家属以及外科医生进行良好的沟通，并在手术当天进行相应的有创监测，术后可返 ICU 加强监测、治疗。急诊手术病人的健康分级同择期手术病人，只是在分级中增加急诊（E）的标示。

第二节　全身情况和各器官系统术前评估

一、全身情况

全身情况评估是将病人作为一个整体进行评价，注意病人的生长发育、营养和体重等方面的状态。其中，超重和肥胖是冠心病和脑卒中发病的独立危险因素，同时也是困难通气及困难插管的高危因素。根据病人的体重指数（BMI）评估体重以及发生相应并发症的可能性。还有一类病人为营养不良，如果存在贫血、脱水等状态，应该进行纠正。

二、呼吸系统

近两周内存在呼吸道感染的病人，择期手术应该推迟到感染治愈 2~4 周后进行，因为呼吸道感染病人即使没有明确症状和体征，但由于其气道高反应性明显增加，围术期出现气道痉挛的可能性显著增加。如果是急诊病人，则应加强抗感染治疗以降低围术期并发症。如果病人术前存在肺脓肿、空洞型肺结核、支气管扩张，则应警惕术中出现痰液、血液堵塞气道等情况，可以视情况采取肺隔离技术。

对于慢性阻塞性肺病（COPD）病人，除了评估心、肺功能外，还应该完善肺功能以及动脉血气的检查。肺功能可以对病人的病情进行分级，动脉血气分析在评估病人是否可以耐受肺叶切除、全肺切除等手术有非常重要的意义。由于长期的 COPD 会加重右心功能甚至全心功能的负担，因此，还应该重视心脏方面的辅助检查。这类病人的麻醉重点在于避免缺氧和二氧化碳潴留，降低肺动脉压，维持心功能。

哮喘是一种以慢性气道炎症为基础的可逆性气道阻力增高的系统性疾病，目前的临床常用药物为吸入激素/长效支气管扩张剂。哮喘的严重程度评估除了肺功能，还包括发作频率、药物使用方案及频率、近期发作史及急诊抢救病史。择期手术病人应该积极控制感染并戒烟。这类病人的麻醉重点在于避免气道痉挛因素，必要时加用支气管扩张剂及抗炎平喘药物。

肺功能测定在评估肺功能方面非常重要。以下结果预示病人围术期心、肺并发症显著增加：肺活量低于预计值 60%；通气储量低于 70%；FEV1/FVC < 50%。其他的简易的肺功能评价包括：屏气试验、吹气试验、吹火柴试验等。

气道评估是对病人的通气程度以及插管程度进行评价。一般包括病史（既往麻醉手术病史），体格检查（肥胖、小下颌、颈部瘢痕等），解剖因素（张口度、颈部活动度等）等。其中 Mallampati 分级是常用的气道评估方法。完善的气道评估对于提高麻醉诱导及插管的安全性方面有重要的作用。

三、心血管系统

心血管疾病的患病率逐年增加，占居民疾病死亡构成的 40%，越来越多的择期手术病人都是心血管疾病病人，这类病人的围术期并发症发生率及死亡率比普通病人高 25%~50%。麻醉术前访视应该对病人心功能、心电图、实验室检查等结果进行全面评估，并对手术时机、治疗方案等进行优化。

1. 心功能测定

心功能测定方法很多，分为有创和无创。无创性评估方法最为常用的是纽约心脏病协会心功能分级（NYHA），根据病人对日常活动的耐受情况进行分级，但是存在一定的主观性和差异性。类似的评价方法还有体能状态测试，即代谢当量（MET）评估，根据病人平时能进行的不同强度的体能活动（如散步、爬山、打网球、马拉松等）进行评级，评级越低代表心、肺功能越差。

2. 心脏风险评估

除了常规的心功能评估，一些特定的临床指标在预测病人围术期心血管意外方面有指导意义。如 Goldman 心脏风险指数，该评估包括 9 项指标，每项指标有不同分值，最后计算总得分（满分 53 分），根据得分进行 I~IV 分级。级数越高，围术期风险越大。

3. 心律失常

心律失常为常见的临床问题，术前评估需要对引起心律失常的原因及对其血流动力学的影响进行全面评价。其中室上性和室性心律失常是围术期心脏事件的独立危险因素。窦性心律失常一般无临床意义，但是老年病人新发的窦性心律失常则可能提示冠心病的存在。窦性心动过缓一般见于迷走张力过高，一般无须特殊处理，但是围术期需要准备增加心率的药物。对于窦性心动过速，应先寻找诱因，再考虑是否需要药物控制心率。室上性心律失常除了消除病因外，还应该进行药物控制。偶发室性早搏一般无须特殊处理，但是快速型室性心律失常属于致死性病理状态，需要紧急处理，因为这种心律失常会导致血流动力学不稳定。束支传导阻滞根据发生部位以及严重程度，需要进行必要的干预，必要时请相关科室会诊及优化治疗方案。

4. 高血压

高血压分为原发性和继发性。术前评估重点在于了解高血压控制水平以及各个器官受累的严重程度。对于阵发性高血压的病人需要警惕嗜铬细胞瘤的可能性。对于未控制的严重高血压病人（收缩压大于180mmHg），不宜进行择期手术。高血压的危险分层包括危险因素、器官损害以及合并的临床状况等。

5. 冠心病

冠心病病人的术前访视，重点在于了解心绞痛是否稳定，以及是否存在处理冠状动脉疾病的指征。冠状动脉造影不推荐常规使用，仅限于高危病人。对于择期的非心脏手术，如果病人有处理冠状动脉的指征，原则上先处理冠状动脉然后再进行择期手术，急诊手术除外。如果病人存在慢性心功能不全以及心肌病，则应该积极控制心衰，然后再考虑择期手术，否则围术期死亡率显著增加。如果病人近期将行冠状动脉支架治疗，择期手术的时机需要综合考虑心脏支架类型、手术急迫性及抗凝需求等因素后决定。如果病人近期发生过心梗，美国心脏学会认为心梗30天内为最高危时期，不宜进行任何择期手术。

四、肝脏

肝脏是重要的合成和代谢器官，尤其会对麻醉期间的各种药物作用产生影响，因此，术前访视需要注意肝脏的详细评估。对于重度肝功能不全病人，不宜进行任何择期手术。目前，临床常用肝功能的 Child－Pugh 分级，分级越高，围术期并发症风险越高。由于很多药物（包括麻醉药物）都在肝脏内代谢，同时肝功能不全会导致白蛋白水平降低，因此，在肝功能受损病人中使用麻醉药物需要仔细评估药物剂量和药物类型，并对可能产生的不良反应做出充分的应对策略。

五、肾脏

肾脏疾病的发生和发展往往会导致全身性器官功能的改变，显著增加围术期风险。目前肾脏的评估包括血浆肌酐清除率测定、尿素氮测定、尿浓缩和稀释试验。肾功能不全根据慢性肾脏疾病（CKD）分期分为 1～5 期。对于急性肾衰病人，原则上不宜进行择期手术。对于规律血透的慢性肾衰病人，可以在血透的支持下进行择期手术，但是病人对麻醉及手术的耐受力仍然很低。术前除了了解病人肾功能及电解质水平外，还应该了解病人的容量状态、器官功能以及服药情况，同时根据手术创伤大小，进行必要的容量监测。一般来说，麻醉和手术对肾功能的直接影响是完全可逆的。由于很多药物的代谢需要肾脏的参与，因此，麻醉药物的种类和剂量需要谨慎选择。

六、内分泌系统

内分泌疾病分很多种，常见的需要手术处理的为甲状腺疾病。对于甲亢或者甲减病人，术前访视需要了解甲状腺的功能水平、治疗药物以及甲状腺本身的解剖异常。原则上择期手术需要将甲状腺功能控制在正常水平。

糖尿病是系统性疾病，随着生活水平的提高以及居民寿命的增加，其发生率逐渐增加。术前访视需要了解病人血糖控制水平、控制药物的使用以及相应靶器官的损害程度，在禁食、禁水时需要警惕低血糖发作。

对于其他的内分泌疾病，包括胰岛素瘤、嗜铬细胞瘤以及肾上腺功能减退疾病，应该根据疾病的不同特点，了解相应的药物治疗手段、疾病控制水平，并针对不同疾病特点做好围术期的准备，维持重要脏器的功能。

七、中枢系统

1. 意识状态

中枢神经系统（CNS）是人体重要的高级中枢，意识状态反映了人体的综合机能水平。临床常用的意识评分为 GCS 评分，根据病人的语言、睁眼以及运动反应进行评分，满分为 15 分，一般 10 分以下提示脑损害程度严重，预后差。同时，还可以根据瞳孔大小、瞳孔对光反射以及病理征来辅助判断。

2. 颅内高压

颅内高压常见于颅内疾病及颅脑外伤，严重者可危及生命，预后往往较差。

3. 脊髓功能

外伤病人往往伴随脊髓损伤，需要制动并固定体位，可能对麻醉诱导插管造成困难。

八、消化系统

消化系统功能决定了病人的营养状态以及容量状况。择期病人需要禁食禁水，访视时应了解病人是否有胃食管反流、食管憩室、胃排空障碍等病史，对于存在急腹症的病人，应该按照饱胃处理，避免误吸。

九、水电解质和酸碱平衡

择期手术病人应该在术前处于水电解质正常水平以及酸碱平衡状态。如果存在异常，例如低钠血症、低钾血症等，则应该进行针对性的纠正，但是应该注意纠正的速度不可过快。

第三节　麻醉和手术风险因素

围术期风险是临床医师，尤其是麻醉医生重点关注的内容。围术期风险按照主体的不同分为病人因素、外科因素和麻醉因素。病人因素包括前述的各项内容，除了术前完善的评估外，最大程度地优化疾病治疗、改善器官功能状态、多科协助诊疗，都是提高围术期安全性的重要因素。外科因素包括手术本身的创伤以及对机体的影响、术者熟练程度和术前准备的充分程度。麻醉因素包括麻醉医生的熟练程度、应激预案的完善程度和麻醉前的各种准备工作。

第四节　麻醉前治疗用药的评估

一、抗高血压药

目前常用的降压药物包括利尿剂、β 受体阻滞剂、钙离子拮抗剂（CCB）、血管紧张素转化酶抑制剂（ACEI）和血管紧张素受体阻滞剂（ARB）类药物。α 受体阻滞剂主要用于嗜铬细胞瘤的术前准备。对于长期服药的病人，建议在术前 2~3 天停用利尿剂，其他药物服用至术晨或者术前一天。

二、β 受体阻滞剂

β 受体阻滞剂除了用于高血压病人外，还广泛用于冠心病、心衰、心律失常和心肌病病人。长期服用该药物的病人在麻醉前继续服用。不推荐在手术当天新使用 β 受体阻滞剂。对于使用胰岛素的糖尿病病人，β 受体阻滞剂可增加低血糖的发生率，必须谨慎使用。

三、单胺氧化酶抑制药和三环类抗抑郁药

单胺氧化酶抑制药（MAOI）是临床上用于治疗精神疾病的一类药物。其中，A 类抑制剂用于治疗抑郁症，B 类抑制剂用于治疗帕金森综合征和阿尔茨海默病。MAOI 可以降低儿茶酚胺类药物的代谢，如果和此类药物以及间接性的拟交感药物合用，可能导致严重高血压甚至高血压危象。同时，MAOI 还可以通过抑制肝酶活性进而抑制阿片类药物的代谢灭活，出现严重低血压、呼吸抑制等。因此，必须术前停用 MAOI 2~3 周。急诊病人需要慎重选择麻醉药物并加强围术期监测。

三环类抗抑郁药主要通过抑制突触前摄取，减少去甲肾上腺素（NE）和 5-羟色胺（5-HT）的重摄取，

增加 NE 和 5 - HT 含量。长期使用可能导致 β - 肾上腺素受体下调，在吸入麻醉时可能导致病人惊厥或者心律失常。三环类抗抑郁药也会抑制肝酶活性。因此，应该在术前停用 2 周以上。

四、抗凝药物

抗凝治疗是常见的临床治疗手段。在术前访视时应该明确病人服用抗凝药物的种类和剂量，并根据抗凝受益/出血风险、手术类型及手术大小调整药物方案。对于可监测的抗凝药物，应该根据凝血结果评估病人的凝血功能。如果病人凝血功能存在异常，椎管内穿刺属于禁忌证。如果凝血功能正常的病人接受椎管内治疗，在恢复抗凝药物的时候必须给予足够长的时间以避免硬膜外血肿的发生。

对于服用阿司匹林进行脑卒中二级预防的病人，应该根据手术部位、出血可能以及手术类型来决定是否需要停用。需要注意的是，阿司匹林和血小板的结合是不可逆的，而血小板的寿命为 1 周，因此，阿司匹林的停药时间为 1 周。对于氯吡格雷以及其他新型抗血小板药物，由于其对凝血功能影响大并且没有有效的逆转方法，因此都应该停用 1 周以上。对于接受剂量低分子肝素治疗的病人，如果进行椎管内穿刺，则必须停药 24 小时以上。

如果病人使用华法林抗凝，应该在术前停用 5 天以上，必要时进行低分子肝素替代（有效性存在争议），直到国际标准化比值（INR）恢复至正常范围。急诊手术时可以考虑用维生素 K 对抗或者新鲜冰冻血浆改善凝血功能。

（何　凯　申　乐）

第二章 麻醉前准备与麻醉前用药

重点	麻醉前用药。
难点	麻醉选择的原则。
考点	病人体格和精神方面的准备。

第一节 麻醉前准备的目的和任务

一、麻醉前准备的目的

使病人在体格和精神两方面处于可能达到的最佳状态，以增强病人对麻醉和手术的耐受力，提高病人在麻醉中的安全性，避免麻醉意外的发生，减少麻醉后的并发症。

二、麻醉前准备的任务

（1）做好病人体格和精神方面的准备。

（2）给予病人恰当的麻醉前用药。

（3）做好麻醉用具、设备、检测仪器、药品以及急救药品和设备等的准备。

第二节 病人体格和精神方面的准备

一、体格方面的准备

（一）改善病人的全身情况

（1）改善病人的营养状况。

（2）纠正严重贫血、水电解质紊乱和低蛋白血症。

（3）停止吸烟。

（4）增加体力。

（5）练习深呼吸，改善心、肺储备功能。

外科所遇到的休克病人，一般需待休克纠正后才能进行麻醉和手术，但在紧急情况时可以边纠正休克边进行麻醉和手术。

血浆蛋白在 30～35g/L 时，应该补充富含蛋白质饮食；低于 30g/L 时，则需要静脉输注人体白蛋白制剂，以便纠正低蛋白血症，提高麻醉耐受力。

（二）积极治疗内科疾病

1. 心血管系统

术前洋地黄治疗者，手术当天应该停用，如果病人有心房纤颤并且心室率较快，可持续给药直至手术日晨。

一般推荐严重高血压（收缩压 > 200mmHg，舒张压 > 115mmHg）病人推迟择期手术，直至血压降至 180/110mmHg 以下。选择抗高血压药物时，避免使用中枢性降压药和血管紧张素转化酶抑制剂，以免麻醉期间发生顽固性低血压和心动过缓；其他降压药可用至手术当天，避免因停药而发生血压剧烈波动。

2. 呼吸系统

急性呼吸道感染者，择期手术应暂停，待感染得到充分控制 1 周后再安排手术。慢性呼吸系统疾病（哮喘、慢性阻塞性肺疾病、支气管扩张等）：

（1）术前应进行肺功能检查、动脉血气分析和 X 线胸片检查。

（2）停止吸烟至少 2 周并进行呼吸功能训练。

（3）行雾化吸入和胸部物理治疗以促进排痰。

（4）术前应用支气管扩张药和肾上腺皮质激素。

（5）有效抗生素治疗 3~5 天，以控制急、慢性肺部感染。

3. 中枢神经系统

急性脑梗死病人应推迟 4~6 周，等待梗死周边缺血区已消失的自动调节功能有所恢复后再行择期手术。帕金森综合征病人术前应做肺功能检查、动脉血气分析，并指导病人锻炼呼吸功能，抗帕金森病药物一直用至手术前。围术期应避免使用抗多巴胺类药，如甲氧氯普胺、氟哌利多和噻嗪类等。

4. 内分泌系统

（1）甲状腺功能亢进病人，麻醉前准备的关键在于手术前控制病情，有效降低基础代谢率，防止术中、术后甲状腺危象的发生。

（2）原发性醛固酮增多症和皮质醇增多症病人，应注意水、电解质和酸碱平衡紊乱，特别注意钾的补充。

（3）嗜铬细胞瘤病人，应用 α 受体阻滞药的同时积极进行液体治疗，扩充血容量。

（4）糖尿病病人，择期手术应控制空腹血糖在 8.3mmol/L 以下，最好在 6.1~7.2mmol/L 之间，最高不超过 11.1mmol/L，尿糖（ + / - ），尿酮体阴性。

5. 肝脏功能

根据肝功能的 Chid - Dugh 分级（表 2 - 1）结果，采取相应治疗措施。

表 2 - 1　Child - Pugh 肝功能不全评估分级

项目	异常程度得分		
	1 分	2 分	3 分
血清胆红素（mmol/L）	<34.2	34.2~51.3	>51.3
血浆白蛋白（g/L）	>35	28~35	<28
凝血酶原延长时间（s）	1~3	4~6	>6
凝血酶原比率（%）	>50	30~50	<30
腹水	无	少量，易控制	中等量，难控制
肝性脑病	无	轻度	中度以上

注：总分 5~6 分者为轻度肝功能不全（A 级）；7~9 分为中度（B 级）；10 分以上为重度（C 级）。

6. 肾功能

随着医疗技术的提高，肾衰竭已经不是择期手术的禁忌，透析应在计划手术 24 小时内进行。

7. 血液系统

成人择期手术血红蛋白 >80g/L；血小板 >50×10^9^/L。

即：成人择期手术血红蛋白 $>80g/L$；血小板 $>50 \times 10^9/L$。

8. 其他

对拟行椎管内麻醉者，应常规检查脊柱和脊髓功能；对阻塞性睡眠呼吸暂停综合征病人，应重视静息期 $PaCO_2$ 升高。

（三） 既往治疗用药的准备

（1）抗高血压药、抗心律失常药、强心药、内分泌用药一般不主张术前停用。

（2）阿司匹林术前一般需停 1~2 周。

（3）应用肝素抗凝时，如需行急症手术，术前可用鱼精蛋白终止抗凝。

（4）华法林术前需停 3~5 天，必要时加用维生素 K。

（5）单胺氧化酶抑制药和三环类抗抑郁药需停 2~3 周。

（四） 严格执行麻醉前的禁食、 禁饮

择期手术常规排空胃，严格执行麻醉前禁食、禁饮的要求。

（1）所有病人术前 2 小时可饮清液，包括饮用水、糖水、果汁、苏打饮料、清茶等。

（2）新生儿、婴幼儿禁母乳至少 4 小时。

（3）禁食易消化固体食物、含脂肪较少的食物、牛奶、配方乳等非人乳至少 6 小时。

（4）禁食肉类、油煎制品等含脂肪较高的食物至少 8 小时。

（五） 饱胃的处理

对于严重创伤、急腹症病人、产妇及禁食时间不足，或虽距末餐进食已超过 8 小时，由于胃排空延迟，均视为"饱胃"病人。对于此类病人的处理措施如下。

（1）全麻时可采用"清醒气管内插管"法；如考虑快速诱导气管内插管，可将环状软骨压向食管。

（2）麻醉前留置胃管，适当减少胃内容物。

（3）术前应用止吐药、抑酸药，准备透明面罩和吸引装置，调整体位等。

二、精神方面的准备

（1）解除病人及家属对麻醉手术的恐惧和焦虑，增强病人的信心。

（2）尊重病人的人格和知情权。

（3）适当介绍所选麻醉用于该病人的优点、麻醉过程、可靠的安全性和安全措施。

（4）指导病人如何配合，同时耐心听取并合理解答病人及家属提出的问题。

（5）对病人多加关心和鼓励以取得其理解、信任和合作。

（6）对于过度紧张而难以自控者，应予药物配合治疗。

第三节　麻醉选择的原则

一、病人的情况

病人的情况包括年龄、拟行手术治疗的疾病及其并发症的严重程度、重要脏器功能、情绪与合作程度、病人意愿等。

二、手术方面

手术方面的考虑包括手术部位、手术方式、病人体位、术者的特殊要求与技术水平等。

三、麻醉方面

麻醉方面的考虑包括麻醉者的业务水平、经验或习惯、麻醉设备和药品方面的条件等。麻醉医师应根据多方面的因素来选择最合适的麻醉方法和药物，麻醉选择虽然很重要，但更重要的是麻醉管理。

第四节　麻醉前用药

一、麻醉前用药的目的

（1）镇静。

（2）镇痛。

（3）预防和减少某些麻醉药的副作用。

（4）降低基础代谢和神经反射的应激性。

（5）其他，如减少胃液容量和酸度、镇吐、预防和对抗过敏反应等。

二、麻醉前常用药物

（一）镇静安定药

1. 苯二氮䓬类

具有镇静、催眠、抗焦虑、抗惊厥、中枢性肌肉松弛及顺行性遗忘作用，不具有镇痛作用，但可增强麻醉性镇痛药或全身麻醉药的作用，剂量偏大时可引起躁动、谵妄、兴奋等反常反应。常用药有地西泮、氯硝西泮和咪达唑仑等。

2. 丁酰苯类

具有较强的镇静、安定、抗焦虑和止吐作用，有轻度的 α 受体阻滞作用，可出现锥体外系症状。常用药有氟哌利多等。

3. 吩噻嗪类

具有较强的镇静、止吐和抗组胺作用，少数病人可出现谵妄。常用药有异丙嗪等。

（二）催眠药

催眠者具有镇静、催眠、抗惊厥作用，常用于预防局麻药的毒性反应。常用药有苯巴比妥、戊巴比妥和司可巴比妥等。

（三）麻醉性镇痛药物

麻醉性镇痛药亦称中枢性镇痛药或阿片类药物，具有较强的镇痛作用，能提高痛阈，与全身麻醉药有协同作用，作为辅助药可改善其他麻醉效果，或用于术后镇痛。其缺点是可引起血压下降、呼吸抑制、恶心、呕吐等，呼吸抑制程度与剂量有关。常用药有吗啡、哌替啶和美沙酮等。

（四）抗胆碱药

应用抗胆碱药的目的是抑制多种平滑肌，抑制多种腺体分泌和迷走神经反射。目前不认为抗胆碱药是各种麻醉时不可或缺的药物，应根据具体情况选用。常用药有阿托品、东莨菪碱等，两种药均禁用于青光眼病人。

（五）组胺 H_2 受体阻滞药

抑制组胺、胃泌素和 M – 胆碱受体激动药引起的胃酸分泌，一般不作为常规麻醉前用药，主要用于术前准备不足有胃反流危险的病人和临产妇,可减少发生反流和误吸的危险。常用药有西咪替丁和雷尼替丁等。

三、麻醉前用药的基本原则

(一) 麻醉前用药的确定

1. 病人情况

主要根据病人精神状态、有无疼痛以及过去应用镇静、催眠、镇痛药物的情况确定,还应考虑对并发症的用药。

2. 拟用的麻醉方法和麻醉药

主要是考虑各种麻醉方法的特点和麻醉药物的药理特性。

(二) 麻醉前用药的方式

传统的用药方式一般在病房内给药,一般在麻醉前30~60分钟肌内注射。但从医疗形式的发展、危重病人的增多、麻醉前用药效果的保证以及用药安全等方面考虑,也可在病人到达手术室后由麻醉医师根据情况少量静脉给药。

(三) 麻醉前用药的注意事项

(1) 需酌情减少抑制性药物剂量者　一般情况差、年老体弱、恶病质、休克、甲状腺功能减退等病人;1岁以下婴儿一般不用。

(2) 需酌情增加抑制性药物剂量者　年轻体壮、情绪紧张或激动、甲状腺功能亢进等病人。

(3) 禁用和慎用中枢性镇痛药者　呼吸功能不全、呼吸道梗阻、颅内压增高等病人禁用。对临产妇最好不用,如必须用,应考虑胎儿的娩出时间,用哌替啶以在胎儿娩出前1小时以内或4小时以上为宜。口服和肌内注射吗啡禁用于临产妇。

(4) 抗胆碱药剂量宜较大者　使用硫喷妥钠、氯胺酮、羟丁酸钠、氟烷等麻醉药或做椎管内麻醉,或原有心动过缓,或需借助于东莨菪碱的镇静作用者。小儿腺体分泌旺盛,按体重计算其剂量较成人用量为大。

(5) 宜不用或少用抗胆碱药者　病人有心动过速、甲状腺功能亢进、高热等疾病,气候炎热或室温过高。

(6) 多种麻醉前用药复合应用时,应根据药物的作用相应调整剂量。

(7) 对于急症病人,必须用药时以经静脉用药为宜。

第五节　麻醉设备的准备与检查

一、麻醉器械的准备

全身麻醉的设备用具包括以下内容。

(1) 适用的麻醉机及相应气源。

(2) 气管和支气管内插管用具、听诊器。

(3) 口咽和鼻咽通气道。

(4) 吸引装置。

(5) 监测生命体征的监护仪。

(6) 其他,如液体、微量输液泵、套管针等。

(7) 常用的麻醉药和肌肉松弛药、心血管药物和其他急救用药等。

1. 气源的检查

检查气源与麻醉机进气口的连接是否正确无误,气源压是否达到使用要求。

2. 麻醉机的检查

检查麻醉机的功能是否正常，有无漏气。麻醉机检查可遵循从上到下、从左到右的原则全面逐项检查，以免遗漏。

3. 气管内插管用具的检查

检查用具是否齐全，确认气管插管套囊不漏气，对评估存在困难气道的病人，还需要准备口咽通气道、纤维支气管镜（纤支镜）等。

4. 监测仪器的检查

麻醉实施前检查已准备好的监测设备是否正常工作，特别是应注意检查除颤器是否处于正常的备用状态。

5. 其他

检查针对不同手术病人准备的器械是否正常工作，耗材是否消毒并确认使用有效期。

二、各种麻醉及急救药品的准备

根据所选的麻醉方法，备好常用的麻醉相关药物和急救用药。检查已抽好的药品是否贴好标签，每次使用前应核对药物的名称、剂量、浓度等，防止发生差错。

第六节 病人入手术室后的复核

麻醉科医师在任何地点实施任何麻醉前，都应与手术医生、手术护士共同执行手术安全核查制度。

（1）核对病人的基本情况。

（2）检查并核对胃管和导尿管是否通畅，是否禁食，以及麻醉前用药、最新化验结果的情况。

（3）检查病人特殊物品是否均已取下，特别是活动性义齿。

（4）了解皮肤准备是否合乎要求。

（5）确认手术及麻醉同意书的签署意见。

（马　纪　王海云）

第三章 气管和支气管内插管

重点	气管内插管。
难点	困难气道处理。
考点	插管前准备及麻醉。

第一节 插管前准备及麻醉

一、术前检查和估计

1. 病史

复习病史，病人有无困难气道或困难插管病史，是否肥胖，有无睡眠呼吸暂停综合征或肢端肥大病史，是否存与困难气道相关的疾病（表 3 – 1）。

表 3 – 1

先天性	获得性
Pierre – Robin 综合征（腭裂 – 下颌畸形 – 舌下垂综合征）	病态肥胖
Treacher – Collins 综合征（下颌骨颜面发育不全综合征）	肢端肥大症
Goldenhaar 综合征（眼耳椎骨发育异常综合征）	累及气道的感染（路德维格咽颊炎）
黏多糖病	类风湿关节炎
软骨发育不全	阻塞性睡眠呼吸暂停
小颌畸形	强直性脊柱炎
唐氏综合征	累及气道的肿瘤
	创伤（气道、颈椎）

2. 一般检查

外貌、体型、下颌、牙齿异常等都提示插管困难的可能。

3. 头颈活动度

（1）头颈部活动度　正常头颈屈伸范围在 90°～165°，如头后伸不足 80°即提示插管困难。烧伤和放射治疗的病人导致颏胸粘连，使颈部活动度受限，明视下插管可能困难。

（2）甲颏距离　头在伸展位时，自甲状软骨切迹至下颏尖端的距离；正常值 6.5cm 以上，小于 6cm 可能窥镜困难。

（3）胸颏间距　胸骨上窝和颏突的距离，正常值大于 12.5cm，小于此值预示插管困难。

（4）下颌骨的水平长度　下颌角至颏的距离来表示下颌间隙间距，小于 9cm 气管插管困难概率增加。

4. 口齿情况

（1）张口度　正常人张口度为3横指，小于2横指（约2.5cm），常妨碍喉镜置入。

（2）义齿和松动牙齿　活动的义齿在麻醉前应取下，防止误入食管或气管。松动牙齿，特别是上切牙，极易受喉镜片损伤脱落，必要时先用打样膏或纱布垫固定。遇到上切牙缺损时，可在插管前用打样膏或纱布垫做成牙托垫于缺失的牙龈上，以便在插管时承托喉镜片及保护牙龈。

（3）Mallampati气道分级　病人保持端坐，尽可能张大口，伸舌检查，观察口咽部，分四级：Ⅰ级可见咽腭弓、软腭和悬雍垂；Ⅱ级，仅见软腭、悬雍垂；Ⅲ级，只能看到软腭；Ⅳ级，只能看到硬腭。Ⅲ～Ⅳ级预示插管困难。

（4）喉镜暴露分级（Cormach－Lehane分级）　喉镜暴露下所见到的喉部结构分为四级：Ⅰ级，能完全显露声门；Ⅱ级，能看到杓状软骨（声门入口的后壁）和后半部分的声门；Ⅲ级，仅能看到会厌；Ⅳ级，看不到会厌。Ⅲ级病人插管难度明显增加，Ⅳ级病人插管困难。Mallampati分级为Ⅳ级者，喉镜几乎为Ⅲ～Ⅳ级。

5. 鼻腔、咽喉

拟行经鼻插管时，应询问有无鼻损伤、鼻出血史及咽部手术史等。检查咽喉部有无炎性肿块，避免在全麻诱导时出现窒息死亡。

6. 辅助检查

患有气道肿瘤或上呼吸道严重感染的病人，应行间接喉镜或纤维喉镜检查；X线检查可用于怀疑有气管移位以及有颈部异常的病人。

二、插管用具及准备

（一）面罩

在保证良好密闭性和通气的前提下，尽可能选择最小的面罩，减少无效腔。

（二）气管内导管

现多采用一次性无菌塑料导管，气管导管一般由单腔导气管、防漏套囊和导管接头3部分组成。

1. 导管型号及选择

成人男性一般选择ID 7.5～8.5，插管深度为22～24cm；女性一般选择ID 7.0～8.0，插管深度为20～22cm，经鼻插管多选择7.0～7.5，插管深度比经口深度多3cm左右。小儿气管导管参考表3-2，还可参考公式：ID＝4.0＋（年龄/4），插管深度＝12＋年龄/2。5岁以下小儿一般不用套囊。

表3-2　导管型号及选择

小儿年龄	导管内经（mm）	插入深度（cm）	小儿年龄	导管内经（mm）	插入深度（cm）
早产儿	2～2.5	10	足月儿	0.5～3	11
1～6个月	3.5	11	6～12个月	4.0	12
2岁	4.5	13	4岁	5.0	14
6岁	5.5	15～16	8岁	6.0	16～17
10岁	6.5	17～18	12岁	7.0	18～19
14岁	7.5	19～20	16岁以上	8.0～9.0	20～21

2. 特殊用途的气管内导管

（1）带金属螺旋丝导管　适用于气管受压或需要导管过度弯曲时，多需管芯协助，放置牙垫。

（2）气管造口导管　选用气管造口导管呈"L"形类似金属气管造口套管的弯度，不致压迫气管后壁，还应附带套囊及衔接管，便于连接呼吸环路或呼吸机。

（3）抗激光导管　套囊外管壁为金属，为防止损伤，多为双套囊，近端套囊内注入生理盐水。手术医生注意避免激光在金属表面形成反射，以免损伤气道黏膜。

3. 套囊

气管内导管的套囊可防呕吐物、血液或口咽分泌物流入气管，还可防止控制呼吸时漏气。目前所用的套囊均为高容低压套囊，套囊压力限制在 20mmHg 以下，以免造成气道黏膜缺血和损伤长时间插管，可每隔 2~3 小时放松套囊一次。

（三）麻醉喉镜

根据喉镜片形状分直喉镜（Miller）和弯喉镜（Macintosh），各型号分为大、中、小号。直喉镜片必须挑起会厌，多用于婴幼儿。现还有 MoCoy 喉镜，其镜头前端可弯起，使会厌翘起，适用于插管困难的病人。

（四）其他插管用具

（1）纤维光导支气管镜　适用于鼻腔插管者，还可用于无法显露声门及插管困难的病人。在支气管内插管位置的判断和校正及呼吸道梗阻意外的诊断和处理方面有不可替代的作用。

（2）气管内导管管芯　管芯置入气管导管内，切勿超出导管口，与导管一起在前、中 1/3 处弯成 J 字形。

（3）插管钳　常用的有 Magill 插管钳和 Rovenstiune 插管钳，可在明视下挟导管入声门，或挟胃管入食管。

（4）牙垫　气管内插管后应用牙垫垫于磨牙间，防止麻醉减浅时病人咬瘪气管导管。

（5）喷雾器　枪式喷雾器可以进行喉部表面麻醉；注射器式或长臂喷雾器，可深入声门内喷射。

（6）麻醉前准备好麻醉机和吸引装备。

三、插管前麻醉

1. 预充氧

预充氧的方法：氧流量大于 6L/min，吸氧面罩尽可能密闭，平静呼吸时间超过 3 分钟或连续做 4 次以上的深呼吸，这样可以使去氮率达到 90% 以上，又称"给氧去氮"。预充氧在病人气道阻塞和呼吸暂停期间为临床医师建立气道和恢复有效通气提供了时间。

2. 全麻诱导

静脉快速诱导方法为插管前间断面罩正压给予纯氧 1 分钟后，静脉注射丙泊酚（或硫喷妥钠、依托咪酯、咪达唑仑及较大剂量芬太尼）及琥珀胆碱（或短效非去极化肌松药），1~2 分钟肌松药起效后即可完成气管内插管。吸入麻醉诱导时，麻醉深度必须达到三期三级或合用肌松药才能完成插管。

3. 局部麻醉

（1）清醒气管插管　用于可疑困难插管、气道梗阻及有误吸风险者；对全麻诱导后插管和通气无把握者（如颌面畸形或手术后）；插管和安置体位后需评定神经系统功能者（如颈椎不稳定者）。插管前虽应用镇静药，但应保持自主呼吸，插管后立即应用全麻药物。

（2）表面麻醉　选用 1% 丁卡因（经鼻插管时可加 1% 麻黄碱），喷洒或涂抹在口腔、鼻腔、咽喉和气管黏膜的表面。

（3）环甲膜穿刺　用 7 号（20 - gauge）针头来连接 5ml 注射器经环甲膜垂直穿刺，回抽有空气后，迅速推入 2~3ml 局麻药，然后拔除针头。适用于困难气道病人。

第二节　气管内插管

一、气管内插管适应证和禁忌证

1. 适应证

适用于全身麻醉、呼吸困难治疗和心肺复苏者。

（1）防止口腔内的液体或固体物质进入气道，保证呼吸道通畅。

（2）饱胃或有肠梗阻的病人全麻时必须气管插管，防止误吸胃内容物。

（3）频繁进行气管内吸引的病人。

（4）为呼吸衰竭或者全麻病人提供正压通气。

（5）对一些不利于病人生理的手术体位，应用气管内插管可改善病人通气。

（6）手术部位在头、颈部或上呼吸道的病人，气管插管可保证呼吸道通畅。

（7）面罩控制呼吸困难的病人（如无牙的病人）。

（8）保证下颌后缩、巨舌症、声门上或声门下肿瘤及肿块压迫气道等病人的呼吸道通畅。

2. 禁忌证

喉水肿、急性喉炎、喉头黏膜下血肿者禁用。当抢救病人生命为第一位时，无绝对禁忌证。

二、经口明视插管法

（1）面罩通气　去氮给氧2~3分钟，即预充氧。

（2）经口插管的头位　病人置于"以鼻嗅味"的位置，口、咽、喉三轴重叠。

（3）喉镜置入　操作者用右手拇指和示指呈交叉状将口张开，左手持弯型喉镜，自右口角插入，将舌推向左侧，避免损伤口唇和口腔黏膜，暴露悬雍垂后即转向正中线，看到会厌后，以镜片伸至会厌上方，将喉镜上提暴露声门。如暴露不良可适当调节喉镜位置，并在颈部压迫喉头。暴露声门时，喉镜切勿以门齿为支点上撬。不得将舌尖和下唇挤压在喉镜和牙齿之间。直喉镜片的其他操作方法和弯喉镜一样，只是喉镜片要放置在会厌下方。

（4）导管插入气管　显露声门后，右手以握笔式持气管导管轻柔地插入至适当深度（声门下3~5cm），为便于插管，可用管芯将导管固定于特定弯度轻轻插入声门，当气管导管前端进入声门后，即应拔除管芯，轻柔地将导管插入气管内，直至套囊完全进入声门。压迫胸壁，听诊导管口有气流声，即可放置牙垫，退出喉镜，连接呼吸机。

插管完成后，确认导管进入气管后再固定，方法如下：①直视下导管进入声门；②压胸部时，导管口有气流；③人工通气时，可见双侧胸廓对称起伏，听诊双肺有清晰的肺泡呼吸音；④如用透明导管，吸气时导管壁清亮，呼气时可见明显的"白雾"样变化；⑤如有自主呼吸，可见麻醉机呼吸囊随呼吸而张缩；⑥监测呼气末二氧化碳时，$P_{ET}CO_2$ 显示 CO_2 可确认。

三、经鼻气管内插管

（1）经鼻气管内插管准备　对鼻孔及气管黏膜实施表面麻醉，鼻腔涂抹麻黄碱，防治插管时出血，且导管前1/3涂抹润滑剂。选择右侧鼻孔插管，导管斜口正对着鼻中隔，可减少对鼻甲的损伤；而选择左侧鼻孔插管，导管尖端易接近声门，容易插入气管，常首选。成人导管宜选 ID 7.0 或 ID 7.5。

（2）经鼻盲探插入导管　①全麻或局麻下插管，必需保留病人的自主呼吸。②导管从鼻孔进入，经鼻后孔至咽部，一边用耳倾听呼吸音，一边将导管慢慢推进，越接近声门，呼吸音越大。继续插入导管，直至呼吸音最大（一般成人 14～16cm），提示导管尖端正好位于声门上方，在吸气时将导管插入声门，且导管口有连续呼吸气流。③如未插入导管，则呼吸音消失，此时应将导管拔出少许，使头左右转动或垫高后仰，以利于导管进入声门；如经一侧鼻孔失败，可换另一侧鼻孔插管。④通过呼气末二氧化碳波形监测判断导管尖端所处位置。

如盲探插管失败，可采用明视鼻腔插管，将导管沿与面部垂直的方向插入鼻孔，过后鼻孔至咽部，置入喉镜片，在直视情况下用右手将导管推入声门，或使用 Magill 插管钳将其送入声门。

经鼻插管禁忌证包括严重凝血功能紊乱、严重的鼻内病变、颅底骨折以及有脑脊液漏。

四、有误吸危险病人的插管

快速诱导插管适用于有误吸风险的病人，具体方法如下：去氮给氧后，用拇指和示指压迫环状软骨（Selliek 手法，从病人意识消失后实施至气囊充气为止），同时给予静脉麻醉药和肌松药，30 秒后插管。在快速诱导插管前预先使用抗胆碱能药物可以减少气道分泌物。

五、困难气道的识别与处理

（一）困难气道的分类

1. 根据困难气道发生的类型分

（1）通气困难　一般指面罩加压时通气困难，导致病人氧合不足或缺氧窒息。

（2）插管困难　一般指暴露声门困难或气道有病理改变以至于不能顺利插入气管导管，单纯的插管困难仍可进行面罩通气，因而不至于发生缺氧。

2. 根据是否存在通气困难分

（1）急症气道　一般指通气与插管同时困难的十分危急的病人，需紧急的措施打开气道并建立通气。通气困难常常发生在麻醉诱导后。

（2）非急症气道　一般指病人能维持自主呼吸或面罩辅助下可维持正常的通气和氧合，但插管困难。此时只要维持好通气，可以选择其他的方式进行气管内插管。

3. 根据术前评估分

（1）已预料的困难气道　在困难气道发生前可有准备地选用安全的气道处理方法，此类病人多属于非急症气道。

（2）未预料的困难气道　术前评估未能发现气道问题，诱导后发生了通气困难或（和）插管困难，是急症气道的常见原因。

（二）困难气道的原因

（1）生理解剖变异　包括颈短、下颌退缩、龅牙、口咽腔狭小、高腭弓、上颌骨前凸、错位咬合、下颌骨增生肥大、会厌过长或过大等。

（2）局部或全身疾患　包括肌肉骨骼疾病、内分泌疾病、感染性炎症、非特异性炎症、肿瘤等。

（3）颌面部创伤　颌面部创伤会引起上呼吸道出血、异物阻塞、颌骨骨折甚至移位等，均可导致困难气道；头面部手术后导致口腔、咽、喉、颌面部的组织缺损、移位以及瘢痕粘连挛缩等，均可导致插管困难。

（4）其他　饱食、妊娠、循环功能的不稳定、呼吸功能不全等，均可增加气管插管的难度。

（三）困难气道处理规则

（1）已预料的困难气道　可在病人清醒、保留自主呼吸的状态下采用各种插管技术。

（2）未预料的困难气道　病人在全麻醉诱导后遇到插管困难时，应在面罩通气保证通气和氧合前提下选用各种插管技术。极度困难气道的病人应及时采用紧急的应急措施（如经气管喷射通气、喉罩通气等）。"ASA（美国麻醉医师协会）困难气道处理规则"是指导困难插管完整、实用的流程图（图3-1）。

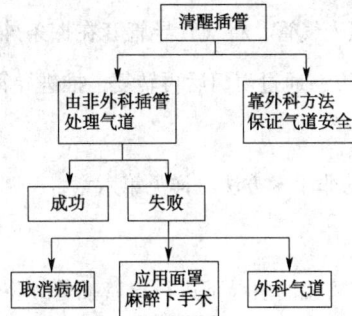

（1）

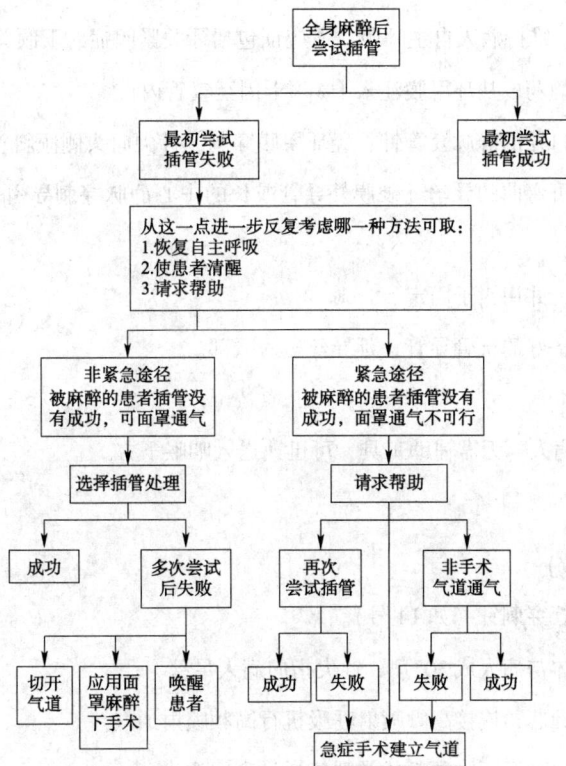

（2）

图3-1　ASA困难气道处理原则

（四） 常用困难气道插管技术

1. 气管内导管法

经口或经鼻气管内插管的方法，分为明视和盲视两种。

2. 管芯

管芯可使导管向前指向估计的喉的开口方向，且当它被移出时，导管末端向前、向骶运动。切不可带着管芯插入气管过深，以免损伤气管前壁黏膜。

3. 插管探条

术者左手用喉镜暴露会厌，右手持插管探条将其末端的弯钩指向前方，紧贴会厌下方向声门置入，听到滴答声或末端有阻挡感时，提示成功置入气管，将气管导管套在探条外面，延探条将导管送入声门。导管通过声门时逆时针旋转90°，斜面指向后方，通过声门后再转复，推进导管的同时拔除探条。

4. 喉罩的应用

喉罩被 ASA 推荐为建立紧急气道的非手术方法，详见第六章。

5. 纤支镜引导插管

在可弯曲的纤维支气管镜或纤维气管镜的引导下进行气管插管。将气管导管套于纤维支气管镜外，明视下将镜体送入声门，并顺势将气管导管送入声门。

6. 逆行插管

只能用于清醒病人插管，维持病人自主呼吸，适应证包括牙关紧闭症、下颌关节或颈椎僵硬的病人。

（1）清醒插管者给予镇静药，从环甲膜注入1%丁卡因至气管内。

（2）硬膜外穿刺针或大口径的静脉套管针，经环甲膜穿刺，针尖向头侧倾斜、斜面向上。

（3）经穿刺孔置入细长可弯曲的导丝（硬膜外导管或长的中心静脉穿刺导引钢丝，至少70cm），送入气管内。

（4）经口或鼻拉出导丝，并用钳子固定。

（5）从面部导丝端穿入备好的气管导管，延导丝送入喉部。

7. 食管－气管联合导管

适用于快速建立气道的病人，无需辅助工具，可迅速送入咽喉下方。

（五） 紧急通气技术

1. 气管喷射通气（TTJV）

（1）准备大口径静脉套管穿刺针（如14号）。

（2）经环甲膜穿刺，针体与病人成30°角，针尖指向病人足部。

（3）抽出空气后，退出针芯，连接高频喷射呼吸机行高频喷射通气。

（4）听诊可闻及清晰的呼吸音，胸廓起伏及呼气通过声门逸出。

（5）可利用麻醉机上的共同开口管道，经直径3mm的接头与套管针连接，间断按压快速充氧按钮，进行高频通气。

2. 环甲膜切开

环甲膜切开比气管切开更为简便、迅速，并且并发症少。

3. 气管切开术

紧急时做气管切开，可挽救病人的生命。

六、纤支镜辅助气管内插管

1. 插管路径的选择

经口和经鼻插管均可使用纤支镜引导。经鼻插管时引起鼻黏膜出血的概率较高；经口插管时，插管难度增加。

2. 麻醉方式的选择

在表面麻醉和全身麻醉下均可应用纤支镜辅助插管，存在面罩通气困难的病人应进行清醒镇静插管。

3. 插管前准备

（1）术前评估，选择经口或经鼻插管，是清醒还是麻醉插管。

（2）插管前可应用抗胆碱药减少分泌物，若准备经鼻插管，需用黏膜收缩药准备鼻腔。

（3）清醒插管的病人进行充分的表面麻醉，可适当给予镇静药。

（4）调试纤支镜，充分润滑镜身，备好吸引器。

4. 放置纤支镜

（1）选择合适的气管导管套在纤支镜外。将水性润滑剂涂抹气管导管。

（2）病人选择平卧位，不能平卧者则可以坐位，操作者站在病人的头部或床旁。

（3）经口插管时，将气管导管套入纤支镜的近端，插入纤支镜，在目镜的窥视下调节方向找到会厌、声门、气管环甚至隆突，将光镜送至气管中段，将气管导管沿光镜推进声门，接近声门时逆时针旋转气管导管90°后再缓慢推进声门和气管内。气管导管就位后，拔出纤支镜并固定导管。经鼻插管时，先将气管导管自鼻孔送入咽后部，再将纤支镜沿气管导管内腔导入咽后部。

（4）操作时，可由助手托起下颌，便于纤支镜寻找会厌和声门。

5. 适应证和禁忌证

（1）适应证　不能插管但能自主通气的非急症气道病人。

（2）禁忌证　禁用于气道活动性出血、不合作、表面麻醉效果不佳以及喉或气管内、外占位性病变及急症气道的病人。

第三节　支气管内插管

一、适应证及优缺点

1. 适应证

（1）大咯血、肺脓肿、支气管扩张痰量过大或肺大疱有明显液面。

（2）支气管胸膜瘘、气管食管瘘。

（3）拟行肺叶或全肺切除术。

（4）外伤性支气管断裂、气管或支气管成形术。

（5）食管肿瘤切除或食管裂孔疝修补术。

（6）分侧肺功能试验或单肺灌洗治疗。

（7）胸主动脉瘤切除术。

（8）主动脉缩窄修复术。

（9）动脉导管未闭关闭术。

2. 优点

麻醉时用双腔气管内插管使开胸侧肺萎陷易出现低氧血症，有时对非通气侧应用呼气末正压通气，可使血流转向通气侧，改善动脉氧分压。双腔气管内导管较单腔气管封堵导管和单腔支气管内导管更为实用，可对双侧肺进行吸引，并可进行多种形式的双肺分别通气功能。

3. 缺点

双腔气管导管也有一些弊端，如因病人解剖的改变，会影响导管的位置；管径较细，吸引较困难；通气不当易引发低氧血症或高碳酸血症。

二、双腔气管内导管

1. 双腔导管的种类

目前有 Carlens 双腔管和 Robertshaw 双腔管两种，后者更常用。

（1）Carlens 双腔管　有一个隆突钩，可最大限度避免双腔导管移位，但其也可增加插管难度和损伤咽部。导管错位和全肺切除时影响手术操作。

（2）Robertshaw 双腔管　与 Carlens 双腔管基本相同，取消了隆突钩。导管不宜固定牢靠，病人翻身后应再次确认导管位置，目前大多数麻醉医师都选择 Robertshaw 双腔管。

因右侧双腔管可引起右肺上叶通气不足，因此大多数病人选择左侧双腔管。

左侧双腔管禁忌证为隆突或左支气管主干病变，包括狭窄、腔内肿瘤、气管支气管破裂、外部肿物压迫气道以及左支气管主干上移与气管几乎成90°角。

2. 双腔导管的插管方法

（1）Carlens 双腔管　暴露声门后，导管尖端通过声门前，隆突钩方向向后，通过声门后旋转180°，使得导管通过声门时隆突钩的方向向前，导管尖端和隆突钩通过喉部后，导管旋转90°，向前进入支气管。

（2）Robertshaw 双腔管　放置导管时，远端弯曲的凹面向前，尖端通过声门后，撤出管芯并将导管旋转90°，使导管进入要放置的支气管，继续推进，有阻力感时停止，连接呼吸机，调整导管深度。身高170cm的男女病人平均深度为29cm，身高每增加（减少）10cm，深度也随之增加（减少）1cm。

3. 双腔导管的定位方法

（1）若双侧呼吸音正常，关闭任意一侧管腔的同时同侧呼吸音消失，说明导管位置正确。

（2）若关闭一侧管腔，对侧呼吸音消失，则说明导管扭转，应退至气管内重新插入。

（3）在每一个呼吸周期都能观察到气管导管内壁水蒸气的出现和消失。

（4）可应用胸片确定双腔管位置。

（5）有条件时，可用纤维支气管镜明视下定位。

4. 双腔气管内插管的并发症

（1）肺不张和缺氧。

（2）分泌物积聚、导管扭曲、手术器械压迫、套囊过度充盈等导致导管阻塞。

（3）气管黏膜坏死、出血。

（4）气管支气管树破裂、创伤性喉炎。

（5）肺血管与双腔管意外缝合。

5. 双腔气管内插管的相对禁忌证

（1）饱胃病人。

（2）双腔管所经气道有病灶的病人。

（3）身材小的病人（双腔管大小不合适）。

（4）上呼吸道解剖提示插管困难者。

（5）危重病人，如已行单腔插管，不能耐受短时间的无通气和停止呼气未正压通气（PEEP）。

三、单腔支气管堵塞导管

1. 单腔支气管堵塞导管的特点

常用的是 Univent 单腔管系统，优点如下。

（1）放置容易且迅速，适用于困难插管和抗凝治疗的病人。

（2）放置导管时病人可持续通气，侧卧位也易放置，变换体位时，导管不易改变。

（3）避免了术后换单腔管。

（4）可选择性的阻塞肺叶、全肺或部分肺。

（5）可通过支气管堵塞的管腔对萎陷肺实施持续气道正压。

单腔支气管堵塞也有一定的不足，如结扎支气管残端前，需将导管退至主气道，因此切开缝扎支气管时有漏气；不能任意单肺叶进行间歇正压通气；内套管异位及阻塞不全的发生率较高。

2. 单腔支气管堵塞导管的适应证

（1）术后必须机械通气且用单腔支气管堵塞导管进行肺隔离的病人。

（2）胸椎手术过程中需变化体位者，单腔支气管堵塞导管可避免导管移位。

（3）气道严重变形者，对单腔支气管堵塞影响小。

（4）双肺都需阻塞者。

3. 单腔支气管堵塞导管的插管方法

插管前，将活动性套管完全回缩至导管内，导管进入声门后向术侧旋转90°，继续推入导管直至有阻力停止，再推动活动性内套管向下，进入术侧支气管。确定内套管位置后，将内套管外管固定帽移至外管末端，内套管固定在主管的固定带上。

四、单腔管支气管内插管

单腔支气管插管应用受限，只有当条件有限又必须对小儿行单肺通气时，单腔支气管插管才是一种选择。

第四节　拔　管　术

气管、支气管插管的拔管指征如下。

（1）病人完全清醒，呼之能应。

（2）咽喉反射、吞咽反射、咳嗽反射已完全恢复。

（3）潮气量和每分通气量恢复正常。

（4）必要时，让病人呼吸空气 20 分钟后，测定血气指标达到正常值。

（5）估计拔管后无引起呼吸道梗阻的因素存在。

麻醉状态下拔管适用于高血压病人、严重哮喘病人以及用于避免中耳手术、眼内手术、腹腔和腹股沟疝修补术后因咳嗽和屏气带来的不良后果。

第五节　气管、支气管内插管的并发症

一、气管插管即时并发症

（1）牙齿及口腔软组织损伤　牙齿损伤，甚至脱落；口唇、牙龈和舌尖损伤；经鼻插管可诱发鼻出血，损伤鼻部和咽部的黏膜，以及形成假性通道。

（2）高血压和心律失常　置入喉镜、气管内插管及套囊充气均可诱发血压增高；置入喉镜挑起会厌时可导致窦性心动过速，儿童则可能发生心动过缓。咽喉部及会厌进行表面麻醉，加深麻醉或用较大剂量芬太尼可减轻此反应，也可应用抗高血压药物；暴露喉镜和插管过程中或随后出现的心律失常，可以通过加深麻醉和改善通气来治疗。

（3）颅内压升高　对于眼部开放伤、颅内压增高和颅内血管病变的病人，颅内压可进一步增高。

（4）气管导管误入食管　要及时发现气管导管误插入食管，以免造成窒息死亡。可通过直视下导管通过声门、纤维支气管镜及监测呼末二氧化碳获得可靠判断。

（5）误吸　饱胃病人和预先未预料的困难气道病人，发生误吸的概率增加。可通过快速诱导和清醒插管的方式防止病人误吸。

二、留置气管内导管期间并发症

（1）气管导管梗阻　常见的是导管口斜面被堵塞，可用吸痰管插入试探梗阻部位或套囊放气、移动导管等措施纠正。

（2）导管脱出　需妥善固定导管及抑制呛咳。

（3）导管误入单侧支气管　一般多入右主支气管，及时发现并将导管退至气管内。

（4）呛咳动作　足量的肌松药和静脉注射芬太尼 0.3mg 或利多卡因 50mg 均可预防呛咳动作。

（5）支气管痉挛 浅麻醉状态下易发生支气管痉挛，有支气管痉挛倾向的病人，可预先给予抗胆碱药、类固醇、β_2 受体激动剂、利多卡因、阿片类药物。

（6）吸痰操作不当 切忌持续吸痰时间过长，以免引起低氧血症，导致心动过缓甚至心脏停搏。

三、拔管和拔管后并发症

（1）喉痉挛 拔管时发生喉痉挛，应加深麻醉，充分给氧后拔管，个别需要肌松药协助。拔管后出现喉痉挛，应立即面罩加压给氧。

（2）误吸和呼吸道梗阻 饱食或肠梗阻的病人，待病人完全清醒后拔管，拔管前清理好病人喉、咽部。

（3）咽喉痛 咽喉痛的发生与套囊和气管的接触面积和套囊内压力有关，多在 72 小时内缓解。

（4）声带麻痹 可能由手术损伤喉返神经或套囊压迫声带引起。主要症状为声音嘶哑，双侧声带同时麻痹可引起呼吸道完全梗阻。

（5）拔管后气管塌陷 颈部肿瘤或胸骨后甲状腺压迫气管过久，易引起气管软化，切除肿瘤后气管失去周围组织的支持，拔管后吸气时可发生气管塌陷。

（6）杓状软骨脱位 多为喉镜片置入过深直达环状软骨后上提喉镜所致，拔管后声音嘶哑或不能出声，持久不愈。应及早行脱臼整复，也可行环杓关节固定术。

（7）喉水肿或声门下水肿 是儿童常见的气管内插管并发症，治疗措施包括保温、吸入湿化氧、雾化吸入肾上腺素、静脉注射地塞米松。

（8）上颌窦炎 多发生在经鼻插管后。

（9）肺感染 不一定由气管内插管引起，良好的口腔卫生及治好龋齿可减少肺感染。

（10）其他 声带溃疡或肉芽肿；喉或气管狭窄。

第六节 非气管导管性通气道

一、面罩通气

面罩通气常用于非插管病人的通气。通气时拇指和示指向下用力扣紧面罩，其余三指将下颌托起，防止舌后坠引起上呼吸道梗阻。当托起下颌不能完全缓解舌后坠时，可放置口咽通气道或鼻咽通气道。

二、喉罩

1. 结构

喉罩由通气导管和通气面罩两部分构成。成年女性常用 3 号（30~50kg）或 4 号（50~70kg），男性常用 4 号或 5 号（70~100kg）。喉罩分为普通型、加强型和可插管型。

2. 使用方法

病人头轻微后仰，术者左手打开病人下颌，右手示指顶住喉罩的根部，贴着硬腭向下将喉罩送至下咽部，直至遇到阻力，提示套囊的尖端已达到上段食管括约肌，然后给套囊充气。喉罩的充气量可按喉罩号码×5ml 计算。通过监测呼末二氧化碳、听诊和观察导管内气体的运动，可确定位置是否正确及是否出现由于会厌向下脱位而引起的气道梗阻。普通喉罩的密封压力大于 20cmH_2O，加强型喉罩密封压力大于 30cmH_2O。

3. 适应证、优缺点及禁忌证

（1）优点及适应证　对病人刺激小，插管反应轻，如心血管反应和眼压的改变较小，在恢复期的病人易耐受，适用于高血压、冠心病等病人。当同时出现面罩通气和气管插管困难时，喉罩可以成为一种最主要的气道支持设备，是一种救命措施。

（2）缺点及禁忌证　喉罩在通气时不耐受气道高压，会引起漏气，造成通气不足；麻醉过浅可导致喉痉挛；声门上部或下咽部有损伤、扁桃体重度肥大及明显的喉或气管偏移者不宜使用；禁用于有误吸风险的病人。

二、食管气管联合导管

1. 结构

食管气管联合导管是双腔导管，分为食管腔和气管腔。可通过肺部和胃的听诊或通过监测呼末二氧化碳鉴别出一个正确的通气管腔，如导管在食管内，吸入气经食管腔侧孔进入喉部；如导管在气管内，吸入气经管腔直接进入气道。

2. 插管方法

食管气管联合导管插入前对导管前端进行润滑，联合导管可以盲插，术者左手提起病人下颌和舌，右手握持联合导管中段，将导管插入口腔沿咽喉部向下推送，直至近端的环形标志位于牙齿之间。插入后近端套囊充气100ml，远端套囊充气 $10\sim15$ ml。联合导管插入食管的概率为83%，一般插入后先与食管腔相连接进行通气试验，如联合导管在食管内，两肺可听到清晰的呼吸音，而上腹部无呼吸音；反之，则说明联合导管可能进入气管内。

3. 适应证、优缺点及禁忌证

（1）优点及适应证　快速、有效地开放气道；操作简便，无须喉镜；在不活动头颈的情况下便可成功置入联合导管；置入时不受体位限制；咽喉部充气后可固定导管以免脱出，病人转运途中安全、方便；对食管无损伤；导管位于食管内，气管内无异物刺激，黏膜血液供应不受影响。用于紧急或非紧急状态、正常或困难呼吸道的经口通气或插管病人。

（2）缺点及禁忌证　喉痉挛、喉部或气管内异物会妨碍置入食管内导管的通气效果；操作不当可发生皮下气肿、纵隔气肿和气腹等并发症。不适用于儿童；患有食管上段病变、上呼吸道肿瘤、需反复频繁行气管内吸引、喉部以及气管狭窄病人避免使用或慎用。

（李凤丽　王海云）

第四章 全身麻醉的基本概念

重点	全身麻醉诱导、维持与苏醒阶段的特点。
难点	全身麻醉诱导方法的选择。
考点	全身麻醉各阶段的注意事项及麻醉深浅的判断。

第一节 全 身 麻 醉

一、全身麻醉的定义

全身麻醉是指麻醉药通过吸入、静脉注射或肌内注射等方法进入病人体内，使中枢神经系统受到抑制，病人意识消失而无疼痛感的一种病理生理状态。

二、全身麻醉的诱导

全身麻醉的诱导必须充分估计病人的耐受能力，谨慎行事，尽力预防可能发生的不良事件，例如血压剧降、心律失常、心肌缺血、心搏骤停、呼吸道梗阻、呕吐反流、严重支气管痉挛、气管内插管的并发症、高敏反应等。进行全身麻醉的诱导应该注意以下事项：①诱导前准备好麻醉机及气管内插管用具，并连续监测生命体征；②面罩加压给氧时，潮气量不宜过大，避免气体进入胃内而致胃胀气或反流；③根据病人耐受情况的估计，按体重计算所需静脉用药剂量，维持循环稳定；④保持呼吸道通畅；⑤保持一定的麻醉深度以减轻气管插管的应激反应。

全身麻醉的诱导方法主要取决于病人的病情、预计的气管内插管的困难程度和风险的估计。常用的诱导方法有如下。

（1）静脉快速诱导 是目前最常用的诱导方法，主要适用于预计做气管内插管无困难的病人。

（2）吸入麻醉诱导 主要用于小儿麻醉或某些特殊情况，如重症肌无力病人。

（3）保持自主呼吸的诱导 也称慢诱导。主要用于气道不畅或估计气管内插管有困难者。

（4）清醒插管后再诱导 适用于插管困难、有误吸危险（有经验的麻醉医师也可直接进行静脉快速诱导）的病人。

（5）其他方法 如肌内注射氯胺酮、口服咪达唑仑或经黏膜给芬太尼等，均适用于小儿的麻醉诱导。

三、全身麻醉的维持

（1）全身麻醉维持应与诱导密切衔接，避免脱节致麻醉变浅，造成循环系统的明显波动。

（2）应了解和关注手术操作的进程，务必使麻醉深度与手术刺激的强弱相适应。

（3）避免全身麻醉的苏醒延迟，掌握适宜的停药时机。

（4）保持气道通畅，维持良好的肺通气和肺换气。

（5）最好使用肌松监测仪指导肌松药的使用。

（6）注意及时处理术中可能出现的各种情况，尽可能保持内环境的稳定和脏器功能的正常。

（7）维持适当的麻醉深度以防出现术中知晓。

四、全身麻醉的苏醒

全身麻醉后，必须根据病人病情、苏醒情况来决定拔出气管内导管与否，并掌握好拔管的指征，过早或不恰当的拔管往往造成严重后果。

第二节　全身麻醉深度的判断及掌握

（1）全身麻醉深度的分期及各期特点

第一期　遗忘期。意识丧失和睫毛反射消失，痛觉未消失。

第二期　兴奋期。意识消失，呼吸、循环尚不平稳，神经反射处于高度敏感状态。

第三期　外科麻醉期。此期麻醉达到所需深度，眼球固定于中央，瞳孔缩小，呼吸、循环平稳。

第四期　延髓麻醉期。呼吸停止，瞳孔散大，血压剧降至循环衰竭。

（2）在病人意识丧失且使用肌松药的情况下，循环情况和神经反射是判断麻醉深度的主要依据。

（3）BIS（bispectral index）是双频谱指数脑电图分析，对判定镇静深度有较大价值。指数范围为 0～100，数值越大，镇静越浅；数值越小，镇静越深。其中90～100为正常状态，60～90为浅镇静状态，40～60为麻醉手术镇静状态，低于40为深度镇静。

（4）全身麻醉深度监测技术有食管下段肌肉收缩测定法、脑电双频谱指数、体感诱发电位、脑干听觉诱发电位。

（张诗海）

第五章　吸入全身麻醉

第一节　吸入麻醉药的临床评价

临床评价吸入麻醉药主要从可控性、麻醉强度、循环和呼吸的影响等方面进行比较。

1. 可控性

吸入麻醉药可控性优于静脉麻醉药。可控性的大小与血/气分配系数有关，麻醉药在血液内溶解度愈低，其在中枢神经系统内的分压愈易控制。

2. 麻醉强度

吸入麻醉药的麻醉强度与麻醉药的油/气分配系数有关。油/气分配系数愈高，麻醉强度愈大，所需肺泡最小有效浓度也小。

肺泡最小有效浓度（MAC）指挥发性麻醉药和纯氧同时吸入时在肺泡内能达到50%的病人对手术刺激不会引起摇头、四肢运动等反应的浓度。由于甲氧氟烷的油/气分配系数最高达825，因此，其麻醉强度最大，MAC仅0.16。

3. 对心血管系统的抑制作用

所有强效吸入麻醉药都有减弱心肌收缩能力的作用。有些吸入麻醉药，如氟烷，可增加心肌对儿茶酚胺的敏感性，易引起心律失常。

4. 对呼吸的影响

所有较强效的吸入麻醉药都会引起与剂量有关的呼吸抑制。

5. 对运动终板的影响

吸入麻醉药具有肌肉松弛作用，而且易于调节控制，是其优点。与肌松药复合应用可减少肌松药的用量及麻醉后呼吸抑制发生的机会。

6. 对颅内压和脑电波的影响

所有吸入麻醉药都会使颅内压升高，特别是在快速提高麻醉药浓度时更为明显。异氟烷较少引起颅内压增高，恩氟烷亦较氟烷为好。但恩氟烷在浓度快速上升时可引起痉挛性脑电波（EEG）的变化。

综上所述，理想的吸入麻醉药物要求如下：①不燃烧、不爆炸；②在室温容易挥发；③麻醉强度大；④血液溶解度低，可控性好，诱导、苏醒快速；⑤体内代谢少；⑥不增加心肌的应激性，能与肾上腺素同用；⑦使肌肉松弛；⑧能抑制过强的交感神经活动；⑨对呼吸道无刺激性，有支气管扩张作用；⑩对心肌无明显抑制；⑪不致脑血管扩张；⑫对肝、肾无毒性。

卤素类吸入麻醉药，如恩氟烷、异氟烷、七氟烷和地氟烷，七氟烷和地氟烷较接近理想的吸入麻醉药，其中七氟烷已在国内广泛应用。氟烷的麻醉效能较强，气味芳香，可用于小儿麻醉诱导，但对心肌抑制作用较强；与肾上腺素并用时，可导致严重心律失常，甚至心室颤动。另外，氟烷对肝可造成一定损害，特别在3个月内重复使用或在低氧状态更易发生，目前已较少应用。

气体麻醉药 N_2O 麻醉作用较弱，容易出现缺氧，必须与氧同用，按一定比例混合，氧浓度在30%以上，可以作为其他挥发性吸入麻醉药的基础辅助麻醉，起到第二气体效应作用。

第二节　常用的吸入麻醉装置及方法

一、常用的吸入麻醉装置

吸入麻醉装置使用的目的是为病人提供吸入麻醉，并能进行辅助或控制呼吸，使吸入麻醉过程安全、有效。吸入麻醉装置包括以下各部件：气源、流量计、蒸发器、贮气囊（呼吸囊）、呼吸螺纹管、不重复吸入活瓣、二氧化碳吸收器及湿化器。

二、常用的吸入麻醉方法

吸入麻醉按重复吸入程度及二氧化碳吸收装置的有无分为开放、半开放、半紧闭、紧闭四种方法：①呼气无重复吸入、无 CO_2 吸收装置为开放；②呼气有少部分重复吸入、无 CO_2 吸收装置为半开放；③呼气有部分重复吸入、有 CO_2 吸收装置为半紧闭；④呼气全部重复吸入、有 CO_2 吸收装置为紧闭。

按使用的装置及使用方法的不同，有多种分类方法。Moyers 按有无贮气囊及有无重复吸入将吸入麻醉分成开放、半开放、半紧闭、紧闭4类（表5-1）。

表5-1　Moyers 吸入麻醉分类

	贮 气 囊	重 复 吸 入		贮 气 囊	重 复 吸 入
开放	无	无	半紧闭	有	有、部分
半开放	有	无	紧闭	有	有、全部

1. Moyers 吸入麻醉分类

（1）开放式　开放式吸入麻醉有三种方法：开放点滴法、充气法和无重复吸入法。

（2）半开放式　呼气大部分排至大气中，一小部分被重复吸入。吸入麻醉的通气系统中，没有无重复吸入活瓣及含 CO_2 吸收装置的 CO_2 清除回路，由麻醉机输出的麻醉气体、蒸气及氧气进入贮气囊和（或）贮气呼吸管，与病人部分呼出气混合后被病人吸入。Mapleson 于1945年根据有无活瓣、贮气囊、呼吸管及新鲜气体的流入位置，将此系统分为 A、B、C、D、E、F 六类。

1）Mapleson A 系统　包括 Magill 装置和 Lack 回路两种。Maggill 装置是传入贮气系统，排气活瓣接近病人，贮气囊和呼吸管的容积大于潮气量，自主呼吸时效率高。

2）Mapleson B 及 C 系统　B 和 C 系统在自主呼吸时都引起肺泡气和新鲜气的混合，需要 2~2.5 倍每分通气量的新鲜气流量才能达到容许的重复吸入水平（CO_2 被重复吸入不到1%），故无临床使用价值。

3）Mapleson D 系统　是传出气系统，自主呼吸时为低效率，新鲜气流量要达到每分通气量2倍以上才能预防过高的 CO_2 重复吸入。

4）Mapleson E 系统　T形管属于 Mapleson E 系统，因无活瓣及贮气囊，故阻力及无效腔均小，适用于新生儿、婴儿和5岁以下低体重幼儿。

5）Mapleson F 系统　此系统是由改良的T管加一贮气囊构成。T形管采用超过病人潮气量的管与贮气囊相连接，若管的容量过低可产生重复吸入。

（3）半紧闭式 用循环式麻醉机，对逸气活瓣保持一定程度的开放，在呼气时一部分呼出气体经此活瓣排出，一部分呼气通过 CO_2 吸收器，再与新鲜气体混合后被重复吸入，故不易产生 CO_2 蓄积。本法优点在于容易控制麻醉药浓度。

（4）紧闭式 是用来回式或循环式紧闭麻醉装置实施吸入麻醉的方式，在呼气时全部呼出气体通过 CO_2 吸收器，再与新鲜气体混合后被重复吸入。

2. 低流量吸入麻醉

吸入麻醉按其新鲜气流量的大小分为高流量吸入麻醉与低流量吸入麻醉。一般新鲜气流量大于 4L/min 时为高流量吸入麻醉，小于 2L/min 为低流量吸入麻醉。

（1）低流量吸入麻醉的优点 ①减少手术室污染，节约吸入麻醉药。②保持湿度和温度，由于吸入气体的温度及湿度高，起到保持体温、减少隐性失水量及保护肺的作用。③增加对病人情况的了解。

（2）低流量吸入麻醉的缺点 ①使用 N_2O 时必须监测氧浓度，因为流量计的 N_2O/O_2 与肺泡气二者的浓度之比不同，可引起缺氧。②吸气浓度不易控制，因低流量吸入的新鲜气流被呼气稀释，使吸入浓度不易控制，故应对回路内麻醉气体浓度进行监测。③须有适当的麻醉机，例如适用于低流量的流量计、蒸发器、通气机等。④回路内有麻醉气体以外的气体蓄积。

3. 吸入麻醉诱导

全身麻醉诱导分为静脉快速诱导、吸入麻醉诱导及其他诱导方法，如表面麻醉清醒插管法。其中静脉快速诱导迅速、平稳，是临床最常用的方法。

吸入麻醉诱导适用于不宜用静脉麻醉及不易保持静脉开放的小儿等。本法又分为慢诱导法和高浓度诱导法。慢诱导法是术者用左手将面罩固定于口鼻部，右手轻握贮气囊（或点滴麻醉药），将蒸发器打开，让病人稍深呼吸，逐渐增加麻醉药浓度，至外科麻醉；高浓度诱导法是先用面罩吸纯氧（6L/min）去氮 3 分钟，然后吸入高浓度麻醉药，如 6%~8% 的七氟烷，让病人深呼吸 1~2 次，待患儿意识消失后，将七氟烷蒸发器的浓度调至 3%~4%，氧气浓度调整至 1~2L/min，维持自主呼吸，必要时辅助呼吸。然后建立静脉通路，辅助其他镇静、镇痛药物和（或）肌肉松弛药物，完成喉罩安放或者气管插管。

第三节 吸入麻醉期间的观察和管理

吸入麻醉分为诱导、维持和清醒三个阶段，为了病人的安全和麻醉的成功，做好麻醉前准备和麻醉期间的观察和管理最为重要。

一、麻醉前准备

麻醉前访视病人，全面了解病人的情况和手术计划，并制订好麻醉方案。

二、临床麻醉深度监测

目前临床上通常将麻醉分为浅麻醉、手术期麻醉和深麻醉（表 5-2），可供参考。

表 5-2 临床麻醉深度判定标准和分期

	呼 吸	循 环	眼 征	其 他
浅麻醉	不规则，呛咳，气道加压时高阻力（操作时最明显），喉痉挛	血压升高，脉快	瞬目反射消失，眼睑反射有，眼球运动，流泪	吞咽反射有，出汗，分泌物多，体动

	呼　吸	循　环	眼　征	其　他
手术期麻醉	规律，气道加压时低阻力，但稳定，操作时无变化	血压稍低	眼睑反射消失，眼球固定	手术操作时无体动，黏膜分泌物消失
深麻醉	膈肌呼吸，呼吸浅快，呼吸停止	血压下降，脉搏变慢，循环衰竭	瞳孔散大，对光反射消失	各种反射均消失

　　用脑电活动监测麻醉深度是近期研究的方向之一。临床研究表明双频指数（BIS）和边缘频率（SEF）能较好地判断麻醉镇静深度。清醒状态下 BIS 为 85～100，手术期麻醉为 50 左右，深麻醉时低于 40。

三、麻醉期间的观察和管理

　　临床麻醉和复苏中的最基本原则是保持呼吸道通畅。

　　麻醉中呼吸道梗阻的临床表现为：①呼吸囊、胸或腹呼吸运动幅度减小，说明肺的通气功能减弱或消失；②吸气时见胸骨上颈部软组织或肋间隙塌陷，或有胸廓反常呼吸运动；③麻醉不深时可见辅助肌呼吸与鼻翼呼吸；④吸气时见喉头与气管拖曳现象；⑤呼吸杂音增强；⑥脉搏增速、血压升高、皮肤青紫，病人清醒时则表现为烦躁不安。

　　呼吸道梗阻的最常见原因是舌根后坠，外伤昏迷病人中 15% 的死亡病例是由此原因造成的。处理舌根后坠并不困难，只要将病人头部尽量后仰，将下颌向前托起，置入口咽或鼻咽导气管就可解除梗阻。

　　呼吸道梗阻的另一常见原因是下呼吸道阻塞，常由误吸、反胃造成。因此，凡择期手术，均必须做空腹准备才能进行麻醉。腹部急症手术，应一律按"饱胃"病人对待。

　　即使误吸少量高酸性（pH 2.5）胃液也可引起化学性肺炎（Mendelson 综合征），来势凶猛，病人很快出现脉速、发绀、血压下降、呼吸困难且呈哮喘样发作，甚至肺水肿和急性呼吸窘迫综合征（ARDS）。麻醉前应用组胺 H_2 受体阻滞剂，如西咪替丁，有一定的防治效果，但预防误吸仍是最主要的途径。

　　呼吸道梗阻也可由喉痉挛与支气管痉挛引起。

　　麻醉装置不当，如麻醉机失灵、管道不通畅或气管插管开口部受阻、某一部分扭折等，均可致医源性呼吸道梗阻。

　　麻醉中应用心电图监测可以观察心脏的电生理活动情况，它对监测心律失常、心脏传导异常、心肌供血优劣及是否有心肌梗死，评价麻醉药对心肌的影响，观察某些心脏药物的疗效和副作用，以及显示钾、钙等电解质的作用很有参考价值。

（罗如意　戴茹萍）

第六章　静脉全身麻醉

重点　静脉全身麻醉的特点；分类丙泊酚、芬太尼及其衍生物、氯胺酮、硫喷妥钠、咪达唑仑、依托咪酯、右旋美托咪定静脉麻醉。

难点　静脉全身麻醉的药物输注系统。

考点　静脉全身麻醉药物的应用。

第一节　概　　述

一、静脉全身麻醉的特点

1. 静脉全身麻醉的优点

起效快、效能强，病人依从性好，实施相对简单，药物种类较齐全，无手术室污染和燃烧爆炸的潜在危险，麻醉效应可逆转。

2. 静脉全身麻醉的缺点

代谢依赖于肝、肾功能和内环境状态，可控性差；单种药物无法达到理想麻醉状态，一般要复合应用镇痛药和肌松药；复合用药时，药物间相互作用使药效预测难度大；对循环、呼吸均有一定抑制作用。

二、静脉全身麻醉的分类

1. 根据所用药物分类

以麻醉过程中所用最主要成分药物命名，如巴比妥类静脉麻醉，丙泊酚全身麻醉等。

2. 根据临床应用分类

分为静脉麻醉诱导和静脉麻醉维持。

3. 根据用药的方法分类

分为单次给药法、分次注入法和连续给药法。

三、监测下的麻醉管理

由麻醉医师为接受诊断、治疗性操作的病人提供的特别医疗服务。麻醉医师在 MAC 过程中的工作内容主要包括：①监测重要生命体征，维持呼吸道通畅和评估其功能。②诊断和处理 MAC 中的临床问题。③根据临床情况给予镇静药、镇痛药、麻醉药及其他合适药物，以确保病人安全、舒适。④其他所需医疗服务措施。

四、静脉全身麻醉的药物输注系统

1. 滴注泵和输注泵

滴注泵输注速率可调范围为 1~1000ml/h，适用于需要以较大容积稀释后使用的静脉麻醉，也适合于各种速率的输血、输液。

输注泵由电脑程序控制，比滴注泵更为精确，适用于小容量精确给药，一般用于麻醉效能强、作用时间短的静脉麻醉药物的靶控输注。

2. 靶控输注系统

靶控输注（TCI）是以药代动力学为基础，以血浆或效应室的药物浓度为指标，由计算机根据药代动力学模型自动计算并控制输注速率，从而达到所需要的麻醉、镇静和镇痛深度的技术。

TCI 系统主要包括以下几个方面内容：所用药物的药代模式，人群药代参数资料，输液泵和微机硬件，微机程序和模拟转换控制系统。从生物学工程学角度，TCI 系统可分为开环和闭环两种工作方式。

第二节　丙泊酚在静脉麻醉中的应用

丙泊酚是目前临床上应用最为广泛的静脉麻醉药。起效快，作用时间短，病人苏醒迅速。具有较强的循环功能抑制作用，可直接抑制心肌收缩和扩张外周血管引起血压明显下降，尤其对于老年体弱或有效循环血量不足的病人更为显著。具有一定呼吸抑制作用，引起呼吸频率减慢、潮气量降低甚至呼吸暂停。可降低颅内压，降低脑血流和代谢率，对缺血－再灌注损伤具有一定的预防和治疗作用。

1. 麻醉方法

丙泊酚 TCI 输注　单独应用时意识消失所需的血药浓度为 $2.5 \sim 4.5 \mu g/ml$，手术所需血药浓度为 $2.5 \sim 8 \mu g/ml$；与阿片类药物复合全凭静脉麻醉时，所需血药浓度降低。

2. 适应证

（1）麻醉诱导　适用于各类手术的全麻诱导，尤其是需要术后快速清醒的病人。诱导剂量范围为 $1.0 \sim 2.5 mg/kg$，应严密观察呼吸、循环功能变化，及时给予辅助呼吸或处理可能发生的循环抑制。

（2）麻醉维持　用于维持时，成人剂量为 $4 \sim 12 mg/kg$，多采用泵注给药。丙泊酚镇痛作用差，没有肌肉松弛作用，还需复合应用麻醉性镇痛药、肌肉松弛药或吸入性麻醉药。停药后血药浓度很快下降，无明显蓄积，病人苏醒快而完全。

（3）区域麻醉的镇静　达到镇静、抗焦虑、消除牵拉反射、消除不适和减少术后呕吐的目的。镇静过程中应注意监测血氧饱和度、心电图和血压。

（4）门诊小手术和内镜检查。

3. 禁忌证

对丙泊酚过敏者；严重循环功能不全者；妊娠与哺乳期妇女；高脂血症病人；有精神病或癫痫病史者。

4. 注意事项

丙泊酚会导致注射痛、过敏反应、呼吸和循环抑制，还可出现精神兴奋、癫痫样抽动、肌痉挛等。另外，输注时间过长还可发生丙泊酚输注综合征，表现为心肌病、急性心力衰竭、代谢性酸中毒、骨骼肌病、高钾血症、肝大和高脂血症等。

第三节　芬太尼及其衍生物在静脉麻醉中的应用

一、芬太尼

起效快，作用维持时间短，镇痛效应强，为吗啡的 $75 \sim 125$ 倍，是目前临床麻醉中应用的最主要麻醉性镇痛药。单次静脉注射起效快，作用维持短，容易控制。不抑制心肌收缩力，对循环影响轻微，无组胺释放作用，广泛应用于各类手术。

1. 麻醉方法

监测下麻醉管理　用于手术刺激小、维持时间短的门诊手术，如人工流产、脓肿切开引流术等。应复合应用丙泊酚或咪达唑仑以弥补其镇静作用的不足，注意药物协同作用导致的呼吸循环抑制。

2. 适应证

（1）全身麻醉诱导　和静脉全麻药、镇静药、肌肉松弛药复合，用于气管内插管，是目前临床上最常用的全麻诱导方法。常用剂量为 0.1 ~ 0.2mg，有效抑制气管内插管的应激反应。

（2）全身麻醉维持　作为全凭静脉麻醉或静吸复合麻醉的主要成分，一般在手术开始前及手术过程中每 30 ~ 60 分钟追加 0.05 ~ 0.1mg，或在进行刺激性较强的手术操作前根据具体情况追加。

（3）大剂量芬太尼复合麻醉　是目前心脏和大血管手术的主要麻醉方法。循环抑制轻微，一般 20μg/kg 缓慢静脉注射进行诱导，手术过程中间断追加维持麻醉。

3. 注意事项

芬太尼能导致迷走神经张力升高，心率减慢；注射速率过快，可引起呛咳反应；对呼吸中枢有直接抑制作用，可引起呼吸频率减慢；反复或大剂量应用，可出现延迟性呼吸抑制；麻醉结束后可出现呼吸遗忘现象。此外，还可出现肌肉僵硬、恶心、呕吐、瘙痒等不良反应。

二、舒芬太尼

舒芬太尼是目前镇痛效应最强的阿片类药物，其镇痛强度为芬太尼的 5 ~ 10 倍。麻醉时循环功能更稳定，抑制应激效果优于芬太尼，对呼吸系统的影响呈剂量依赖性，较芬太尼更适用于心血管手术和老年病人的麻醉。大剂量（8 ~ 50μg/kg）用于心胸外科、神经外科等大手术的麻醉；中等剂量（2 ~ 8μg/kg）用于较复杂普通外科手术的麻醉；低剂量（0.1 ~ 2μg/kg）用于全身麻醉诱导或门诊小手术的麻醉。

三、瑞芬太尼

瑞芬太尼是新型超短效阿片类药物，镇痛强度与芬太尼相当，可被血液和组织中的非特异性酯酶迅速水解，消除半衰期约为 9 分钟。其可使脑血管收缩、脑血流降低、颅内压降低，适用于神经外科手术的麻醉。瑞芬太尼优点包括：可精确调整剂量，麻醉平稳并易于逆转；副作用较少；代谢不依赖于肝、肾功能；重复应用或持续输注无蓄积。

瑞芬太尼可用于全身麻醉的诱导和维持，2 ~ 4μg/kg 可有效抑制插管反应；麻醉维持时，与静脉或吸入全麻药合用剂量为 0.25 ~ 2μg/（kg·min）。消除快，术后疼痛发生较早。

第四节　氯胺酮在静脉麻醉中的应用

氯胺酮是目前临床所用静脉全麻药中唯一可以产生较强镇痛作用的药，广泛应用于各种小儿手术的麻醉。其体表镇痛作用好，内脏镇痛作用差，不抑制牵拉反射；抑制心肌的同时兴奋交感神经，升高血压、心率和心肌耗氧量；具有拟交感作用，松弛支气管平滑肌；增加骨骼肌张力，导致肢体不自主运动和眼球震颤。

1. 麻醉方法

（1）单纯氯胺酮麻醉　分为肌内注射法、静脉麻醉法和静脉滴注法。肌内注射法主要用于小儿短小手术或作为其他麻醉方法的基础用药。静脉麻醉法除适用于小儿不需要肌肉松弛的一般短小手术外，也可用于对肌肉松弛要求不高的成人短小手术。静脉滴注法易产生药物蓄积作用，目前已很少用。

（2）静脉氯胺酮复合麻醉　氯胺酮与镇静、全麻药复合，仍是临床上小儿静脉复合麻醉的常用方法。

2. 适应证

（1）小儿麻醉　短小手术，单纯氯胺酮肌肉或静脉麻醉注射下即可完成；对于较大手术，可采用氯胺酮复合诱导，手术过程中间断注射维持。小儿局部麻醉或区域阻滞麻醉前，可采用氯胺酮肌内注射，使其配合及弥补镇痛作用不足。

（2）气管插管　配合使用肌肉松弛药，适用于先天性心脏病有右向左分流者。

（3）支气管哮喘病人的麻醉。

（4）各种短小手术、体表手术和诊断性检查。

3. 禁忌证

严重高血压病人和有脑血管意外史者；颅内压增高者；眼内压增高者；甲状腺功能亢进者；心功能代偿不全、冠状动脉硬化性心脏病、心肌病或有心绞痛病史者；咽喉口腔手术，气管内插管或气管镜检查时严禁单独使用；癫痫和精神分裂症病人。

4. 并发症

（1）循环系统　直接抑制心肌收缩，但对心血管中枢系统和感觉神经系统有兴奋作用，用药后表现为血压增高、心率增快。对于危重病人，可表现为严重循环功能抑制。

（2）颅内压增高。

（3）呼吸抑制。

（4）精神神经症状。

（5）暂时失明。

（6）分泌物增多。

第五节　硫喷妥钠在静脉麻醉中的应用

硫喷妥钠属于巴比妥类静脉全麻药，起效快、维持时间短、操作管理方便，但具有麻醉效果不完善、清醒不完全、抑制呼吸循环、增加呼吸道分泌物等缺点。

1. 麻醉方法

分为单次给药法和分次给药法。由于呼吸道分泌物增加，抗胆碱药用量需足够。

2. 适应证

全麻诱导、短小手术、抑制痉挛和惊厥、颅脑手术者。

3. 禁忌证

婴幼儿；产妇分娩或剖宫产术者；心功能不全者；休克和低血容量病人；呼吸道阻塞性疾病、呼吸道不通畅病人；严重肝、肾功能不全者；营养不良、贫血、电解质紊乱、氮质血症者；肾上腺皮质功能不全或长期使用皮质激素者；紫质症先天性卟啉代谢紊乱者；高血压、动脉粥样硬化和严重糖尿病者；有巴比妥类药物过敏史者。

4. 并发症

局部刺激、动脉炎、呼吸循环抑制和过敏反应。

第六节　羟丁酸钠在静脉麻醉中的应用

羟丁酸钠是一种长效类静脉全麻药。无明显呼吸抑制作用，可引起心率减慢，但不引起明显血压下降。即使对于黄疸、老年、小儿及其他体质衰弱或休克病人也可安全使用。因苏醒时间较长，目前应用较少。

1. 麻醉方法

（1）与氯胺酮静脉复合麻醉　麻醉平稳，呼吸循环稳定，广泛用于小儿。但注意保持呼吸道干燥和避免舌根后坠。

（2）全身麻醉诱导。

（3）麻醉维持。

2. 适应证

小儿麻醉；时间较长手术的麻醉；各种危重病人，肝、肾功能不全及术后需要呼吸支持病人的麻醉诱导和维持。

3. 禁忌证

各种门、急诊小手术；严重高血压者；明显低血钾者；严重心脏传导阻滞者；心动过缓以及有癫痫、哮喘病史者。

4. 并发症

上呼吸道梗阻，分泌物增多，锥体外系症状及苏醒期躁动，术后苏醒延迟，血钾降低，恶心、呕吐等。

第七节　咪达唑仑在静脉麻醉中的应用

咪达唑仑是唯一的水溶性苯二氮䓬类药物，刺激性小、作用短、效能强，对呼吸、循环抑制轻，目前广泛用于各类手术的麻醉诱导和维持。

咪达唑仑复合丙泊酚、麻醉学镇痛药及肌肉松弛药，是目前临床上最常用的全麻诱导方法。全麻诱导时用量为 0.05～0.2mg/kg，年老体弱及危重病人酌减。咪达唑仑能加强麻醉性镇痛药和肌松药的作用，减少药物用量；还可有效消除术中知晓和产生良好的顺行性遗忘作用。

苯二氮䓬类药物过敏者及闭角型青光眼者不宜应用咪达唑仑；同时，其可通过胎盘屏障，不应用于剖宫产。

第八节　依托咪酯在静脉麻醉中的应用

依托咪酯属于非巴比妥类静脉麻醉药，麻醉效能强、起效快、作用时间短。其最显著特点是对循环功能影响小，同时可引起冠状动脉扩张；呼吸抑制作用轻，不影响肝、肾功能，不引起组胺释放。

依托咪酯可用于全身麻醉的诱导和维持。全麻诱导时用量为 0.1～0.4mg/kg，年老体弱病人应减量（0.05～0.2mg/kg）。

依托咪酯最主要副作用是抑制肾上腺皮质功能，单次应用后其抑制作用可持续数小时，反复应用可进一步加重；其他副作用包括麻醉后恶心呕吐、静脉注射痛、静脉炎、锥体外系症状。

第九节　右旋美托咪定在静脉麻醉中的应用

右旋美托咪定是高选择性 α_2 受体激动剂，具有镇静、抗焦虑、催眠、镇痛和解交感作用。消除半衰期为 2～3 小时，输注 10 分钟的时量相关半衰期为 4 分钟，输注 8 小时为 250 分钟。其对呼吸的影响主要是降低潮气量，对呼吸频率影响不大；对心血管系统的主要作用是减慢心率，降低全身血管阻力，间接降低心肌收缩阻力、心输出量和血压，对缺血心肌具有一定保护作用。

1. 麻醉方法

ICU 镇静　右旋美托咪定用于 ICU 机械通气病人镇静，可改善氧合指数（PaO_2/FiO_2）比值，减少阿片类药用量。

2. 适应证

（1）麻醉前用药　可减少短小手术吸入麻醉药的用量，有效减轻气管内插管的血流动力学反应。可术前15分钟 $0.33 \sim 0.67 \mu g/kg$ 静脉给药。

（2）全身麻醉维持　负荷剂量为 $170ng/（kg \cdot min）$，10分钟内输注完毕，随后以 $10ng/（kg \cdot min）$ 速度持续输注，可减少吸入麻醉药和镇痛药用量。

（3）短小手术的镇静。

3. 禁忌证

心脏传导阻滞和严重心功能不良病人应慎用。

4. 并发症

并发症包括低血压、心动过缓甚至窦性停搏、口干等。

临床案例分析

病人，女，47岁，54kg，因"右下腹痛3天余"入院，诊断为急性化脓性阑尾炎，急诊静脉全身麻醉下行腹腔镜下阑尾切除术。病人一般情况尚可，既往体健，否认手术麻醉及药物过敏史。T：39.5℃，P：80次/分，R：20次/分，BP：130/90mmHg。入手术室后开放静脉通道，予以咪达唑仑2mg、丙泊酚100mg、舒芬太尼20μg及顺苯磺阿曲库铵10mg静脉注射诱导，丙泊酚及瑞芬太尼静脉输注维持麻醉，手术顺利。术毕10分钟拔除气管导管，病人呈痛苦面容，诉腹痛仍较明显，分两次追加舒芬太尼共10μg后疼痛明显减轻，送入PACU继续观察。在PACU期间，病人面罩6L/min吸氧，但仍数次出现氧饱和度渐行下降，最低可至60%以下，可见病人自主睁眼，但无呼吸动作，嘱其呼吸后氧饱和度可升至100%。

问题

(1) 病人出现氧饱和度下降的最可能原因？

(2) 如何处理？

答案：

(1) 阿片类药物所致呼吸遗忘。

(2) 待病人完全清醒，呼吸频率恢复正常后方可送回病房；严重者可予小剂量纳洛酮进行拮抗。

解析：

阿片类药物对呼吸最显著的影响是改变呼吸节律和模式，低剂量阿片类主要引起呼吸频率下降，剂量进一步增加可出现潮气量减少，甚至呼吸暂停。前包钦格复合体、KF核及孤束核等部位的 μ 受体激活是阿片类药物产生呼吸抑制作用的重要机制。本例病人术后可自主睁眼，但呼吸遗忘，主要考虑与舒芬太尼用量较大有关。处理上可等待机体代谢或予阿片类药物拮抗剂进行拮抗。

速览导引图

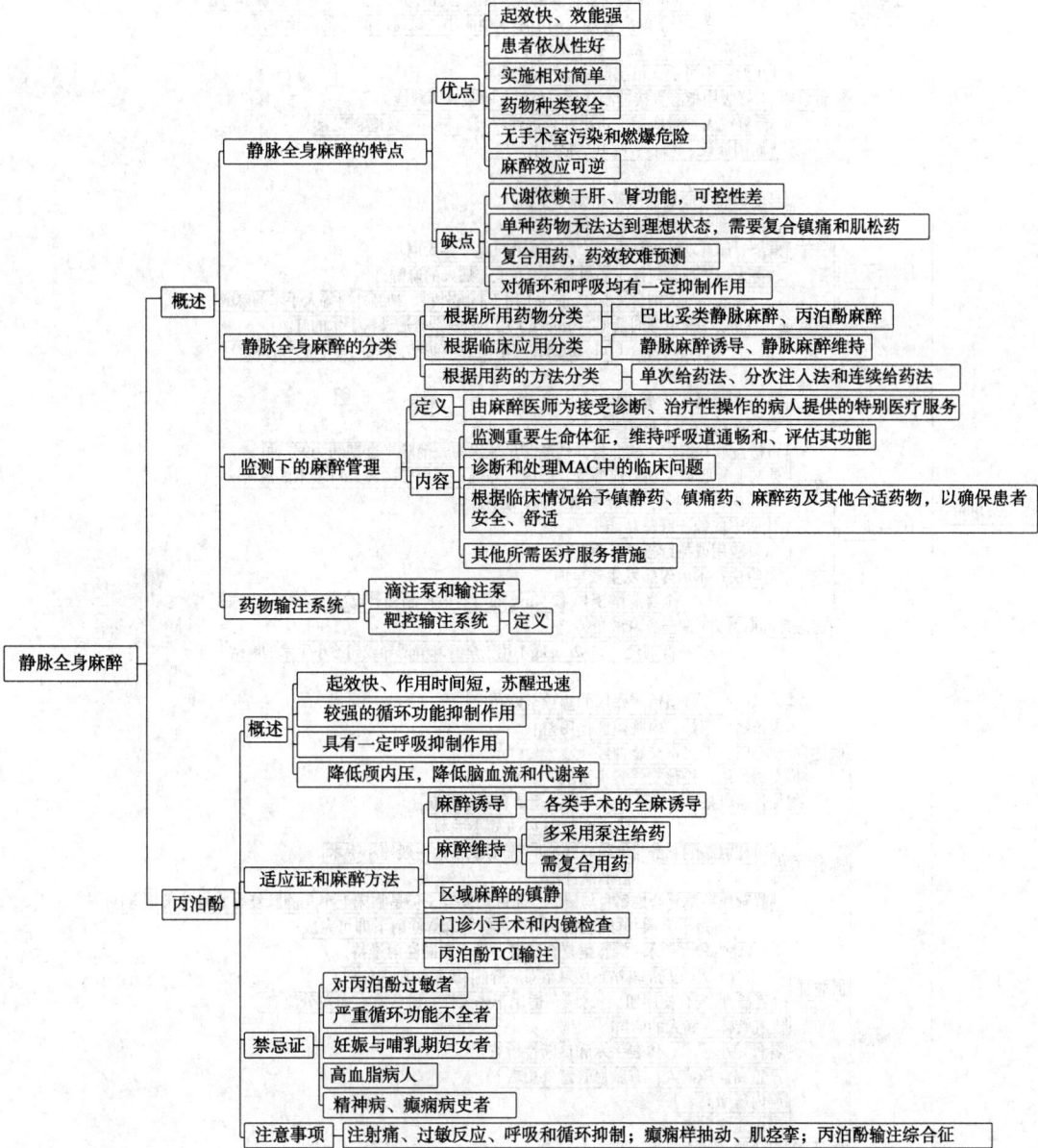

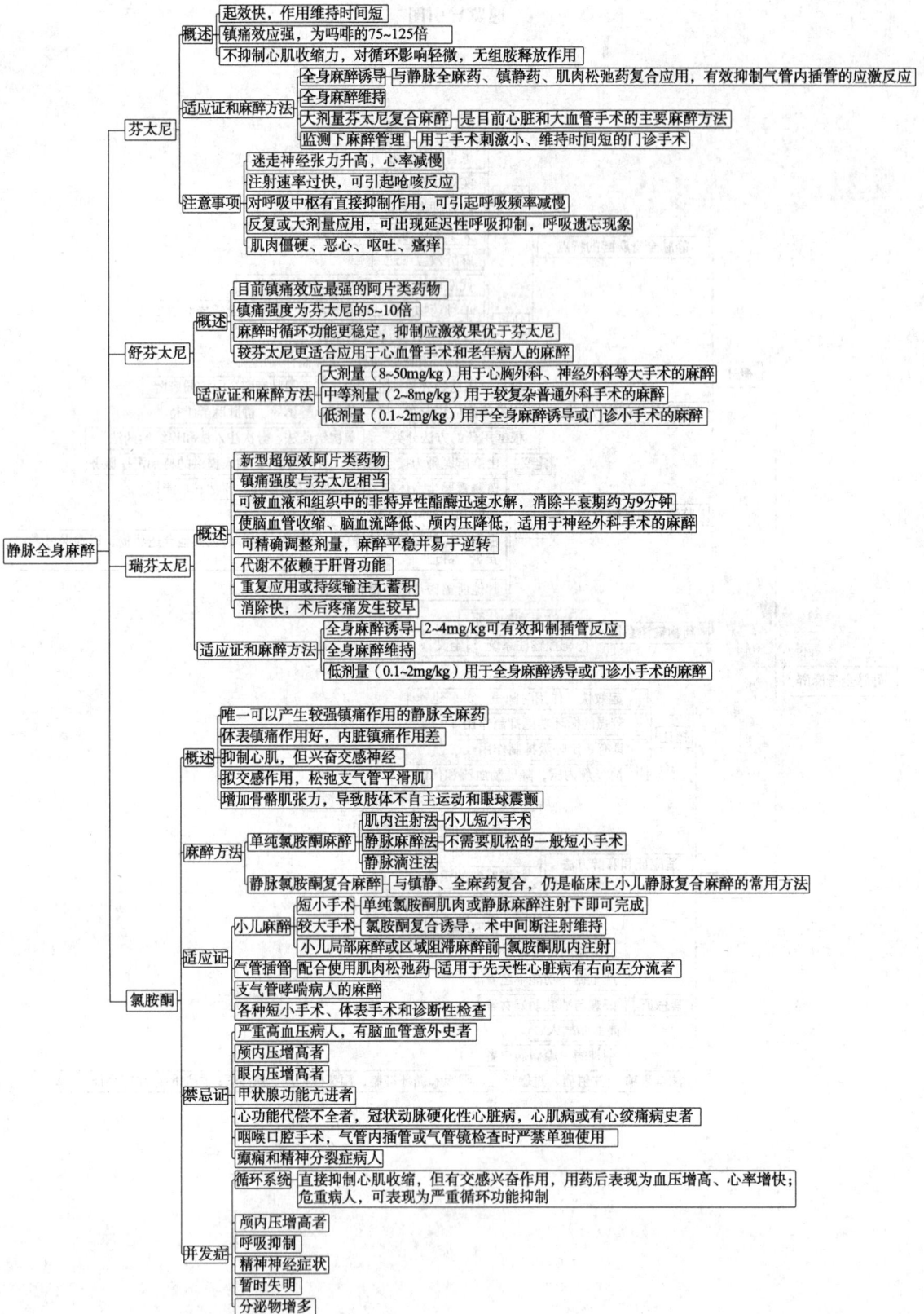

静脉全身麻醉

芬太尼

概述
- 起效快，作用维持时间短
- 镇痛效应强，为吗啡的75~125倍
- 不抑制心肌收缩力，对循环影响轻微，无组胺释放作用

适应证和麻醉方法
- 全身麻醉诱导—与静脉全麻药、镇静药、肌肉松弛药复合应用，有效抑制气管内插管的应激反应
- 全身麻醉维持
- 大剂量芬太尼复合麻醉—是目前心脏和大血管手术的主要麻醉方法
- 监测下麻醉管理—用于手术刺激小、维持时间短的门诊手术

注意事项
- 迷走神经张力升高，心率减慢
- 注射速率过快，可引起呛咳反应
- 对呼吸中枢有直接抑制作用，可引起呼吸频率减慢
- 反复或大剂量应用，可出现延迟性呼吸抑制，呼吸遗忘现象
- 肌肉僵硬、恶心、呕吐、瘙痒

舒芬太尼

概述
- 目前镇痛效应最强的阿片类药物
- 镇痛强度为芬太尼的5~10倍
- 麻醉时循环功能更稳定，抑制应激效果优于芬太尼
- 较芬太尼更适合应用于心血管手术和老年病人的麻醉

适应证和麻醉方法
- 大剂量（8~50mg/kg）用于心胸外科、神经外科等大手术的麻醉
- 中等剂量（2~8mg/kg）用于较复杂普通外科手术的麻醉
- 低剂量（0.1~2mg/kg）用于全身麻醉诱导或门诊小手术的麻醉

瑞芬太尼

概述
- 新型超短效阿片类药物
- 镇痛强度与芬太尼相当
- 可被血液和组织中的非特异性酯酶迅速水解，消除半衰期约为9分钟
- 使脑血管收缩、脑血流降低、颅内压降低，适用于神经外科手术的麻醉
- 可精确调整剂量，麻醉平稳并易于逆转
- 代谢不依赖于肝肾功能
- 重复应用或持续输注无蓄积
- 消除快，术后疼痛发生较早

适应证和麻醉方法
- 全身麻醉诱导—2~4mg/kg可有效抑制插管反应
- 全身麻醉维持
- 低剂量（0.1~2mg/kg）用于全身麻醉诱导或门诊小手术的麻醉

氯胺酮

概述
- 唯一可以产生较强镇痛作用的静脉全麻药
- 体表镇痛作用好，内脏镇痛作用差
- 抑制心肌，但兴奋交感神经
- 拟交感作用，松弛支气管平滑肌
- 增加骨骼肌张力，导致肢体不自主运动和眼球震颤

麻醉方法
- 单纯氯胺酮麻醉
  - 肌内注射法—小儿短小手术
  - 静脉麻醉法—不需要肌松的一般短小手术
  - 静脉滴注法
- 静脉氯胺酮复合麻醉—与镇静、全麻药复合，仍是临床上小儿静脉复合麻醉的常用方法

适应证
- 小儿麻醉
  - 短小手术—单纯氯胺酮肌肉或静脉麻醉注射下即可完成
  - 较大手术—氯胺酮复合诱导，术中间断注射维持
  - 小儿局部麻醉或区域阻滞麻醉前—氯胺酮肌内注射
- 气管插管—配合使用肌肉松弛药—适用于先天性心脏病有右向左分流者
- 支气管哮喘病人的麻醉
- 各种短小手术、体表手术和诊断性检查

禁忌证
- 严重高血压病人，有脑血管意外史者
- 颅内压增高者
- 眼内压增高者
- 甲状腺功能亢进者
- 心功能代偿不全者，冠状动脉硬化性心脏病，心肌病或有心绞痛病史者
- 咽喉口腔手术，气管内插管或气管镜检查时严禁单独使用
- 癫痫和精神分裂症病人

并发症
- 循环系统—直接抑制心肌收缩，但有交感兴奋作用，用药后表现为血压增高、心率增快；危重病人，可表现为严重循环功能抑制
- 颅内压增高者
- 呼吸抑制
- 精神神经症状
- 暂时失明
- 分泌物增多

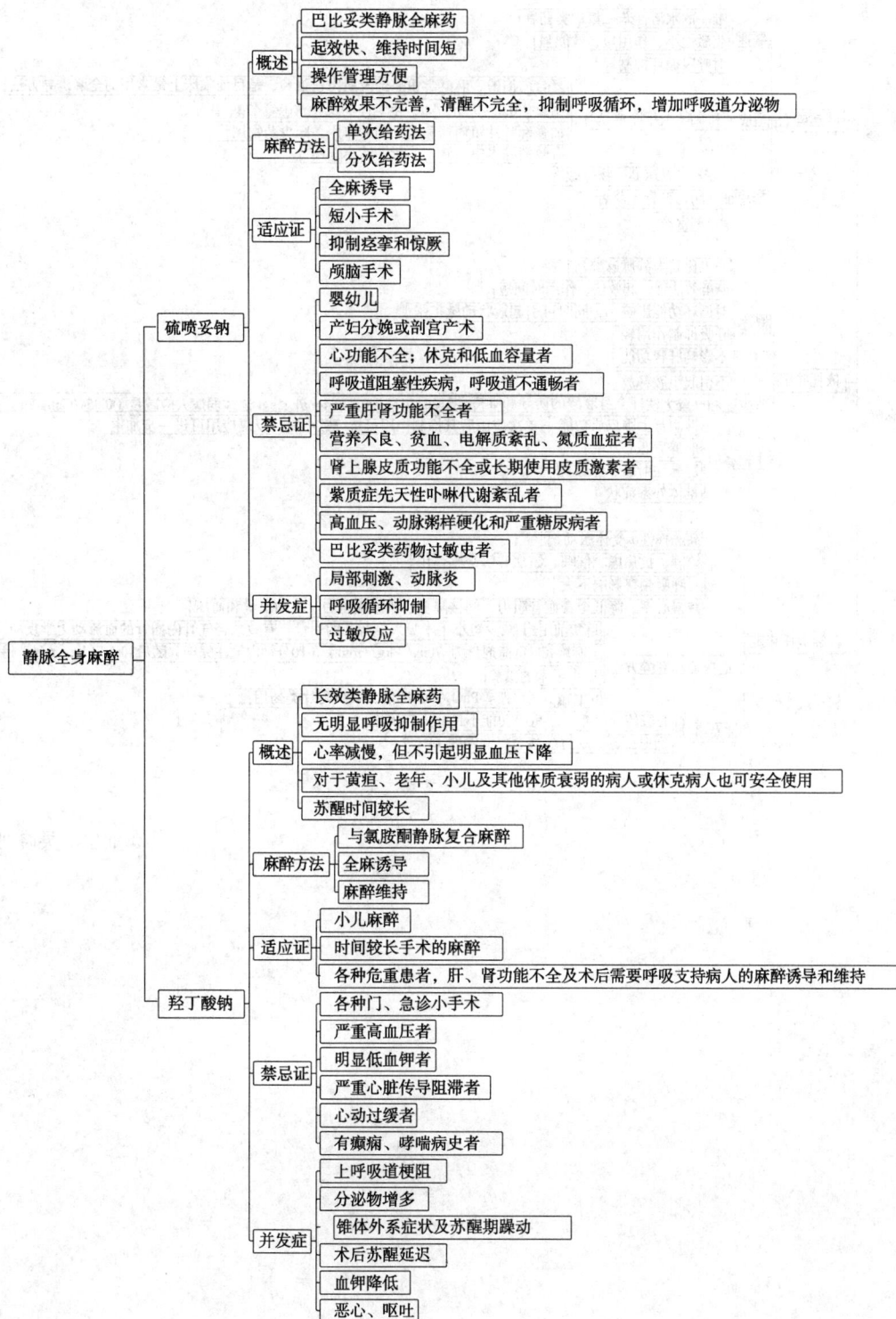

静脉全身麻醉
- 硫喷妥钠
  - 概述
    - 巴比妥类静脉全麻药
    - 起效快、维持时间短
    - 操作管理方便
    - 麻醉效果不完善，清醒不完全，抑制呼吸循环，增加呼吸道分泌物
  - 麻醉方法
    - 单次给药法
    - 分次给药法
  - 适应证
    - 全麻诱导
    - 短小手术
    - 抑制痉挛和惊厥
    - 颅脑手术
  - 禁忌证
    - 婴幼儿
    - 产妇分娩或剖宫产术
    - 心功能不全；休克和低血容量者
    - 呼吸道阻塞性疾病，呼吸道不通畅者
    - 严重肝肾功能不全者
    - 营养不良、贫血、电解质紊乱、氮质血症者
    - 肾上腺皮质功能不全或长期使用皮质激素者
    - 紫质症先天性卟啉代谢紊乱者
    - 高血压、动脉粥样硬化和严重糖尿病者
    - 巴比妥类药物过敏史者
  - 并发症
    - 局部刺激、动脉炎
    - 呼吸循环抑制
    - 过敏反应
- 羟丁酸钠
  - 概述
    - 长效类静脉全麻药
    - 无明显呼吸抑制作用
    - 心率减慢，但不引起明显血压下降
    - 对于黄疸、老年、小儿及其他体质衰弱的病人或休克病人也可安全使用
    - 苏醒时间较长
  - 麻醉方法
    - 与氯胺酮静脉复合麻醉
    - 全麻诱导
    - 麻醉维持
  - 适应证
    - 小儿麻醉
    - 时间较长手术的麻醉
    - 各种危重患者，肝、肾功能不全及术后需要呼吸支持病人的麻醉诱导和维持
    - 各种门、急诊小手术
  - 禁忌证
    - 严重高血压者
    - 明显低血钾者
    - 严重心脏传导阻滞者
    - 心动过缓者
    - 有癫痫、哮喘病史者
    - 上呼吸道梗阻
    - 分泌物增多
  - 并发症
    - 锥体外系症状及苏醒期躁动
    - 术后苏醒延迟
    - 血钾降低
    - 恶心、呕吐

静脉全身麻醉
- 咪达唑仑
  - 概述
    - 唯一的水溶性苯二氮䓬类药物
    - 刺激性小、作用时间短、效能强
    - 对呼吸循环抑制轻
  - 适应证和麻醉方法——全麻诱导
    - 复合丙泊酚、麻醉学镇痛药及肌肉松弛药，是目前临床上最常用的全麻诱导方法
    - 用量为0.05~0.2mg/kg，年老体弱及危重患者酌减
    - 加强麻醉性镇痛药和肌松药的作用，减少药物用量
    - 有效消除术中知晓，顺行性遗忘作用
  - 禁忌证
    - 苯二氮䓬类药物过敏者
    - 闭角型青光眼者
    - 剖宫产
- 依托咪酯
  - 概述
    - 非巴比妥类静脉麻醉药
    - 麻醉效能强、起效快、作用时间短
    - 对循环功能影响小，同时可引起冠状动脉扩张
    - 呼吸抑制作用轻
    - 不影响肝肾功能
    - 不引起组胺释放
  - 适应证和麻醉方法——全身麻醉的诱导和维持——诱导时用量为0.1~0.4mg/kg，年老体弱病人应减量（0.05~0.2mg/kg）
  - 注意事项
    - 抑制肾上腺皮质功能——单次应用后其抑制作用可持续数小时，反复应用可进一步加重
    - 麻醉后恶心呕吐
    - 静脉注射痛、静脉炎
    - 椎体外系症状
- 右旋美托咪定
  - 概述
    - 高选择性α2受体激动剂
    - 镇静、抗焦虑、催眠、镇痛和解交感作用
    - 对呼吸频率影响不大
    - 减慢心率，降低全身血管阻力，间接降低心肌收缩阻力、心输出量和血压
  - 适应证和麻醉方法
    - 麻醉前用药——减少短小手术吸入麻醉药的用量，有效减轻气管内插管的血流动力学反应
    - 全麻维持——负荷剂量为170ng/（kg·min），10分钟内输注完毕，随后10ng/（kg·min）持续输注
    - 短小手术的镇静
    - ICU镇静——可改善PaO_2/FiO_2比值，减少阿片类药用量
  - 注意事项
    - 心脏传导阻滞，严重心功能不良病人应慎用
    - 低血压，心动过缓甚至窦性停搏，口干

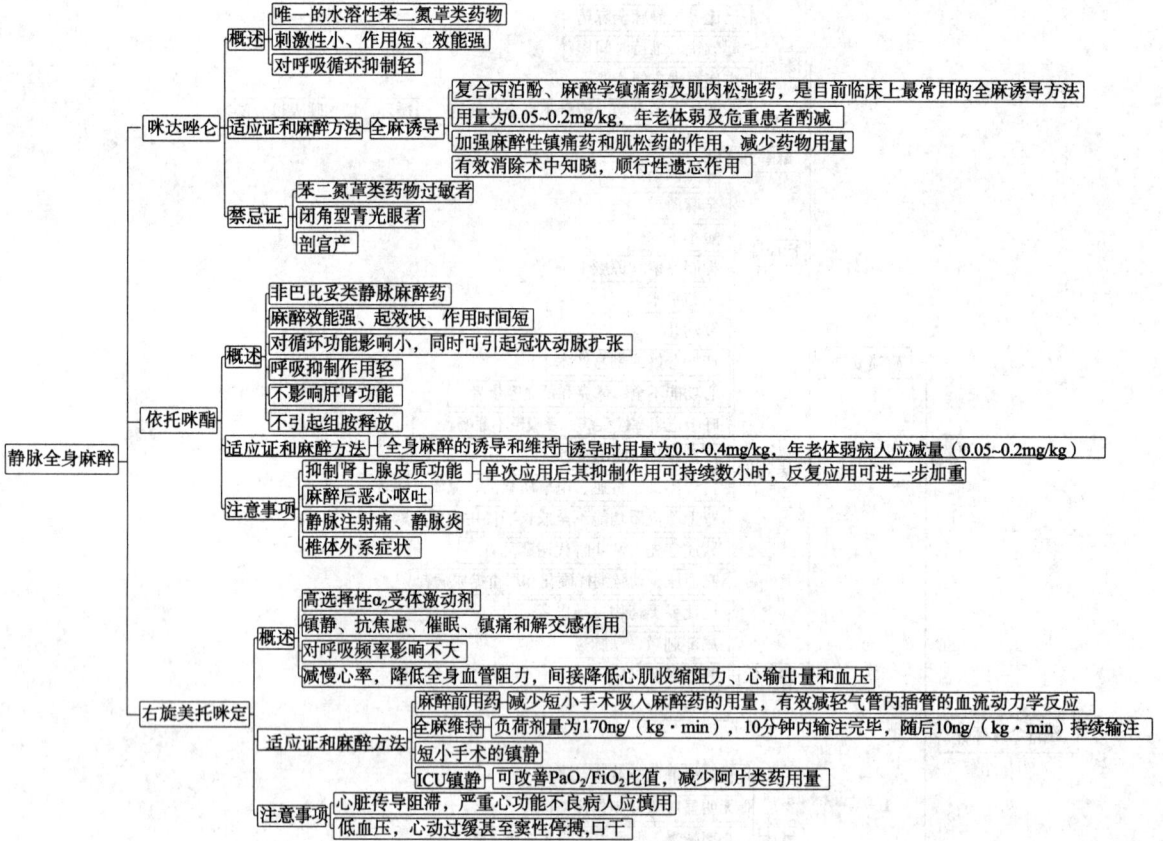

（龚灿生　吴晓丹）

第七章　肌肉松弛药的临床应用

重点	肌松药在麻醉期间的应用。
难点	肌松药的拮抗药。
考点	影响肌松药作用的因素。

第一节　肌松药在麻醉期间的应用

一、用于气管内插管

（1）麻醉诱导时要求能迅速控制呼吸道，目的是防止反流误吸和缺氧。

（2）肌松药的起效快慢直接影响全麻诱导和气管内插管的时间。

琥珀胆碱在静脉注射后60秒即可进行气管内插管。非去极化肌松药中目前起效最快的是罗库溴铵，但仍慢于琥珀胆碱。琥珀胆碱引起不良反应较多，应严格掌握其适应证和禁忌证。

（3）使用非去极化肌松药置入喉罩时，其剂量为 $1\sim2$ 倍 ED_{95}；气管内插管时，其剂量为 $2\sim3$ 倍 ED_{95}，增加剂量可在一定程度上缩短起效时间，但会相应延长作用时间并可能增加不良反应，故最好不要为追求缩短气管内插管时间而选择大剂量静脉注射肌松药。

1）罗库溴铵、维库溴铵、阿曲库铵 $2\sim3$ 倍 ED_{95} 剂量，可维持满意的肌松效应 $45\sim60$ 分钟，95%肌颤搐完全恢复时间为 $1.5\sim2$ 小时，米库氯铵的维持时间约短 $1/2$。

2）维库溴铵安全系数大，一般不引起严重的心血管不良反应。

3）顺式阿曲库铵虽然组胺释放作用明显轻于阿曲库铵，但起效也慢，常规气管内插管剂量需要 $4\sim5$ 分钟才能达到肌肉松弛作用，满足插管要求静注 $4\sim8$ 倍 ED_{95} 剂量，虽然也能在 $2\sim3$ 分钟内插管且副作用并不明显，但大剂量应用后其肌松维持和恢复时间显著延长，可达1小时以上。

二、起效时间与肌松强度

常用肌松药 ED_{95} 及气管内插管剂量、起效时间和临床作用时间见表7-1和表7-2。

表 7-1　常用肌松药的 ED_{95}（mg/kg）

肌松药	新生儿	婴儿	儿童	成人
琥珀胆碱	0.625	0.729	0.423	0.30
米库氯铵		0.065	0.103	0.078
阿曲库铵	0.226	0.226	0.316	0.23
顺阿曲库铵	-	0.043	0.047	0.05
罗库溴铵	-	0.225	0.402	0.30

续表

肌松药	新生儿	婴儿	儿童	成人
维库溴铵	0.047	0.048	0.081	0.05
泮库溴铵	0.072	0.066	0.093	0.07

注：表内数据是 N_2O/O_2 麻醉时肌松药95%有效剂量。

表7-2 常用肌松药的剂量和时效

肌松药	气管插管剂量（mg/kg）	起效时间（min）	临床作用时间（min）
琥珀胆碱	0.6~1.0	1.0	7.3~7.6
米库氯铵	0.2~0.25	2.5~3.0	19.7~21.0
阿曲库铵	0.50~0.6	2.7~3.2	30~46
顺阿曲库铵	0.15~0.2	2.7~5.2	46~68
罗库溴铵	0.60~1.0	1.0~1.7	36~53
维库溴铵	0.10~0.2	2.4~2.9	41~44
泮库溴铵	0.08~0.12	2.9~4.0	86~100

注：表内数据是在静脉麻醉时肌松肉的剂量和时间。因吸入麻醉药与肌松药的协同作用，吸入麻醉时肌松肉临床作用时间将延长。

三、预给药

全身麻醉诱导过程中，在给插管剂量的肌松药之前数分钟预先静脉注射小剂量肌松药，可明显缩短随后给予气管内插管剂量肌松药的起效时间。一般预先给药的剂量为气管内插管剂量的1/10~1/6。采用这种方法一般可缩短起效时间30~60秒。

四、肌松的维持

（1）肌松效应的强度和维持时间应以满足手术要求为目标，没有必要在整个手术期间均保持深度肌松，所以，中长效肌松药一般不主张连续静脉输注，采用分次静脉注射即可。

1）临床上肌颤搐抑制90%即能满足大部分外科手术的要求；肌颤搐抑制在75%以下者，腹部手术会发现肌肉紧张。

2）对于颅脑血管瘤摘除等精细手术，要求病人在手术期间绝对静止不动，必须抑制可能出现的呛咳等异常情况，要求维持深度肌松，应达到肌颤搐100%抑制。即使这样，有时还不足以抑制气管隆突受刺激而呛咳，此时要求肌松监测，保持强直刺激后单刺激肌颤搐计数（PTC）在3以下。

（2）术中肌松药的追加时机和剂量应根据肌松药特性、病人病理生理特点、手术对肌松的需求及药物的相互作用而定。

1）肌松药追加量一般为首次剂量的1/5~1/3。

2）中时效的阿曲库铵、维库溴铵和罗库溴铵一般20~30分钟追加。

3）长时效肌松药追加间隔时间在45分钟或更长。

（3）术中肌松的维持不能单纯靠肌松药，应根据具体情况灵活掌握，吸入全麻药达一定深度也有肌松作用，并能增强肌松药的作用。因此，适当调整全麻深度也能影响肌松效应。除吸入麻药外，硫喷妥钠、咪达唑仑等也能在一定程度上增强肌松药的作用。

五、肌松药的复合应用

术中复合肌松药时应注意，后给予的肌松药药效会出现显著的改变，宜在肌力监测的指导下使用。

1. 琥珀胆碱与非去极化肌松药的复合应用

去极化肌松药和非去极化肌松药合用时，其作用是互相拮抗的。琥珀胆碱与非去极化肌松药合用在临床上常见于以下三种情况。

（1）为了减轻琥珀胆碱的不良反应（如肌纤维成束收缩），在静脉注射琥珀胆碱前数分钟先静脉注射小量的非去极化肌松药，其后静脉注射的琥珀胆碱作用被减弱，要保持预期的琥珀胆碱的阻滞深度，必须要增加琥珀胆碱用量。

（2）全身麻醉诱导时，用琥珀胆碱行气管内插管，随后肌松维持用非去极化肌松药。此时琥珀胆碱增强其后的非去极化肌松药作用。

（3）麻醉诱导和手术过程中用非去极化肌松药，在接近手术结束时为满足短时间深肌松要求而静脉注射琥珀胆碱，如腹部手术结束时为易于缝合腹膜。此时，琥珀胆碱的作用既能拮抗非去极化肌松药的作用，又可产生去极化阻滞，甚至产生Ⅱ相阻滞，以致延长肌松时间，导致恢复状况难以预料，所以临床上应避免这种用药方式。

2. 非去极化肌松药的复合应用

（1）前后复合应用　两种不同时效的肌松药前后复合应用时，前者将影响后者的时效。其阻滞特点仍以先前的肌松药的特性为主，要经过3~5个半衰期之后，方可转换为后用肌松药的作用特点。

（2）同时复合应用　其结果可能是协同作用或相加作用，这取决于肌松药的化学结构。目前使用的非去极化肌松药有两大类，即甾类和苄异喹啉类，化学结构为同一类的两肌松药复合应用时其作用相加，不是同一类的两肌松药复合应用时其作用协同。

第二节　肌松药的不良反应

一、自主神经系统的兴奋或抑制

1. 琥珀胆碱可兴奋自主神经节引起心动过缓

老年人（大于60岁）、吸烟、肥胖、手术时间大于3小时，均被认为是诱发术后肺部并发症的危险因素。尤其见于小儿，特别是在距首次静脉注射琥珀胆碱5分钟后再追加给药时，更易发生心动过缓，甚至引起心脏停搏，所以小儿麻醉现已不用琥珀胆碱。

在用琥珀胆碱前先静注阿托品对此有预防作用。

2. 非去极化肌松药可阻滞胆碱能受体

在临床应用剂量范围，氯筒箭毒碱有交感神经节阻滞作用而易发生低血压，目前临床所用的肌松药神经节阻滞作用已很弱。

二、组胺释放

肌松药快速静脉注射可引起组织浆细胞和嗜碱粒细胞释放组胺，使血浆组胺浓度升高。控制肌松药用量和缓慢静脉注射可减少组胺释放量，减轻其引起的循环系统不良反应。

目前常用肌松药米库氯铵和阿曲库铵的组胺释放作用较明显，顺式阿曲库铵的组胺释放显著减少。维库溴铵和罗库溴铵在临床应用剂量范围内的组胺释放量甚微，极少引起不良反应。

预先给予组胺受体（H_1和H_2受体）阻滞药，可在一定程度上减轻组胺释放引起的不良后果。

三、其他

去极化肌松药，如琥珀胆碱，可能引起术后肌痛以及胃内压、眼内压和颅内压增高，还可能引起肌球蛋白尿和恶性高热。

第三节　影响肌松药作用的因素

一、影响肌松药的药代动力学

肌松药为水溶性药物，主要分布在细胞外液。增加肌松药与蛋白的结合量和增加细胞外液量均可增加肌松药的分布容积。

（1）肝脏疾病可引起体液潴留，增加肌松药分布容积，降低其血浆浓度，肌松药的初量可能较正常人需求大，但追加量应减少，追加间隔时间也应适当延长。

（2）肾衰竭病人不宜应用经肾排泄的肌松药，如哌库溴铵，对部分经肾排泄的肌松药时效也延长。

（3）琥珀胆碱、阿曲库铵和顺式阿曲库铵在体内消除可不依赖肝、肾功能，对肝、肾功能不良的病人也可安全使用。

二、影响肌松药的药效动力学

1. 水、电解质和酸碱平衡

（1）呼吸性酸中毒和代谢性酸中毒可延长和增强肌松药的作用，且使其作用不易被新斯的明拮抗。

（2）低钾血症和高钠血症可增强非去极化肌松药的作用；低钙血症和高镁血症可减少乙酰胆碱释放，增强非去极化肌松药的作用。

（3）钙剂可用来拮抗肌松药与镁的协同作用。

2. 低温

体温降低使肌松药的作用增强和时间延长，其影响的强度与低温程度相关。

3. 年龄

（1）小儿对去极化肌松药不敏感而对非去极化肌松药敏感。但小儿细胞外液量相对较大，分布容积增加，按体重计算非去极化肌松药的剂量与成人相似，而且其消除半衰期延长，因此追加次数应减少。

（2）老年人肌松药用量应减少，但对肝、肾功能正常或应用不依赖肾功能消除的非去极化肌松药，其用量与年轻病人相似。

4. 神经肌肉疾病

（1）重症肌无力　对非去极化肌松药非常敏感，而对去极化肌松药相对不敏感，但后者易发生Ⅱ相阻滞。肌松药使用应十分谨慎，并在肌松监测指导下用药。

（2）肌强直综合征　对非去极化肌松药反应虽基本正常，但较正常人更易发生术后呼吸抑制；而对去极化肌松药，可能引起全身肌肉痉挛性收缩而影响呼吸道通畅和通气。

（3）家族性周期性麻痹　应根据其血钾水平选择肌松药，有高钾血症的病人应避免使用琥珀胆碱。

5. 假性胆碱酯酶异常

（1）肝脏疾病、饥饿、妊娠末期及产褥期以及有机磷、新斯的明、单胺氧化酶抑制剂和某些抗癌药，均可减少胆碱酯酶数量并抑制该酶活性，进而影响琥珀胆碱和米库氯铵的分解而使其作用时间明显延长。

（2）严重的纯合子型假性胆碱酯酶异常者可能无法分解琥珀胆碱，需要血浆置换来清除药物，但这种情况在国人极其罕见。

三、药物相互作用

1. 吸入全麻药

（1）增强长时效非去极化肌松药（如泮库溴铵和哌库溴铵等）的作用比较明显。

0.5 小时以内的吸入麻醉一般不影响肌松药的作用，2 小时以上的吸入麻醉明显加强肌松药的作用。临床吸入浓度下，常用挥发性吸入麻醉药可减少肌松药药量的 1/3 ~ 1/2，给药间隔要延长。

（2）对中时效非去极化肌松药（如维库溴铵和阿曲库铵）的增强作用较弱，仅减少其药量的 1/4。

（3）对去极化肌松药的影响相对较弱，恩氟烷和异氟烷可促使琥珀胆碱较早演变为 II 相阻滞。

2. 局麻药和抗心律失常药

（1）大剂量局麻药可阻滞神经 – 肌肉接头，较小剂量的局麻药能增强非去极化肌松药和去极化肌松药的作用。

（2）抗心律失常药奎尼丁具有局部麻醉作用，可与非去极化肌松药和去极化肌松药产生协同作用，增强肌松药的强度和作用时效。

（3）抗心律失常药中，凡影响心脏传导和电活动的药物（如 β 受体阻滞药、钙通道阻滞药等）均有可能影响神经 – 肌肉接头的离子传导而增强肌松药作用。

3. 抗生素

（1）氨基糖苷类抗生素可增强非去极化肌松药和去极化肌松药作用，以新霉素和链霉素最强。该类药物的神经 – 肌肉接头阻滞作用可被钙离子和抗胆碱酯酶药部分拮抗。

（2）多黏菌素的神经 – 肌肉接头阻滞作用是所有抗生素中最强者，钙离子和新斯的明对其拮抗的效应均很差。

（3）林可霉素和氯霉素可增强非去极化肌松药的效应，而对去极化肌松药的效应影响很小。

（4）抗生素引起肌松药效应增强的机制复杂，所以，正确的处理措施是积极维持人工通气，待其自然恢复，而不应盲目使用拮抗剂，以免产生其他难以预料的药理学效应。

4. 抗惊厥药及精神类药

（1）苯妥英钠与泮库溴铵和维库溴铵合用时，可影响后两者的肌肉松弛效应，但对阿曲库铵无影响。

（2）用锂治疗的躁狂抑郁症病人，泮库溴铵和琥珀胆碱的效应增强。

5. 其他

（1）硝酸甘油可延长泮库溴铵和维库溴铵的作用时间，但无临床重要性。

（2）应用茶碱及其衍生物的病人非去极化肌松药的剂量应增加。

（3）呋塞米可增强非去极化肌松药的作用。

第四节　肌松药的拮抗药

一、抗胆碱酯酶药

抗胆碱酯酶药新斯的明、溴吡斯的明和依酚氯铵，可抑制乙酰胆碱酯酶，使较多乙酰胆碱在神经 – 肌肉接头部位积聚，竞争性拮抗非去极化肌松药的残留阻滞作用；此外，还可直接作用于接头前膜，增加乙酰胆碱释放量，且可直接兴奋胆碱受体，出现肠蠕动增强、分泌物增多、支气管痉挛和心率减慢等毒蕈碱样胆碱能受体兴奋的不良反应。

1. 拮抗时机

通常给予中时效肌松药后 30 分钟以上、长时效肌松药 1 小时以上、四个成串刺激计数 ≥2 或开始有自主呼吸时拮抗肌松药残留阻滞作用。

2. 拮抗药剂量

新斯的明 0.04 ~ 0.07mg/kg，最大剂量 5mg，起效时间 2 分钟，达峰时间 7 ~ 115 分钟，作用持续时间 2 小时。

3. 注意事项

（1）抗胆碱酯酶药的极限药量：如新斯的明、溴吡斯的明和依酚氯铵的药量分别达 0.07mg/kg、0.28 mg/kg 和 1 mg/kg 时拮抗效果仍不明显，必须要考虑是否有其他影响抗胆碱酯酶药作用的因素存在。

（2）电解质异常和酸碱失衡、肾衰竭、高龄、低温以及同时接受肌松协同作用药物病人，抗胆碱酯酶药对肌松药残留阻滞作用的拮抗效果并不理想。

（3）为消除抗胆碱酯酶药所引起的毒蕈碱样不良反应，常需联用抗胆碱药（如阿托品或格隆溴铵）。新斯的明和溴吡斯的明的起效时间和时效与格隆溴铵相一致，故给予新斯的明时首选格隆溴铵。格隆溴铵 7μg/kg 与新斯的明 0.035～0.07mg/kg 合用可减少心率变化所引起的危险，适用于心肌缺血和心脏瓣膜疾病的病人。老年人应用抗胆碱酯酶药应谨慎，尤其是对应用了心血管系统药物的病人，如应用洋地黄、β 受体阻滞剂和三环类抗抑郁药的病人，抗胆碱酯酶药易引起心动过缓和心律失常。

二、布瑞亭

布瑞亭（舒更葡糖钠、Sugammadex）是新型氨基甾体类肌松药特异性拮抗剂，为修饰后的 γ–环糊精。其以一个分子对一个分子的形式选择性、高亲和性地包裹罗库溴铵或维库溴铵后，经肾脏排出，从而使血液和组织中罗库溴铵或维库溴铵的浓度急剧下降，神经肌肉接头功能恢复常态。

（1）Sugarnmadex 及其与肌松药的结合物均无生物活性。

（2）Sugammadex 有拮抗作用的选择性，它只可以有效地拮抗甾体类肌松药，对非甾体类肌松药和琥珀胆碱无拮抗作用。

（3）与新斯的明不同的是，Sugammadex 可以拮抗甾体类肌松药的深度阻滞作用。

抗胆碱酯酶药及 Sugammadex 均不能拮抗去极化肌松药作用，而当去极化肌松药作用发展为 II 相阻滞时，则抗胆碱酯酶药对之有拮抗作用。

第五节 神经肌肉传递功能监测

一、不同电刺激模式的临床意义

1. 单次刺激

单刺激引起的肌收缩效应与所用刺激频率有关，常用的刺激频率为 0.1Hz 和 1.0Hz，1.0Hz 常用于监测肌松药起效时间和确定超强刺激，0.1Hz 用于监测肌松药时效和恢复。肌松药消退过程中，肌颤搐的幅度由 25% 恢复到 75% 的时间称恢复指数，反映肌肉收缩功能的恢复速率。肌颤搐抑制 90% 以上可顺利完成气管内插管和大部分腹部手术。术中一般要求肌颤搐维持在术前对照值的 10% 以下，超过 25% 临床上表现为肌紧张。拮抗非去极化肌松药作用一般应在肌颤搐恢复到 25% 以上才进行。

2. 强直刺激

强直刺激用于评定术后残余肌松时的常用频率为 50Hz，持续刺激时间为 5 秒，如果不出现衰减，可作为临床上随意肌张力恢复的指标。但强直刺激疼痛感强，不适合清醒病人。

3. 四个成串刺激（TOF）

去极化阻滞时，虽然四个肌颤搐幅度均降低，但 $T_4/T_1 > 0.9$ 或接近 1.0。非去极化阻滞时，T_4/T_1 的值逐渐降低，当 T_4 消失时，约相当于单刺激对肌颤搐抑制 75%；阻滞程度进一步加深，T_3、T_2 和 T_1 依次消失，这时分别相当于单刺激肌颤搐抑制 80%、90% 和 100%。

4. 强直刺激后单刺激肌颤搐计数（PTC）

PTC 主要监测深度阻滞，PTC 维持在 3 次以下可以防止气管隆突刺激引起的呛咳反应。

5. 双短强直刺激（DBS）

DBS 评定术后残余肌松，较 TOF 分辨效果好。

二、神经肌肉传递功能监测的临床应用

神经肌肉传递功能监测在围术期的应用见表 7–3。

表 7–3　围术期各类刺激的应用

刺激种类	围术期应用
单刺激	确定超强刺激（1.0 Hz）
	气管内插管时肌松程度监测（1.0 Hz）
四个成串刺激	气管内插管时肌松程度监测
	手术期间维持外科肌松和肌松恢复期
	术后恢复期肌松消退监测
强直刺激后单	肌松无效应期维持深度肌松
刺激肌颤搐	预测单刺激和四个成串刺激肌颤搐出现时间
双短强直刺激	术后测定肌松消退及在术后恢复时判断残余肌松

（魏　巍　周　锦）

第八章 局 部 麻 醉

重点	局部麻醉的概念；局麻药的不良反应（临床表现及预防处理原则）。
难点	局麻药的分类；常用局部麻醉方法；常用局麻药的浓度、剂量和作用时间。
考点	周围神经阻滞麻醉的常见阻滞方法、优缺点、适应证、注意事项及常见并发症；常见神经定位技术。

第一节 常用局麻药的临床药理

一、局麻药的分类

1. 按作用时效长短分

可分为短效（如普鲁卡因和氯普鲁卡因）、中效（如利多卡因）和长效（如罗哌卡因和丁卡因）局麻药。

2. 按化学结构分

（1）脂类 其酯键可被血浆胆碱酯酶裂解，代谢为对氨基苯甲酸，包括普鲁卡因、氯普鲁卡因和丁卡因。

（2）酰胺类 肝内代谢，肝功能不良影响其代谢。包括利多卡因、甲哌卡因、丁哌卡因和罗哌卡因。

二、常用局麻药的浓度、剂量和作用时间

局麻药的临床阻滞效果与脂溶性蛋白结合率、药物浓度、解离常数（pKa）等相关。局麻药脂溶性越高，其透过神经轴突膜的能力越强；与血浆蛋白（α_1-酸性糖蛋白）结合率越高，作用时间越长；增加局麻药浓度能加快其起效速度，并增强阻滞效果；pKa接近生理pH的局麻药因为非解离状态的药物浓度高，更易于穿透神经细胞膜，起效更快。

（1）利多卡因 作用时间60~120分钟，一次最大用量500mg，作用强度中等，毒性中等。

（2）丁卡因 作用时间120~180分钟，一次最大用量75mg，作用强度高，毒性中等。

（3）罗哌卡因 作用时间200分钟，一次最大用量200mg，作用强度高，毒性中等。

第二节 局麻药的毒性反应

一、发生原因

局麻药超量使用、误入血管、吸收入血过快及个体差异。

二、临床表现

1. 变态反应

局部红斑、荨麻疹或皮炎和（或）全身广泛荨麻疹、支气管痉挛、低血压或心血管虚脱。

2. 全身毒性反应

（1）中枢神经系统毒性　常早于心血管毒性反应，最初表现为头晕、耳鸣、目眩、口舌麻木，进一步出现肌肉抽搐、意识消失、惊厥和深度昏迷。

（2）心血管系统毒性　心肌收缩力下降、难治性心律失常和周围血管张力下降，最终导致循环衰竭。高碳酸血症和缺氧能加重心血管毒性反应。

三、处理原则

（1）立即停药对症处理。

（2）保持呼吸道通畅（吸氧、面罩通气、气管插管和机械通气）。

（3）抗惊厥。

（4）维持循环稳定（输液和血管活性药物）。

（5）治疗室性心律失常（电复律、应用胺碘酮或20%脂肪乳剂）。

（6）适当应用肾上腺素。

四、预防措施

（1）开放静脉通路。

（2）术中常规监测。

（3）局麻药限量。

（4）注药前回抽，避免血管内注射。

（5）分次小剂量注射。

（6）必要时可加用肾上腺素，减缓吸收。

第三节　常用的局部麻醉方法

一、局部麻醉的定义

局部麻醉是指局部麻醉药暂时阻断神经（丛）的传导功能，使该神经（丛）支配的相应区域产生麻醉作用。广义上包括表面麻醉、局部浸润麻醉、静脉局部麻醉、周围神经阻滞麻醉和椎管内麻醉。狭义上不包括椎管内麻醉。

二、常用的局部麻醉方法

1. 表面麻醉

将穿透力强的局麻药用于局部黏膜表面，使其透过黏膜作用于黏膜下神经末梢而产生局麻作用。其麻醉效果取决于局麻药的浓度和黏膜吸收局麻药的速度。适用于角膜、鼻腔、咽喉、气管、尿道等部位的表浅手术或内镜检查术。

2. 局部浸润麻醉

将局麻药注射于手术部位的组织内，分层阻滞组织中的神经末梢而产生的麻醉作用。具体操作应注意：根据手术时间选择不同时效的局麻药；穿刺针进入应缓慢，逐层多次少量注入局麻药，先做皮下浸润，再将穿刺针深入皮下、肌肉、筋膜等层浸润；每次注药前应常规回抽注射器，以防局麻药误入血管内；若穿刺部位有感染或癌肿，则不宜使用局部浸润。

3. 静脉局部麻醉

肢体近端上止血带，从远端静脉注入局麻药，以阻滞止血带以下部位肢体的麻醉方法。因并发症多，目前已被逐渐淘汰。

4. 周围神经阻滞麻醉

将局麻药注射至躯干或四肢的神经干、神经丛或神经节旁，暂时阻断该神经的传导功能，使该神经支配区域产生麻醉作用。

第四节　周围神经阻滞麻醉的常见阻滞方法

一、常用阻滞方法

根据手术部位选择不同的周围神经阻滞方法，应熟悉各技术的适应证以及并发症的处理。

（1）颈丛神经阻滞　颈浅丛、颈深丛。

（2）臂丛神经阻滞　肌间沟入路、锁骨上入路、锁骨下入路、腋路等。

（3）下肢神经阻滞　腰大肌间隙腰丛阻滞、"三合一"腰丛阻滞、坐骨神经阻滞。

二、不同神经定位技术

常用的周围神经定位技术分为以下3种。

1. 传统异感法

2. 神经电刺激定位法

与传统方法相比，神经刺激器定位技术具有以下优势。

①神经定位更加精确；②神经损伤发生率低；③减少了穿刺次数；④拓展了外周神经阻滞（PNB）的应用范围，如可开展腰丛、股神经、坐骨神经阻滞等，使神经阻滞麻醉进一步扩展以及提高成功率和术后镇痛（腰丛、股神经、坐骨神经、肌间沟术后镇痛）；⑤初学者即可获得可靠的麻醉效果；⑥在镇静或基础麻醉状态下同样可以实施有效的神经阻滞，特别适用于小儿以及不能进行良好合作的病人（如聋哑儿）；⑦多点神经定位可提高麻醉效果。

神经刺激器的并发症为意外的硬膜外阻滞、局麻药毒性反应、动脉或神经损伤等。

3. 超声直视定位技术

（樊龙昌　梅　伟）

第九章　椎管内麻醉

重点	椎管内麻醉的生理影响；椎管内麻醉的适应证和禁忌证；椎管内麻醉后并发症的预防和处理。
难点	椎管内麻醉后并发症的预防和处理。
考点	椎管内麻醉的适应证和禁忌证；椎管内麻醉后并发症的预防和处理。

第一节　蛛网膜下隙阻滞

一、蛛网膜下隙阻滞概述

将局麻药注入蛛网膜下隙，暂时使脊神经前后根阻滞的麻醉方法，称为蛛网膜下隙阻滞，简称脊麻。按照局麻药液比重与脑脊液比重的差别，分为轻比重、等比重和重比重液。

感觉阻滞平面超过 T_4 为高位脊麻，$T_5 \sim T_9$ 为中位脊麻，T_{10} 平面以下为低位脊麻。若阻滞局限于会阴及臀部则称为鞍麻；若阻滞仅限于一侧下肢，则称为单侧阻滞或单侧脊麻。

二、蛛网膜下隙阻滞的机制及其对生理的影响

（一）脑脊液生理

成人脑脊液总量为 120～150ml，蛛网膜下隙含有 25～30ml。正常脑脊液透明澄清，pH 7.35，比重 1.003～1.009，淋巴细胞少，含量为 3～8 个/L，无红细胞，葡萄糖 2.5～4.5mmol/L，蛋白质 0.10～0.25g/L。脑脊液压力：平卧时小于 $100mmH_2O$，侧位时 $70 \sim 170mmH_2O$，坐位时 $200 \sim 300mmH_2O$。

（二）蛛网膜下隙阻滞的生理影响

1. 对循环系统的影响

①相应平面交感神经节前纤维被阻滞，产生低血压；②周围血管阻力下降；③静脉心脏反射及心加速神经阻滞致心率减慢；④心排血量下降；⑤心脏单位时间做功下降；⑥冠状动脉血灌流量在一定范围内减少。

2. 对呼吸系统的影响

低位脊麻对通气影响不大，随着阻滞平面上移，肋间肌麻痹广泛，颈部以上平面阻滞时可发生呼吸停止；$T_{4\sim5}$ 脊段阻滞后可诱发支气管痉挛。

3. 对胃肠道的影响

胃蠕动增强、胃液分泌增加、幽门括约肌和奥狄括约肌松弛、胆汁反流入胃；肠曲收缩力增强，可感到肠痉挛性疼痛；饱胃病人可发生反流及逆蠕动。

4. 对泌尿生殖系统的影响

脊麻主要通过引起低血压造成对肾功能的影响。脊麻时控制膀胱功能的交感神经和副交感神经被阻滞，

膀胱自主控制功能丧失可导致尿潴留。

三、蛛网膜下隙阻滞的临床应用

（一）适应证

适用于下腹及盆腔手术、肛门及会阴部手术、下肢手术和分娩镇痛。

（二）禁忌证

(1) 中枢神经系统疾病　脊髓或脊神经根病变为绝对禁忌，疑有颅内高压病人也是禁忌。

(2) 毒血症或菌血症，穿刺部位皮肤感染。

(3) 高血压合并冠状动脉病变应禁用脊麻，如果收缩压 >160mmHg、舒张压 >110mmHg 应慎用或不用脊麻。

(4) 休克病人。

(5) 慢性贫血病人禁用中位以上脊麻。

(6) 脊柱外伤或有严重腰背痛病史的病人禁用脊麻。

(7) 老年人仅可选用低位脊麻。

(8) 腹内压明显增高者（如巨大肿瘤、大量腹水等）。

(9) 精神病、严重神经官能症及小儿等不合作病人一般不采用脊麻。

（三）麻醉前准备和麻醉前用药

1. 术前访视

(1) 明确病人有无适应证和禁忌证。

(2) 确定病人体位及穿刺点，拟用局麻药种类、剂量和配制方法。

(3) 明确麻醉过程可能出现的问题及其防治措施。

2. 麻醉前用药

脊麻病人术前用药量不宜过大，应该使病人保持清醒状态，以利于调节阻滞平面，除非术前疼痛剧烈，否则麻醉前不必使用吗啡等镇痛药。

（四）常用局部麻醉药

常用蛛网膜下隙局麻药的剂量、起效时间和维持时间见表9－1。

表9－1　蛛网膜下隙阻滞常用局麻药的剂量、起效时间和维持时间的比较

局麻药物	剂量（mg）		起效时间（min）	维持时间（min）
	阻滞平面至 T_{10}	阻滞平面至 T_4		
普鲁卡因	30～40	40～60	2～4	40～90
利多卡因	40～75	75～100	3～5	60～150
布比卡因	10～15	12～20	4～8	130～230
左布比卡因	10～15	12～20	4～8	140～230
罗哌卡因	12～18	18～25	3～8	80～210

（五）蛛网膜下隙穿刺术

1. 体位

常取侧卧位，鞍区麻醉一般取坐位。

2. 穿刺部位

常选用 L_{3-4} 或 L_{2-3} 棘突间隙（两侧髂嵴最高点连线与脊柱相交处即为 L_4 或 L_{3-4} 棘突间隙），需注意小儿脊髓终止于 L_{3-4} 以下的间隙。

3. 穿刺方法

(1) 直入穿刺法　1%利多卡因做皮下、棘间韧带逐层浸润。穿刺针于棘突间隙中点与病人背部垂直、

稍向头侧缓慢进针，针尖穿过黄韧带时有"落空感"；穿破硬脊膜与蛛网膜而进入蛛网膜下隙时有第二个"落空感"。确定针尖进入蛛网膜下隙后可拔出针芯，观察到脑脊液流出后可注射药物。若未见脑脊液流出，可试采取压迫颈静脉或让病人屏气等措施促脑脊液流出，也可旋转针 180°或用注射器缓慢抽吸。

（2）侧入穿刺法　步骤大致与直入穿刺法相同，不同处在于穿刺点取棘突间隙中点旁开 1.5cm 处，穿刺针与皮肤成 75°角刺入棘突间孔。

（六）阻滞平面的调节

建议用棉签断端检测皮肤痛觉（用针刺病人易有恐惧感），也可根据相关肌肉活动能力减弱、消失及肌肉松弛等来判断运动神经的麻痹。一般运动神经麻痹平面要比感觉神经阻滞平面低 2 个脊神经节段。

决定脊麻平面的因素如下。

（1）局麻药剂量（主要因素）。

（2）穿刺部位　与脊柱 4 个生理弯曲度有关。平卧位时腰曲 L_3 最高，T_6 最低，L_{2-3} 间隙注药平面易偏高，适用于腹部手术；L_{3-4} 间隙以下注药平面易偏低，适用于下肢及会阴肛门部手术。

（3）病人体位与局麻药比重　重比重液向低处流动，轻比重液向高处流动，调整体位应在注药后 5～10 分钟内。

（4）注药速度　通常注射速度越快，麻醉范围越广，一般以 0.2 ml/s 速度为宜，鞍区麻醉时可降至每 30 秒注入 1ml。

（5）穿刺针斜口方向　穿刺针斜口朝头侧，平面容易升高。

（七）麻醉期间的管理

1. 血压下降和心率缓慢

低血压首先快速补液 200～300ml，若无效，可静脉注射麻黄碱、去氧肾上腺素等血管升压药物。心率缓慢者可考虑静脉注射阿托品 0.25～0.5mg。

2. 呼吸抑制

胸段脊神经阻滞可引起肋间肌麻痹。处理时，应迅速吸氧或行辅助呼吸直至肋间肌张力恢复为止，必要时行气管插管、呼吸机辅助通气。

3. 恶心、呕吐

主要原因有：①血压下降，脑供血减少，呕吐中枢兴奋；②迷走神经功能亢进，胃肠蠕动增加；③手术操作牵拉内脏；④幽门括约肌和奥狄括约肌松弛，胆汁反流入胃。

处理上主要针对诱因进行治疗，及时帮助病人排出呕吐物，避免误吸，必要时可给予止吐药物。

四、蛛网膜下隙阻滞的并发症

1. 头痛

（1）原因　系脑脊液经穿刺孔漏出，引起颅内压降低和颅内血管扩张所致。

（2）预防　穿刺及注药应严格无菌，穿刺针宜选 25～26 G 细针，穿刺时针斜面与脊柱硬膜纤维平行。

（3）处理　①轻微头痛：卧床 2～3 天自行消失；②中度头痛：平卧或头低位，每日补液 2500～4000ml，应用镇静药或小剂量镇痛药；③严重头痛：硬膜外充填血疗法效果最可靠。

2. 尿潴留

（1）原因　S_{2-4} 被阻滞，膀胱张力丧失所致。

（2）处理　留置导尿管。

3. 神经并发症

（1）相关神经并发症　①脑神经受累；②假性脑脊膜炎；③粘连性蛛网膜炎；④马尾神经综合征；⑤脊髓炎。

（2）原因　主要因局麻药的组织毒性、意外带入有害物质及穿刺损伤所致。

4. 感染

多于阻滞后 4 小时出现脑脊膜炎症状，脑脊液浑浊、白细胞增多、细菌涂片常为阴性。应根据感染细菌类型给予抗生素治疗。

第二节　硬脊膜外阻滞

一、硬脊膜外阻滞概述

将局部麻醉药注射于硬脊膜外间隙，阻滞脊神经根部，使其支配的区域产生暂时性麻痹，称为硬膜外间隙阻滞麻醉，简称硬膜外阻滞，分为单次法和连续法两种。根据脊神经根阻滞部位不同又可分为高位硬膜外阻滞（$C_5 \sim T_6$）、中位硬膜外阻滞（$T_6 \sim T_{12}$）、低位硬膜外阻滞（各腰椎间隙）和骶管阻滞 4 种。

二、硬脊膜外阻滞的机制及其生理影响

（一）局麻药作用部位

多途径作用，主要为椎旁阻滞、经根蛛网膜绒毛阻滞脊神经根以及弥散过硬膜进入蛛网膜下隙产生"延迟"的脊麻。

（二）局麻药在硬膜外间隙的扩散

扩散与局麻药容量和浓度，注药速度，注药后病人的体位，病人身高、年龄及有无妊娠、动脉硬化等相关。

（三）硬膜外间隙的压力

硬膜外间隙呈负压，负压出现率以颈胸部硬膜外间隙最高（约98%），腰部次之（约88.3%），骶管无负压。

（四）硬膜外阻滞的生理影响

1. 对中枢神经系统的影响

（1）直接影响　①一过性颅内压升高引起头晕；②局麻药吸收进入循环过快可引起惊厥。

（2）间接影响　由阻滞后低血压引起。

2. 对心血管系统的影响

（1）神经性因素　节段性阻滞交感神经，血管扩张；T_4 以上阻滞时，心交感神经麻痹，心率缓慢，射血能力减弱。

（2）药理性因素　局麻药吸收后抑制平滑肌、阻滞 β 受体，致心排血量减少；肾上腺素吸收后，兴奋 β 受体致心排血量增加，周围阻力下降。

（3）局部因素　注药过快可致脑脊液压力升高，引起短暂血管张力和心排血量反射性升高。

3. 对呼吸系统的影响

①平面越高，影响越大；②不同局麻药种类、浓度影响不同；③老年、体弱、久病或过度肥胖的病人若阻滞平面过高，可出现呼吸困难；④术前用药、辅助用药、手术操作等，在不同程度上可直接影响肺通气。

4. 对肝肾功能的影响

无直接影响。

5. 对肌张力的影响

虽然大部分病人运动神经阻滞不全，但硬膜外阻滞仍有一定的肌松作用。

三、硬脊膜外阻滞的临床应用

（一）适应证与禁忌证

1. 适应证

主要适用于腹部、会阴部、肛门部及下肢手术。颈胸部、上肢手术也可应用，但管理较复杂。还可用于

分娩镇痛。

2. 禁忌证

严重休克、穿刺部位有炎症或感染灶的病人禁用硬膜外麻醉。严重贫血、高血压病及心功能代偿不良者慎用。呼吸困难者不宜选用颈、胸段硬膜外麻醉。

（二）　麻醉前访视和麻醉前用药

1. 麻醉前访视

了解病人病情和手术要求，既往有无麻醉过敏史、凝血功能是否正常。决定穿刺部位，选择局麻药浓度和剂量。检查病人重要脏器代偿功能是否能够耐受此类麻醉，脊柱有否畸形，穿刺部位有无感染。术前纠正水、电解质紊乱。

2. 麻醉前用药

为预防中毒反应，术前 1～2 小时给予苯巴比妥类药或苯二氮䓬类药；阻滞范围广或迷走神经兴奋性高的病人可加用阿托品防止脉率减慢。

（三）　常用局麻药

硬脊膜外阻滞常用局部麻药见表 9-2。

表 9-2　硬脊膜外阻滞常见局麻药的比较

局麻药物	常用浓度（%）	最大剂量（mg）	起效时间（min）	持续时间（min）	
				—	合用肾上腺素（1:200000）
普鲁卡因	3	700	10～15	45～60	60～90
利多卡因	1～2	400	15	80～120	120～180
罗哌卡因	0.5～0.75	200	15～20	140～180	150～200
丁哌卡因	0.5～0.75	150	20	165～225	180～240
左布比卡因	0.5～0.75	150	15～20	150～225	150～240

（四）　应用局麻药的注意事项

1. 局麻药中加用肾上腺素

目的在于减慢局麻药的吸收，延长作用时间。一般浓度为 1:20 万，高血压病人应免加或仅用 1:40 万或 1:75 万。

2. 局麻药浓度的选择

局麻药的浓度决定了阻滞程度和作用持续时间，根据手术要求和穿刺部位选择局麻药浓度。小儿、体虚和老年病人浓度要偏低。

3. 局麻药的混合使用

长效和短效、起效快和起效慢的局麻药混合使用可达到潜伏期短而维持时间长的目的。

4. 注药方法

①试验剂量，一般为 2% 利多卡因 3～5ml，以排除误入蛛网膜下隙的可能；②追加剂量，注入试验剂量 5～10分钟后如无特殊，可每隔 5 分钟追加 3～5ml 局麻药或一次性注入药液至所需初量总和；③术中维持量一般为初量的 1/3～1/2，根据手术需要追加。

（五）　硬膜外间隙穿刺术

1. 体位

有侧卧位和坐位两种。

2. 选择穿刺点

一般取支配手术范围中央的脊神经相应棘突间隙，连续阻滞穿刺点可比单次法低 1~2 个椎间隙。

表 9 – 3　常见手术操作所需的皮肤节段阻滞平面

手术部位	麻醉平面	手术部位	麻醉平面
上腹部手术	T_4	剖宫产	T_4
下腹部内脏手术	T_6	髋部	T_{10}
阴道、子宫	T_{10}	下肢（用止血带）	T_8
膀胱、前列腺	T_{10}	下肢	T_{12}

3. 穿刺术

（1）直入法　选定间隙靠近下棘突的上缘处局麻做皮丘并逐层浸润。15 G 锐针刺破皮肤和棘上韧带（针尖斜口与韧带走向平行），穿刺针沿针眼刺入。针刺入位置必须在脊柱正中矢状线上，针尖穿过黄韧带时有"落空感"，提示进入硬膜外间隙。

（2）侧入法　在棘突间隙旁开 1.5cm 处进针，避开棘上韧带和棘间韧带，经黄韧带进入硬膜外间隙。其余大致同直入法。

4. 穿刺成功的判断

穿刺针到达黄韧带后，根据阻力消失、出现负压以及无脑脊液流出等现象，可判断进入硬膜外间隙。

（六）连续硬膜外阻滞置管方法

置管前先调整好针蒂缺口方向，导管置入硬膜外间隙长度以 3~4cm 为宜。

1. 置管操作步骤

①先测量皮肤到硬膜外间隙的距离；②左手背贴于病人背部，固定针蒂，其余三指持导管尾端，右手持导管头端经针蒂插入针腔，导管达针尖斜口处稍有阻力，稍用力推进即可进入硬膜外间隙，继续缓慢进入 3~5cm 后停止；③一手固定导管，一手退针；④调整导管长度至预定刻度；⑤导管尾端接注射器，回抽无血液或脑脊液，注入生理盐水无阻力，即可固定导管。

2. 置管注意事项

①若导管太软，可插入管芯引导，但管芯不应越过穿刺针斜口；②导管越过穿刺针斜口后遇到阻力需将导管退出时，必须将导管与穿刺针一同拔出，切忌只拔导管；③置管过程如病人出现一侧肢体异常或弹跳，提示导管已偏于一侧刺激神经根，应将导管与穿刺针一并拔出，重新穿刺置管；④导管内流出血液时，可用含少量肾上腺素的生理盐水冲洗，如仍有血应调整穿刺角度或考虑另换间隙穿刺置管。

（七）硬膜外阻滞平面与范围的调节

（1）穿刺部位　影响硬膜外阻滞平面的最重要因素。

（2）置管方向　药液易向置管方向扩散。

（3）药物容量和注药速度　容量越大，注药速度越快，阻滞范围越广；反之，阻滞范围窄。

（4）病人体位　体位对药物扩散影响小，可不必调整体位。

（5）病人情况　婴幼儿所需药量小；老年人阻滞范围易扩大，药量需减少20%；妊娠后期病人用药量可比常用量减少一半；其他一些病理因素，如脱水、血容量不足等，可加速药物扩散，用药量需慎重。

（八）硬膜外阻滞失败

包括下列三种情况。

（1）阻滞范围达不到手术要求　原因：①穿刺点离手术部位太远；②多次硬膜外穿刺致硬膜外间隙出现

粘连，局麻药扩散受阻。

（2）阻滞不完全　原因：①局麻药浓度和容量不足；②导管进入椎间孔，阻滞范围有限；③导管在硬膜外间隙中未能按预期方向插入。

（3）完全无效　原因：①导管脱出或误入静脉；②导管扭折或堵塞；③因病人体位不当、脊柱畸形、过度肥胖及定位困难等原因造成硬膜外穿刺失败。

（九）硬膜外阻滞术中病人的管理

1. 血压下降

应先考虑快速补充血容量，必要时静脉注射麻黄碱等血管升压药。血容量不足、酸中毒及水、电解质平衡紊乱的病人注药前应予适当纠正。

2. 呼吸抑制

颈部及上胸部硬膜外阻滞可引起肋间肌、膈肌不同程度地麻痹，导致呼吸困难甚至呼吸停止。术中需严密观察病人呼吸，做好辅助呼吸甚至气管插管的准备。颈部及上胸部硬膜外阻滞可采用小剂量、低浓度局麻药，预防呼吸抑制的发生。

3. 恶心、呕吐

硬膜外阻滞无法消除牵拉痛或牵拉反射，需静脉辅助用药加以控制，用药无效者可施行迷走神经和腹腔神经丛阻滞，必要时可改全麻。

四、硬脊膜外阻滞的并发症

1. 穿破硬脊膜

（1）原因　①操作因素：初学者"突破感"体会不深；穿刺时进针过快；穿刺用具不合适。②病人因素：多次接受硬膜外穿刺，硬膜外间隙变窄；脊柱畸形或病变；老年人韧带钙化；先天性硬脊膜菲薄；小儿硬膜外间隙较成人狭窄，更易穿破硬脊膜。

（2）预防　思想上重视，对初学者严格要求，操作按正规规程施行，熟练掌握各种入路的穿刺方法，操作轻柔。

（3）处理　最好改换其他麻醉方法。穿刺点在 L_2 以下，手术区域在下腹部、下肢或肛门会阴区者，可谨慎地实施脊麻。

2. 穿刺针或导管误入血管

（1）原因　硬膜外间隙血管丛丰富，尤其是足月妊娠者，硬膜外间隙静脉怒张，更容易刺入血管。

（2）预防　①导管宜从正中入路置入；②经导管注药前应回抽，验证有无血液；③常规先注入试验剂量；④导管及注射器内如有血染，应警惕导管进入血管的可能。

（3）处理　可将导管退出1cm，以生理盐水冲洗，若导管内仍有回血，可调整穿刺角度或更换穿刺间隙重新穿刺，也可改用其他麻醉方法。凝血障碍者有发生硬膜外血肿的风险，应密切观察、及时发现并处理。导管进入血管未发现，并注入局麻药引起局麻药中毒者，立即按局麻药中毒反应处理。

3. 空气栓塞

（1）原因　主要为硬膜外穿刺注气试验所致。

（2）预防　避免使用注气试验判断穿刺针是否进入硬膜外间隙。

（3）处理　一经诊断，立即置病人头低左侧卧位，对心脏停搏者，立即胸外按压并做心室穿刺抽气。

4. 穿破胸膜

（1）原因　穿刺针偏向一侧又进针过深引起。

（2）处理　对产生的气胸或纵隔气肿对症治疗。

5. 导管残留

（1）原因 ①导管越过穿刺针斜口后遇到阻力需将导管退出时，仅将导管拔出可导致导管被针尖斜面割断；②骨关节炎病人椎板或脊椎韧带将导管夹住时，若强力拔出会拉断导管；③导管在硬膜外间隙中圈绕成结。

（2）预防与处理：使用优质抗拉导管；置入不易过深；若有卡压不易拔出，不可强行拔管，可留置 1~2 天，待其形成窦道后拔出；即便断裂，一般不主张马上手术取出，应告知病人，取得理解和配合，仔细观察和随访。

6. 全脊麻

（1）原因 穿刺针或硬膜外导管误入蛛网膜下隙未能及时发现。

（2）预防 ①避免穿破硬膜；②强调先注入试验剂量，观察无脊麻表现后再注入全量局麻药；③体位改变、病人躁动均可导致导管移位刺入蛛网膜下隙，若需再次注药，最好再次给予试验剂量。

（3）处理原则 ①维持病人呼吸和循环功能；②如出现心搏骤停，应立即行心肺复苏术。

7. 异常广泛阻滞

异常广泛阻滞并非全脊麻，特点为广泛阻滞而缓慢发生，阻滞仍为节段性，有不同程度的烦躁不安、呼吸困难，甚至呼吸停止。

8. 脊神经根或脊髓损伤

（1）脊神经根损伤 主要表现为受损神经根的分布区疼痛，损伤后 3 天内最剧烈，而后逐渐减轻，多数病人 2 周内可缓解或消失。主要采取对症治疗。

（2）脊髓损伤 脊髓损伤后果严重，以预防为主，L_2 以上穿刺应谨慎小心，动作轻柔，遇异感或疼痛应退针观察，若脊髓损伤应早期、积极干预治疗。

9. 硬膜外血肿

（1）原因 穿刺针或置入的导管损伤血管为直接原因，凝血功能障碍及抗凝血治疗为促发原因。

（2）预防 ①有凝血功能障碍及抗凝血治疗的病人应避免使用硬膜外麻醉；②操作时应避免暴力及反复穿刺。

（3）处理 争取时机尽快手术减压。

10. 感染

（1）细菌侵入途径：①污染的麻醉用具或麻醉药；②穿刺针经过感染组织；③身体其他部位感染灶经血行播散感染硬膜外间隙。

（2）处理：病原菌培养与抗菌药物治疗。

五、小儿硬脊膜外阻滞

（一）解剖生理特点

小儿出生时脊髓终止于 L_3 水平，硬膜盲端止于 S_3 水平，1 岁时脊髓达 S_{1-2} 水平，成人硬膜终止于 S_2 水平。15kg 以下小儿脑脊液容积为 4ml/kg，比成人大 1 倍。10 岁以下小儿腰部皮肤至硬膜外间隙平均距离为 1.5~2.8cm，硬膜外间隙由脂肪填充（利于局麻药扩散），对血流动力学影响小。

（二）适应证与禁忌证

1. 适应证

骶管硬膜外阻滞适用于脐以下部位的手术，腰部硬膜外阻滞可用于胸部及结肠系膜以上部位的腹部手术。

2. 禁忌证

与成人相同，包括凝血功能障碍、穿刺部位及全身感染、脊髓神经病变、脊柱裂和低血容量。

（三）穿刺注药

大部分小儿需在基础麻醉或全身麻醉下行骶管或腰部硬膜外穿刺。

1. 骶管穿刺与注药

患儿取侧卧位，确定骶裂孔位置。选用 21 G 肌内注射针，经中线与额面成 65°~70°角进针，通过骶尾韧带时有阻力消失，然后与皮肤平行继续进针 0.5～1cm，回抽无血液或脑脊液，注入生理盐水 1～2ml 无阻力或皮肤隆起，即可注入试验剂量局麻药。观察无脊麻现象后可注入剩余总量。

2. 腰部硬膜外穿刺与注药

患儿取侧卧位，选 L$_{3～4}$ 或 L$_{4～5}$ 间隙穿刺，避免损伤脊髓。穿刺针宜选 18 G 或 19 G 硬膜外穿刺针，采用"阻力突然消失法"进针，针尖进入硬膜外腔后先注入试验剂量，然后再注入所需全量的剩余量。如手术时间长或需术后硬膜外自控镇痛，可留置硬膜外导管。

（四）并发症

（1）残留的运动神经阻滞及尿潴留。

（2）局麻药中毒。

（3）全脊麻。

六、骶管阻滞

1. 穿刺部位

从尾骨尖沿中线向头侧 3～4cm（成人），可触及一有弹性的凹陷骶裂孔，两骶角连线中点即为穿刺点。越过 S$_2$ 平面进针有全脊麻的风险。

2. 穿刺与注药

患儿取侧卧位或俯卧位，穿刺针垂直刺进皮肤，刺破骶尾韧带时有"突破感"，然后与皮肤成 30°～45°角推进约 2 cm，回抽无脑脊液，注射生理盐水无阻力或皮肤隆起，证实针尖进入骶管腔内，即可注入试验剂量。观察 5 分钟，无蛛网膜下隙阻滞现象，即可分次注入剩余药量。

3. 常用局麻药

常用 1%～1.5% 利多卡因、0.5% 丁哌卡因或 0.5% 罗哌卡因 15～20ml 即可达到阻滞效果。

4. 穿刺成功要点

掌握穿刺针方向，避免角度过大或过小，避免暴力穿刺。

5. 并发症

（1）穿破静脉丛导致出血（回抽出较多血时应放弃骶管阻滞）。

（2）局麻药易吸收产生毒性反应。

（3）尿潴留发生率高。

第三节　蛛网膜下隙与硬脊膜外联合阻滞麻醉

脊麻连续硬膜外联合阻滞既保留了脊麻起效快、镇痛与肌松完善的优点，也便于调节麻醉平面，防止麻醉平面过高。此外，连续硬膜外阻滞可完成长时间手术，局麻药用量也相应减少至 1/3。联合阻滞的并发症兼有蛛网膜下隙阻滞与硬膜外阻滞两种方法的并发症。

第四节　超声引导下的椎管内麻醉

较传统定位方式，超声的可视化显像定位椎间隙优势显著，显著提高首次穿刺成功率。主要适用于有困难穿刺史、腰椎畸形、高龄、肥胖等病人。其应用可分为穿刺前超声辅助定位技术和实时超声引导技术，正确识别超声图像很重要。

临床案例分析

病例1

病人，女性，76岁，因"股骨头坏死"拟行"全髋关节置换术"，无过敏史；P：72次/分，BP：157/88 mmHg，R：17次/分，SpO_2：96%，神志清。

1. 髋关节置换手术病人术前评估需注意哪些方面？

2. 髋关节手术如何进行麻醉选择？

3. 术中放入假体后出现严重低血压，考虑什么原因？

解析：

1. 髋关节置换手术病人的术前评估

此类手术病人多为高龄，体质较弱，常伴随多种疾病，由于关节活动受限，心、肺功能评估受到影响，因此，详细的病史问询和体格检查、完善的实验室检查和影像检查很有必要。具体内容包括如下方面。

（1）术前评估注意病人有无心功能不全、慢性阻塞性肺疾病、肝功能及肾功能不良表现出来的一些症状，如晕厥、胸闷、心前区疼痛、运动能力、咳嗽、气短、黄疸等。

（2）在个人史中了解有无饮酒、吸烟等不良嗜好。

（3）既往史中了解有无慢性疾病及其治疗史，如心脏病、高血压、糖尿病、肺部疾病、肝功能或肾功能不全及免疫系统疾病等，还需详细了解有无过敏和手术史。

（4）心血管系统检查时要注意测量血压、脉搏、心律、心瓣膜区有无杂音，还要注意有无颈静脉怒张、水肿等。

（5）呼吸系统检查要注意有无桶状胸、干湿性啰音、杵状指和发绀。

（6）神经系统检查要注意有无偏瘫及肌力和神经反射等情况。

（7）完善术前实验室检查和影像学检查，并根据合并的疾病进行相应的特殊检查，如肺功能、心脏彩超、24小时动态心电图、腹部和下肢血管B超等。

（8）最后还要进行全身麻醉和椎管内神经阻滞相关检查与评估，并向主刀医生咨询手术难易程度、手术持续时间、出血量等相关信息。

2. 髋关节手术麻醉方式的选择

髋关节置换手术可以采用椎管内神经阻滞或者全身麻醉。椎管内神经阻滞下进行髋部手术的病人，深静脉血栓和肺血栓栓塞症的发生率都降低，椎管内神经阻滞在不给予镇静剂的情况下，术后谵妄和认知功能障碍的发生率也较全身麻醉的低。

影响麻醉方式选择的另一个重要因素是抗凝剂的使用（预防血栓形成）。如果术中需要应用抗凝剂，则椎管内神经阻滞有硬膜外血肿的风险；若术后需用抗凝剂，硬膜外镇痛的使用将受到一定的限制。

3. 术中放入骨水泥假体后出现严重低血压的原因

术中放入骨水泥假体后出现低血压主要考虑为"骨水泥置入综合征"。其临床表现有：低血压、低血氧、心律失常、肺动脉高压和心排出量降低。其发生机制是：骨水泥和假体置入后可导致骨髓腔压力明显增高，促使骨髓栓子、脂肪颗粒和空气进入静脉导致肺栓塞，出现呼吸困难、烦躁、瘀斑；游离的脂肪酸可损伤肺泡毛细血管膜，出现低氧、$P_{ET}CO_2$和SpO_2下降、肺动脉压升高，骨水泥挥发性单体入血后，可直接扩张血管降低全身血管阻力以及抑制心肌收缩力。

（肖　永　谢玉波）

第十章　复合麻醉与联合麻醉

重点	复合麻醉的应用原则及方法。
难点	静吸复合麻醉、全凭静脉麻醉、全麻与非全麻复合麻醉等临床常用麻醉方案的应用、方法、适用证及禁忌证。
考点	复合麻醉的应用原则和方法。

第一节　概　　述

一、基本概念

1. 复合麻醉（平衡麻醉）

在麻醉过程中同时或先后使用两种或两种以上麻醉药物的麻醉。

2. 联合麻醉

在麻醉过程中同时或先后使用两种或两种以上麻醉技术的麻醉。

二、复合麻醉的现状

1. 理想麻醉状态

保障病人安全及手术顺利进行的同时，有效调控机体的应激状态，维护重要生命器官和系统的功能，阻止原发病的发展，消除麻醉和手术的恶性刺激对病人生理和心理的影响。

2. 复合麻醉和联合麻醉的必要性

目前没有单一的麻醉药物或麻醉技术满足理想麻醉状态要求的，绝大多数为复合麻醉或联合麻醉。

复合麻醉或联合麻醉可以发挥每种麻醉药物、麻醉技术的优点，取长补短，减少单一种药物的剂量和副作用，增强麻醉的安全性和可控性，提高麻醉质量。

第二节　复合麻醉的应用原则

1. 合理选择麻醉药物的种类和剂量

（1）麻醉药物的药理学特性　每种药物的药代动力学、药效动力学、禁忌证等。

（2）药物之间的相互作用　协同作用、相加作用、拮抗作用、配伍禁忌。

（3）病人的病理生理特点和手术的个体化要求。

2. 准确判断麻醉深度

（1）生理指标与生命体征变化。

（2）所用药物规律。

（3）脑电双频指数（BIS）的应用价值。

3. 加强麻醉管理

（1）复合用药增加了体内药物代谢的复杂性。

（2）不同麻醉方法、麻醉技术对内环境的影响。

4. 优化用药方案

减少用药种类，避免用药杂乱无章。

5. 坚持个体化原则

6. 不同麻醉技术联合应用

第三节　静吸复合麻醉

一、概念

将静脉全身麻醉和吸入麻醉同时或先后应用于同一次麻醉过程的方法称为静吸复合麻醉。

二、麻醉方法

静脉诱导 → 吸入维持；吸入诱导 → 静脉维持；静吸复合诱导 →静吸复合维持。

1. 麻醉诱导

（1）静脉诱导法

1）优点　短时间达到气管内插管所要求的麻醉深度，诱导迅速、平稳，是目前静吸复合麻醉最常采用的诱导方法。

2）方案　静脉全麻药＋麻醉性镇痛药＋肌松药。选择所用药物和用药顺序，使各种药物在气管插管时达到最大药效。

（2）吸入诱导法　多用于小儿。

（3）静吸复合诱导法　用于气管内插管困难的病人。

2. 麻醉维持

（1）吸入麻醉维持　持续吸入 1~2 MAC 的挥发性麻醉药，两种以上呈相加作用。

缺点：大气污染；病人苏醒期烦躁、谵妄、恶心、呕吐等并发症。

（2）静脉麻醉维持　静脉全麻药＋镇痛药＋肌松药。

缺点：药物复合导致药代学和药效学改变，预测困难，麻醉意外的风险增加。

（3）静吸复合麻醉维持　国内常用方法。

二、注意事项

（1）最小有效量原则。在满足手术要求的前提下，复合用药的种类尽可能简单，以最少的麻醉药达到最完善的麻醉效果，并将各种麻醉药的毒副作用降低到最少。

（2）警惕各种静脉和吸入麻醉并发症。

（3）严格气道管理，气管插管。

（4）严格掌握气管拔管指征，警惕阈下剂量再抑制。

第四节　全凭静脉麻醉

一、概念

全凭静脉麻醉又称全静脉麻醉，是指完全采用静脉麻醉药及静脉麻醉辅助药的一种麻醉方法，实际上也是静脉复合麻醉。

二、丙泊酚静脉复合麻醉

1. 麻醉方法

（1）麻醉诱导 丙泊酚＋麻醉性镇痛药＋肌松药。

（2）麻醉维持 常用丙泊酚、瑞芬太尼复合，丙泊酚靶控输注技术是较成熟的技术。

2. 注意事项

（1）丙泊酚有明显的呼吸抑制作用，应加强呼吸管理。

（2）丙泊酚有较强的循环抑制作用，对特殊人群加强血压管理。

（3）静脉注射丙泊酚可导致注射痛，可预先应用镇痛药或局麻药。

（4）对大豆和（或）鸡蛋过敏、脂肪代谢紊乱及必须谨慎使用脂肪乳剂的病人慎用丙泊酚。

（5）瑞芬太尼停药后可能爆发性疼痛，加强术后镇痛管理。

（6）丙泊酚复合瑞芬太尼麻醉苏醒迅速，防止病人过早清醒。

（7）用药量个体差异大。

三、氯胺酮静脉复合麻醉

（1）氯胺酮的药理学特点 起效快、病人苏醒迅速、体表镇痛效果强、呼吸循环影响轻、多种给药途径、脑组织富集等。

（2）方案 单纯氯胺酮静脉麻醉；氯胺酮与其他镇静镇痛药（羟丁酸钠、丙泊酚、地西泮等）复合应用。

（3）适用证 小儿麻醉、哮喘病人麻醉、超前镇痛、多模式镇痛等。

第五节 全麻与非全麻的联合应用

一、全麻与非全麻联合的优点

（1）麻醉效果更完善，安全性更高。

（2）消除病人的恐惧心理和精神紧张。

（3）减少全麻镇痛药和局麻药用量，从而减少其毒副反应和不良反应。

（4）减少静脉或吸入麻醉药用量，病人苏醒迅速、恢复快。

（5）可免用或少用肌松药。

（6）提供完善的术后镇痛。

（7）改善原有的病理生理紊乱。

二、常用的全麻与非全麻联合方法

1. 静吸复合全麻与硬膜外麻醉联合

（1）麻醉前用药 同全麻术前准备。

（2）麻醉诱导模式 先硬膜外穿刺，起效后采用静脉全麻药＋麻醉性镇痛药＋肌松药复合。

（3）麻醉维持 镇痛药和肌松药用量减少或不用。

（4）注意事项

①增加药物间相互作用的复杂性；②避免不同麻醉技术对机体生理状态影响的高峰；③具备较好的麻醉和监测条件，确保病人生命体征和麻醉深度的全面掌握。

2. 静脉复合麻醉和椎管内麻醉联合

(1) 硬膜外麻醉联合应用神经安定镇痛技术。

(2) 氯胺酮静脉复合麻醉与低位硬膜外麻醉或骶管阻滞联合应用。

3. 其他

(1) 外周神经阻滞与吸入全麻或静脉全麻的联合。

(2) 硬膜外麻醉与脊麻联合。

▶ 临床案例分析 ◀

　　病人女性，72岁，因反复发作右上腹痛8年，诊断为胆石症，拟行胆囊切除、胆管探查术。既往高血压病史15年，未规律服药治疗。入院查体180/90mmHg，入院三天来口服降压药控制血压。ECG示窦性心律，心率62次/分，左室高电压，ST-T改变。

思考：

1. 针对病人高血压病史，如何进行手术前准备？

2. 可以选择什么麻醉方式？

3. 术中发现病人多次体动，可能出现什么问题和并发症？

解析：

　　1. 暂缓手术，先控制高血压1~4周，降压药用至手术日晨（ACEI和ARB类停药12小时），手术前一晚服用安定催眠药。病人进入手术室前30分钟应用镇静药。

　　2. 可以选择全身麻醉、复合硬膜外麻醉或腹部外周神经阻滞。复合麻醉可以减少术中全身麻醉药的用量，降低对心血管系统的抑制，并能够提供更好的术后镇痛。

　　3. 术中发现病人体动最可能出现术中知晓，多发生于肌松药的峰值时相已过，麻醉偏浅，手术刺激突然增强的时期。全身麻醉时应加强管理，调节好麻醉深度，注意观察血压、心率、肢体运动、流眼泪、瞳孔等生命体征变化，并加强听觉诱发电位、脑电双频指数、麻醉气体浓度等监测，尽量避免发生术中知晓。

速览导引图

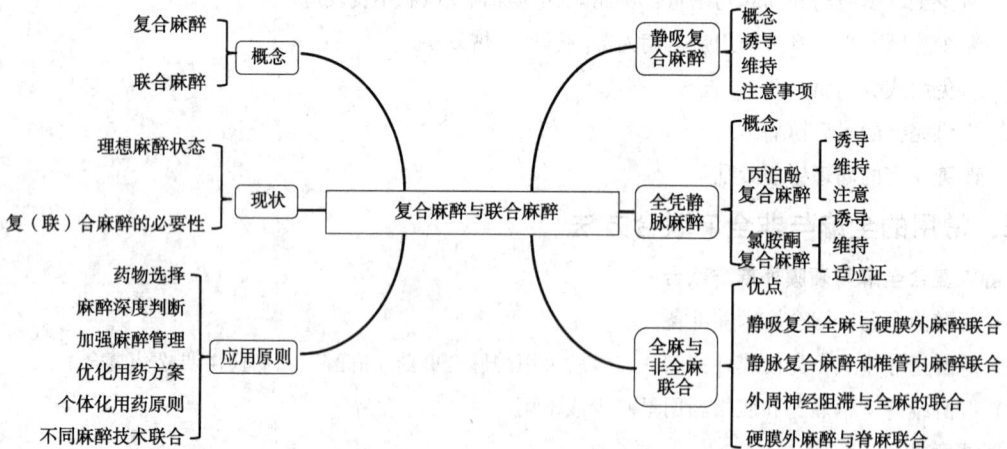

（杨佳宁　苏振波）

第十一章 麻醉期间的体温管理

重点	围术期保温。
难点	围术期体温升高的防治。
考点	低温的适应证；降温、复温的临床应用及其监测与注意事项；低温期间的注意事项；低温的并发症。

第一节 围术期体温下降

一、围术期体温下降的原因

围手术期体温低于36℃称为体温过低或低体温，导致体温下降的原因如下。

1. 病人自身因素

早产儿、低体重新生儿及婴幼儿体温调节能力较弱。早产儿缺乏棕色脂肪，不能非寒战产热，易发生低体温。老年病人体温调节功能较差。危重病人和极度衰弱病人易发生体温过低而增加病死率。皮肤完整性受损的病人热量丢失增加。甲低、肾上腺功能不全可降低产热。

2. 环境因素

室温低于21℃时病人散热明显增加。其中皮肤切口暴露和肺蒸发占15%~30%，热传导占20%~35%，冷空气对流占15%~30%，热辐射占30%。

3. 麻醉因素

区域阻滞降低血管收缩和寒战的阈值，阻止温度感受器尤其是冷感受器信号向中枢传递。全麻抑制下丘脑调节机制、血管运动、寒战等反射，降低代谢率。全麻改变体温调节阈值，从37℃变为34.5~38℃。

4. 手术及输血、输液等因素

术前冷消毒液、长时间裸露皮肤、术中冷液体冲洗体腔可丢失热量。术中输1L室温晶体液或1单位4℃库血可使体温降低0.25℃。每分钟100ml的4℃库血20分钟，体温可降至32~34℃。

二、围手术期保温

1. 术前评估和预热

术前根据病人的情况和手术的特点来评估手术期间体温下降的可能和幅度，相应地采取保温措施，记录体温。寒冷天气病人转运过程中注意保暖，避免寒战。

2. 体表加热

红外线辐射器放于距病人70cm处，变温毯、空气压力加热器等加热病人体表。

3. 输入液体加热

应用加温器对输入的液体进行 40℃ 左右的加热。

第二节　围术期体温升高

一、围术期体温升高的原因

1. 病人因素

严重感染、败血症、脱水等可使体温升高。甲亢病人甲状腺危象和嗜铬细胞瘤急性发作可使体温升高。

2. 环境因素

手术室温度过高、手术无菌单覆盖过多、手术灯光照射均可使体温升高。

3. 麻醉因素

全麻状态下体温调节阈值上升约 1℃，室温大于 32℃、手术超过 3 小时时，病人 75%~85% 体温可升至 38℃ 以上。应用兴奋大脑皮质或交感神经的药物全麻浅时，可使骨骼肌张力增加，产热增加，体温升高。某些抗胆碱药抑制腺体分泌，减少散热。二氧化碳体内蓄积可使体温升高。极少数病人发生恶性高热。

4. 手术因素

骨水泥反应可产热；下丘脑和室网膜脉络丛附近操作可引起术中高热；术中输液、输血可引起发热。

5. 术中保温措施不当。

二、围手术期体温升高的防治

（1）连续监测体温。

（2）术前充分评估，选择合适的麻醉方式和麻醉药物，正确选择抗胆碱能药物。

（3）手术室合适的温度和湿度，温度 23~25℃，相对湿度 60%~70%。

（4）麻醉诱导及维持力求平稳，避免缺氧和二氧化碳蓄积。

（5）手术中各种冲洗液、输液、输血、吸入气体适当加温。

（6）一旦发生高热，用冰袋置大血管处，冰帽置头部降温，75% 乙醇擦浴。

第三节　人　工　低　温

一、人工低温的适应证

无御寒反应下，人体温度下降 1℃，基础代谢下降 6.7%，耗氧量降低 5%。

1. 低温的意义

①耗氧量、代谢率随体温下降而下降；②心脏做功减少；③麻醉药用量减少；④抑制酶的活性和细菌的活力；⑤有抗凝作用。

2. 人工低温的临床应用

①心血管手术；②神经外科手术；③肝和肾手术；④创伤大、出血多的手术；⑤控制高温，如甲亢危象，恶性高热，感染等；⑥脑复苏、心脏停搏后浅低温 34℃ 或 30~34℃ 的头部降温。

二、降温、复温的监测及注意事项

（一）麻醉处理

麻醉中低温要求避免御寒反应，肌肉完全松弛，末梢血管扩张良好。因此，降温必须在全麻下进行。低温时肝药酶活性下降使药物降解时间延长，应注意减量。全麻期间维持适当的肌松。降温前宜适当使用小剂量氯丙嗪，以防寒战及血管痉挛，使末梢血管扩张，有利于体温下降。

（二）降温方法

1. 体表降温法

（1）冰水浴或冰屑降温法　全麻后将身体的大部分浸泡在 0～4℃ 的冰水中进行降温。食道温度到 33～34℃ 时撤去冰水，用毛巾擦干病人体表水分。停止降温后体温可续降，少则 2～3℃，多则 4～6℃。降温时注意心前区、耳廓、指（趾）、会阴等末梢部位勿与冰块直接接触。

（2）冰袋、冰帽降温法　全麻后将冰块置大血管浅部，将头置于冰槽中或戴冰帽。降温速度缓慢，很少寒战，一般也降不到 30℃ 以下。临床主要用于脑复苏、术中高热、严重感染。

（3）变温毯降温法　病人仰卧在变温毯上，毯内冰水循环流动，主要用于浅低温维持。

2. 体腔降温法

用 0～4℃ 生理盐水灌洗胸腹腔。胸腔灌洗时冰水与心脏接触，可致心律失常，故应严密监测。

3. 体外循环降温法

应用体外循环的人工心肺机和热交换器进行降温。该方法降温、复温快，可控性好。但降温时温差大，易发生代谢性酸中毒。变温过程中温差不要超过 10℃，以免形成气栓。水温不超过 42℃，以免破坏红细胞。

4. 体外循环与体表降温相结合法

先将病人以体表降温法降到 32℃，再用体外循环法降温。

5. 静脉输入冷液体（4～6℃）降温法

特殊情况下使用，如恶性高热和严重创伤。可作为体表降温的辅助，但防止输注过快引起心律失常。

（三）复温

（1）体表复温，水温不宜超过 45℃。

（2）胸腹腔 40～45℃ 盐水复温。

（3）体外循环复温，水与血温差不宜超过 10℃。

（四）监测

（1）体温监测　常监测鼻咽、食管、直肠、膀胱和血液温度。

（2）循环监测　心电图、血压、动脉直接测压，必要时测中心静脉压。

（3）其他　尿量、电解质、血气、血液流变学。

三、低温期间的注意事项

（1）避免御寒反应。

（2）防止末梢冻伤。

（3）复温时水温不超过 45℃，以免烫伤。

（4）避免降温时身体各部位间温差过大。

（5）体表、体腔降温时防止室颤和脑损害。需要深低温或阻断时间长的手术应选择体外循环降温，并控制时间。

四、低温的并发症

1. 御寒反应

主要预防措施：适当加深麻醉，使用吩噻嗪类药物和肌松药。

2. 心律失常

体温低于 28℃ 时易发生室颤。低温时交感神经相对兴奋，酸碱平衡紊乱，低钾、高钙等电解质紊乱可诱发室颤。低温期间要加强监测，避免体温低于28℃，充分供氧维持内环境稳定，及时纠正各种严重心律失常。一旦发生室颤立即进行心肺复苏。

3. 组织损伤

降温时，耳廓、指（趾）易冻伤。复温时，水温过高可烫伤。

4. 胃肠出血

长时间低温或深低温病人，术后1周可发生应激性溃疡；或因低温期间血流滞缓形成小肠动脉栓塞致内脏出血。

5. 酸中毒

低温时组织灌流不足、氧供减少，可出现代谢性酸中毒。

临床案例分析

病人，女，75岁，因"乙状结肠癌"行左半结肠癌根治术。予病人静吸复合全身麻醉，手术顺利时间2小时10分钟，术中补晶体液1000ml，胶体液500ml。因病人术前贫血，术中输少浆红细胞1单位。术中病人生命体征平稳。术后入苏醒室后病人出现寒战，查体：HR 102次/分，BP 103/61mmHg，SpO_2 99%，T 35.5℃。

思考：

1. 病人出现体温降低和寒战的诱发因素有哪些？

2. 治疗措施有哪些？

解析：

1. 诱发因素

（1）病人自身因素 老年病人体温调节差、消化道肿瘤病人营养吸收差、比较虚弱，均可诱发体温降低。

（2）环境因素 病人在手术室内经历2个多小时的手术，手术室内温度较低，手术暴露范围大可诱发体温降低。

（3）麻醉因素 病人全身麻醉后下丘脑体温调节受抑制可诱发体温降低。

（4）手术和输血、输液因素 病人经历了结肠手术，需要冲洗腹腔；手术中输了血液和补液，也可诱发体温降低。

2. 治疗措施

（1）体表加温 比如应用空气压力加热器，变温毯等。

（2）液体加温 输入加热过的液体。

（3）药物治疗 使用吩噻嗪类药物治疗寒战。

（许迎华 顾卫东）

第十二章 控制性降压在麻醉中的应用

重点	控制性降压的适应证和禁忌证。
难点	控制性降压对机体的不利影响。
考点	控制性降压的药物及方法。

第一节 控制性降压的理论基础

一、控制性降压的生理基础

维持动脉血压的主要因素为心输出量（CO）、总外周血管阻力（TSVR）、血液容量以及血管壁弹性和血液黏稠度。机体在相对稳定情况下平均动脉压（MAP）与心输出量和总外周血管阻力成正比，关系式为：MAP = CO × TSVR。

在保持心输出量不变的情况下，降低总外周血管阻力可达到降低血压的目的。控制性降压主要通过小动脉舒张降低周围血管阻力和静脉血管扩张减少回心血量而使动脉血压降低。控制性降压和休克引起的低血压的生理改变有本质区别。

二、控制性降压对机体主要脏器的影响

1. 脑神经系统

脑是机体代谢率最高的器官。当 MAP 在 50~150mmHg 范围内时，可维持脑血流（CBF）恒定在 50ml/（100g·min）；一旦 MAP 降至 50mmHg 以下，CBF 随血压下降而下降。高血压病人的自动调节机制受到损害，血压低限明显增高，可达 100mmHg。如经系统治疗，自动调节机制和血压低限仍可恢复正常。

2. 循环系统

控制性降压对心脏的影响主要是由于回心血量减少，引起心排出量减少，表现为冠状动脉血供减少，对心肌造成不利影响。正常心脏冠脉循环有高度的压力－流量自身调节能力，只要 MAP 能维持在 50mmHg 或收缩压在 60mmHg 以上，并保证有效的肺通气，正常的心脏不会产生缺氧性损害。但疑有缺血性心脏病病人行控制性降压需严格控制降压时间和程度。

3. 肝、肾功能

正常肾脏血流具有良好的自身调节能力，MAP 在 80~180mmHg 范围内时，肾血流量维持恒定。当收缩压降至 70mmHg 时，肾小球滤过率（GFR）将随血压下降而降低。门静脉无自身调节机制，肝动脉的压力－血流自身调节功能有限，收缩压低于 60mmHg 可能诱发肝损伤。

第二节　控制性降压的适应证与禁忌证

一、控制性降压的适应证

（1）预计出血较多、止血困难的手术，如巨大脑膜瘤、盆腔手术。

（2）血管手术，如主动脉瘤、动脉导管未闭、颅内血管畸形。

（3）显微外科手术、区域狭小而要求手术视野清晰的精细手术，如中耳手术、鼻内镜手术。

（4）嗜铬细胞瘤手术切除前实施控制性降压，有利于补充血容量及防止高血压危象。

（5）麻醉期间血压、颅内压和眼内压过度升高，可能导致严重不良后果者。

（6）大量输血有困难或有输血禁忌证者，或因宗教信仰拒绝输血者。

二、控制性降压的禁忌证

（1）重要脏器实质性病变，如心功能不全、严重呼吸功能不全、严重肝或肾功能不全。

（2）血管病变，脑血管疾病、严重高血压、动脉硬化、外周血管性跛行及器官灌注不良等。

（3）严重贫血或低血容量。

（4）颅内压增高病人，在手术开颅前禁忌降压。

（5）对有明显机体、器官、组织氧运输降低的病人，应仔细衡量术中控制性降压的利弊后再酌情使用。

（6）未治疗的青光眼病人。

（7）麻醉医生对该技术不熟悉时应视为绝对禁忌。

第三节　控制性降压的并发症

控制性降压的常见并发症有：①脑栓塞与脑缺氧；②冠状动脉供血不足，心肌梗死，心力衰竭甚至心搏骤停；③急性肾损伤；④血管栓塞；⑤降压后反跳性出血；⑥持续性低血压，休克；⑦嗜睡、苏醒延迟或苏醒后精神障碍；⑧呼吸功能障碍；⑨失明等。

第四节　常用控制性降压药物与方法

一、常用控制性降压药物

1. 血管扩张药

（1）钙通道阻滞药　常用药包括硝苯地平、尼卡地平以及地尔硫草等。

（2）硝普钠　主要作用于小动脉，降低外周血管阻力，很少影响心肌收缩力。

（3）硝酸甘油　主要作用于容量血管，直接抑制血管平滑肌使静脉扩张，静脉回流减少，心脏前负荷降低，导致心排血量减少和血压下降。

（4）肾上腺受体拮抗剂　酚妥拉明为 α 受体阻滞剂，具有较强的直接血管舒张作用，特别适用于治疗嗜铬细胞瘤手术探查及分离肿瘤时引起的高血压。艾司洛尔是短效的选择性 β_1 受体拮抗剂，起效快，作用时间短，可单独用于降压。

（5）前列腺素 E_1　可通过抑制交感神经末梢释放去甲肾上腺素，并直接作用于血管平滑肌，引起血管扩张，导致周围血管阻力和血压降低。

（6）嘌呤衍生物　常用的为三磷酸腺苷及腺苷。腺苷是重要的内源性血管扩张药，其作用特点是起效快、降压平稳、停药后血压恢复快。

2. 吸入麻醉药物

常用七氟烷或异氟烷行辅助降压。吸入麻醉药主要通过扩张外周血管和抑制心肌收缩力来降低血压。高浓度吸入麻醉药对心肌收缩力抑制增强，使心排出量降低，导致器官灌注不足，不宜单独应用于控制性降压。

3. 静脉麻醉药物

常用丙泊酚复合瑞芬太尼的全凭静脉麻醉来降压，丙泊酚具有扩张血管、抑制心肌并降低颅内压的作用。也可同时复合扩血管药物行控制性降压，达到更满意的效果。

二、常用控制性降压安全限度

控制性降压的理想水平取决于病人的年龄、身体状况、体位及手术需要。一般认为，收缩压或 MAP 允许降至基础血压的 2/3，青年人收缩压可降至 60～70mmHg，而老年人降至 80mmHg 以上为宜。MAP 不应低于 50mmHg，必须降至 50mmHg 时，持续时间不应超过 30 分钟。手术时间较长者，若以降低基础血压 30% 为标准，每次降压时间最长不宜超过 90 分钟。

第五节　控制性降压的检测及管理

1. 监测

降压期间应常规监测血压、心电图、SpO_2 和尿量。血压最好采用直接动脉压监测，心电图可监测心肌缺血的发生。尿量是重要的监测指标，应保持在 1ml/（kg·h）以上。手术时间长者，还应监测中心静脉压（CVP）、$P_{ET}CO_2$、红细胞压积（HCT）、体温、动脉血气分析及电解质等。CVP 监测可用于评估心脏前负荷和血容量变化；监测 $P_{ET}CO_2$ 有助于避免过度通气。

2. 降压期间的管理

（1）控制性降压一般在全身麻醉下进行，便于呼吸管理。

（2）降压及升压过程应缓慢。

（3）利用体位调节血压。

（4）降压效果不明显时应及时更换降压措施，或联合应用其他降压药物。

（5）及时补充血容量，有效循环血量不足可造成血压剧降或重要脏器灌注不足。

（6）尽量减少降压幅度，缩短降压时间。在主要手术步骤结束后，应立即终止降压措施。

（7）俯卧位时注意保护病人眼部，避免局部长期受压而导致术后视力受损。

3. 降压停止后的管理

停止降压后并不意味着降压药的作用已完全消失，仍应加强对病人呼吸和循环系统的监测，保持良好的氧供及补足血容量，减少病人体位的变化，并严密监测尿量。

临床案例分析

病人，男，48 岁，85kg。因"突发剧烈头痛，呕吐和眩晕"急诊入院。Glasgow 昏迷评分 13 分，CT 显示来源于动脉瘤的弥漫性蛛网膜下腔出血，给予病人尼莫地平 60mg、苯妥英钠 975mg 口服，定于次日晨行动脉瘤夹闭术。

既往高血压病史十年，每天服用吲达帕胺 2.5mg 和阿替洛尔 25mg，否认心脏病史和可卡因滥用史。吸烟 20 年，每天 20 根香烟。入手术室时，病人 GCS 评分下降到 11 分，血压 140/90mmHg，心率 85 次/分，未发现局部神经功能缺陷。

思考：

1. 一般手术中如何进行控制性降压？

2. 该手术一般在什么时候实施控制性降压？选择什么类型的降压药比较合适，原因是什么？

3. 术中如果突发动脉瘤破裂，麻醉医生该如何处理？

解析：

1. 控制性降压的主要方法包括：放置合适的体位，正压通气和应用降压药。合适的体位是指改变体位促使血液潴留于下垂部位，导致有效循环血量相对减少。颅脑手术可取头高10°～15°，并根据手术野出血情况进行调节。正压通气使胸腔内压力增加，静脉回流减少，心输出量和平均动脉压降低。许多药物能有效地降低血压，包括挥发性麻醉剂、腰硬联合麻醉、交感神经拮抗剂、钙通道阻滞剂及外周血管扩张剂。

2. 一般在剥离动脉瘤特别是在接近脑供血动脉前和夹闭瘤壁时实施控制性降压。宜选择钙离子通道阻滞剂。因为脑血管平滑肌对钙离子通道阻滞剂非常敏感，较小的剂量即可减少或阻断钙离子内流，尤其是缺血后低灌注区的血流量增加明显，从而改善微循环，防止脑细胞坏死，具有脑保护作用。如尼莫地平600～800μg/（kg·h）滴注降压，停药后5～30分钟即可使血压恢复，也不产生反跳性高血压，且还有防止术后脑水肿的效应。

3. 处理原则

（1）纠正低血压　调整麻醉深度、应用升压药物。

（2）恢复血容量　自体血回收、异体血输注、胶体液输注。

控制病情，MAP降至40～50mmHg，便于及时阻断供血动脉或暴露瘤颈部进行夹闭。阻断供血动脉后，要随即提高血压至正常水平，以增加侧支循环血流；也可压迫同侧颈静脉3分钟，减少失血。如出血量大出现低血压，应快速静脉输入全血、血制品或胶体，维持血容量。

（周永健　曹学照）

第十三章 全身麻醉期间严重并发症的防治

重点	呼吸道梗阻的原因和处理。
难点	心肌缺血的临床表现和处理。
考点	恶性高热的临床表现、预防和治疗。

全身麻醉期间发生麻醉并发症主要的原因包括：①病人的疾病情况；②麻醉医师素质及技术水平；③麻醉药、麻醉器械及相关设备的影响或故障。这三者中任一发生问题，都将造成并发症发生，其中麻醉医师起主导作用。

第一节 呼吸道梗阻

各种原因的呼吸道梗阻和呼吸道高敏反应若处理不及时或不当，可导致不同程度的低氧血症和高二氧化碳血症，甚至造成病人死亡。

一、舌后坠

舌后坠是麻醉期间最常见的上呼吸道阻塞。由于催眠药、镇静药、镇痛药以及肌松药的应用，使下颌及舌肌松弛，当病人仰卧时，由于重力作用，舌坠向咽部阻塞上呼吸道。如病人合并舌体过大、身材矮胖、颈短、咽喉壁淋巴组织增生以及扁桃体肥大者，更易发生舌后坠。处理舌后坠最有效的方法是病人头后仰的同时，前提下颌骨，下门齿反咬上门齿。放置口咽通气道或鼻咽通气道及托起下颌可缓解舌后坠造成的气道阻塞。将置于侧卧头后仰位，也可立即缓解舌后坠造成的气道梗阻。

二、分泌物、浓痰、血液、异物阻塞气道

分泌物多常见于吸入刺激性的麻醉药。部分肺、鼻腔、咽腔、口腔、唇裂手术病人，容易出现脓痰、血液及坏死组织堵塞气道或淹没健肺的情况。常见预防措施如下。

（1）术前用药应给足量抗胆碱类药，对湿肺病人应采用双腔支气管插管，并注意术中吸净气道分泌物及血液。

（2）对口、鼻、咽腔手术病人，应常规行经鼻腔或口腔内插管，以防血液等的误吸。

（3）对活动牙齿或义齿，应于麻醉前取出，以防止误吸。

三、反流与误吸

全麻期间反流误吸可造成下呼吸道严重阻塞，病人突然出现支气管痉挛，呼吸急速、困难，肺内可闻及弥漫性湿啰音，成严重缺氧状态。全麻过程中，易于引起呕吐或胃内容物反流的情况包括：①麻醉诱导时发生气道梗阻。②胃膨胀，胃内存积大量空气和胃液或内容物，胃肠道张力下降。③麻醉诱导辅助呼吸时不适

当的高压气流，进入消化道，使胃迅速膨胀；插管时喉镜对咽部组织的牵扯。④病人咳嗽或用力挣扎。⑤胃食管交接处解剖缺陷，如膈疝的病人；置有胃管的病人；插管后套囊上方蓄积大量分泌物的情况。⑥药物对食管括约肌的松弛作用，如阿托品。

1. 误吸内容物

病人发生误吸严重程度与急性肺损伤的程度与误吸胃内容物的理化性质和容量直接相关。

（1）高酸性（pH < 2.5）胃液　误吸后，即时（3~5分钟）出现斑片状乃至广泛肺不张，病人迅速出现低氧血症、肺高压症。

（2）低酸性（pH > 2.5）胃液　肺损伤较轻，迅速出现 PaO_2 下降和肺血分流率（Qs/Qt）的增加，一般24小时内可恢复，对 $PaCO_2$ 和 pH 影响较小。

（3）非酸性食物碎块　炎症主要反映在细支气管和肺泡管周围。小气道梗阻，其低氧血症远比酸性胃液的误吸更为严重，且伴 $PaCO_2$ 升高和 pH 下降，多存在肺高压症。

（4）酸性食物碎块　病人的死亡率高，且早期就可以死亡。病人呈严重的低氧血症、高碳酸血症和酸中毒，多伴有低血压和肺高压症。

2. 误吸的临床表现

（1）急性呼吸道梗阻　无论固体或液体的胃内容物，均可引起气道机械性梗阻而造成缺氧和高碳酸血症。

（2）Mendelson 综合征　在误吸发生不久或 2~4 小时后出现"哮喘样综合征"，病人表现为发绀、心动过速、支气管痉挛和呼吸困难。在受累的肺野可以听到哮鸣音或啰音。

（3）吸入性肺不张　大量吸入物可使气道在瞬间出现堵塞，而完全无法进行通气，后果严重。

（4）吸入性肺炎　气道梗阻和肺不张导致肺内感染。

为防止反流误吸，择期手术病人应严格禁食、禁饮。实施麻醉前要备妥吸引器，对已放置鼻胃管的病人，应充分吸引减压。对饱胃与高位肠梗阻的病人，应实施清醒插管。对术中发生反流误吸可能性大的病人，术前应给予 H_2 受体阻滞剂，以降低胃液酸度。一旦发生反流误吸，应立即将病人置于头低位，并将头转向一侧，同时将口、咽腔及气管内呕吐物和反流物吸出。

四、插管位置异常、管腔堵塞、麻醉机故障

行气管内插管的病人呈异常呼吸运动，出现难以解释的低氧血症，应首先检查气管导管的位置、深度及两肺呼吸音，继之查看呼吸环路及呼吸活瓣启动情况，针对阻塞原因逐一妥善处理。

五、气管受压

颈部或纵隔存在肿块、血肿、炎性水肿均可导致气管受压，存在不同程度的呼吸困难，影像学检查有助于确定受压部位和内径大小，插管前认真备好各项插管准备工作，确定最狭窄的部位和内径，选择合适的气管插管，导管插入深度应超过最狭窄部位。

对颈部肿物使气管长期受压者，受压局部气管软骨常软化，肿物切除后可发生气管塌陷，造成气道阻塞，术后依情况必要时行气管造口术。

六、口咽腔炎性病变、喉肿物及过敏性喉水肿

此类病人多需先行气管造口术，然后再行麻醉诱导以策安全。

七、喉痉挛与支气管痉挛

1. 喉痉挛

临床表现为吸气性呼吸困难，可伴有高调的吸气性哮鸣音。多发生于全麻 I ~ II 期麻醉深度，其诱发原

因是低氧血症、高碳酸血症、口咽部分泌物与反流胃内容物刺激咽喉部，口咽通气道、直接喉镜、气管插管操作等直接刺激喉部均可诱发喉痉挛。浅麻醉下进行手术操作，如扩张肛门括约肌、牵拉肠系膜等，也可以引起反射性喉痉挛。硫喷妥钠是引起喉痉挛的常用全麻药。重度者可用粗静脉输液针行环甲膜穿刺吸氧或静脉琥珀胆碱迅速解除痉挛，然后加压吸氧或立即行气管内插管进行人工通气。

为防止发生喉痉挛，应避免在浅麻醉下行气管插管和进行手术操作，并应避免缺氧和二氧化碳蓄积。

2. 支气管痉挛

在支气管平滑肌过度敏感的情况下，外来刺激如气管插管、反流误吸、吸痰等，都可引起支气管痉挛，在麻醉诱导期间发生支气管痉挛的最常见原因是气管插管的局部刺激，此外，麻醉药物引起的组胺释放也是常见原因。主要表现为呼气性呼吸困难，呼气期延长、费力而缓慢，常伴哮鸣音、心率增速，甚至心律失常。预防方法包括：①降低气道反应性，如戒烟；②避免使用诱发支气管痉挛的药物；③局麻药气管表面麻醉。如发生支气管痉挛，应去除病因、消除刺激因素。对浅麻醉下手术刺激引起的支气管痉挛，需加深麻醉或给肌松药治疗。轻度者手控呼吸即可改善，严重者需用糖皮质激素、氨茶碱，如无禁忌可使用 β_2 受体激动药治疗。

临床案例分析

病人，男，49岁，急性外伤性脾破裂，拟行剖腹探查术。查体：面色苍白、神志淡漠、呼吸急促、心率120次/分，律齐，血压80/60mmHg。ECG提示ST段改变。病人系酒后驾车。

1. 术前下列哪项处理不当

A. 放置鼻胃管　　　　B. 快速输液　　　　C. 速配血型

D. 抗感染　　　　E. 催吐

答案：E

解析：对于神志不清病人禁忌催吐。催吐极易引起病人误吸。

2. 气管插管时如已误吸，紧急处理，下列哪项不恰当

A. 插管后气管内吸引

B. 气管内给予生理盐水、碳酸氢钠冲吸

C. 给予 $5 \sim 10 cm\ H_2O\ PEEP$ 通气

D. 大剂量激素应用

E. 应用扩血管药

答案：E

解析：误吸时的紧急处理主要在于重建通气道并减轻肺损伤，其中吸引、冲吸、高频正压通气、早期大剂量应用激素均有效。

患儿，5岁，26kg。因"睡眠打鼾2~3年"，诊断为"扁桃腺增大左侧Ⅱ度、右侧Ⅲ度"，拟择期在全麻下行"扁桃体挤切术"。

1. 关于术前准备，不妥的是

A. 血常规检查　　　　B. 出凝血时间检查　　　　C. 术前访视病人，与家属沟通

D. 与患儿建立一定感情　　　　E. 禁食4小时

答案：E

解析：小儿不同年龄，需要禁食、禁饮的时间至关重要。

2. 气管内麻醉下术中在挤切取出右侧扁桃体后创口出血，呼吸道阻力增加，你应立即做出的判断是

A. 导管是否脱出气管卡入食管开口　　　　　B. 导管是否被血液阻塞

C. 导管是否打折　　　　　　　　　　　　　D. 麻醉机故障

E. 钠石灰罐积水

答案：A

解析：众多答案中内容易选择B的较多，实质上是被题干中的创口出血所迷惑；选择C一定是在开口挤切取出右侧扁桃体时就会发生，因此，只有答案A最符合逻辑和最危险。

3. 如不及时发现，不可能出现的是

A. 窒息　　　　　　　　B. $PaCO_2$ 下降　　　　　　　C. 缺氧

D. 二氧化碳蓄积　　　　E. 心跳停止

答案：B

解析：该题主要考查呼吸道阻力增加后可能出现的病理生理结果，除答案B外其余均会发生。

第二节　呼吸抑制

呼吸功能主要体现在通气与换气两方面。呼吸抑制是指通气不足，可表现为呼吸频率慢及潮气量减低、PaO_2 低下、$PaCO_2$ 升高。

1. 中枢性呼吸抑制

（1）麻醉药抑制呼吸，适当减浅麻醉呼吸即可恢复。

（2）麻醉性镇痛药造成的呼吸抑制，可用纳洛酮拮抗。

（3）过度通气及过度膨肺所致的呼吸抑制，应适当减少通气量，依自主呼吸节律行同步辅助呼吸。

2. 外周性呼吸抑制

（1）肌松药所致的呼吸抑制，可用抗胆碱酯酶药拮抗。

（2）低钾性呼吸肌麻痹应及时补钾。

（3）脊神经阻滞的呼吸抑制，待阻滞作用消失后呼吸始能逐渐恢复。

3. 呼吸抑制时的呼吸管理

对任何原因呼吸抑制，均应立即行有效人工通气，将 SpO_2、$P_{ET}CO_2$ 维持于正常范围。根据病人呼吸情况进行辅助或控制呼吸。

临床案例分析

病人，女，20岁，56kg。从五楼坠下，致右肱骨干、右股骨干、右小腿骨折，多处软组织挫伤。查体：BP 50/30mmHg，HR 135 次/分。Hb 88g/L，Hct 26%。经输平衡液500ml、代血浆500ml后，送手术室。准备行骨折切开复位、内固定术。

1. 术前应采取的治疗措施包括

A. 输液　　　　　　　　B. 导尿　　　　　　　　C. 气管插管

D. 吸氧　　　　　　　　E. 输血

答案：ABCDE

解析：快速有效地开放气道、恢复循环、保证组织氧供及防止低血压所致的脑缺氧、心搏骤停和肾功能损害是创伤后休克早期复苏的基本目标。

2. 术毕，病人自主呼吸恢复，BP 110/70mmHg，HR 112 次/分，VT 450ml，R 26 次/分，吸入氧浓度 95%，SpO_2 90%，$PaCO_2$ 30mmHg。引起低氧的原因包括

A. 肺挫伤　　　　　　　B. 肌松药　　　　　　　C. 休克

D. 输血、输液过多　　　E. 肺弥散功能受损

答案：ACDE

解析：创伤病人多有急性肺损伤，造成肺弥散功能受损，肺氧合障碍；休克导致的低血压、输液过多引起的肺水肿也可以影响肺的氧合。

3. 对于上述肺氧合障碍的处理，不合适的是

A. 输注抗生素　　　　　B. 给予激素　　　　　　C. 给利尿药

D. 带管送 ICU，呼吸机治疗　　E. 给呼吸兴奋剂

答案：E

解析：合并呼吸系统疾病，肺部创伤及肺损伤病人，除麻醉处理应特别重视外，主要考虑手术后呼吸机支持及脱机困难。使用支气管扩张药或对可逆性阻塞性通气障碍病人使用激素，将有利于撤离机械通气。肺弥散功能受损，肺氧合严重障碍的病人不宜予呼吸兴奋剂。

第三节　低血压与高血压

一、低血压及其防治

低血压是指血压降低幅度超过麻醉前 20% 或收缩压降低达 80mmHg。

对体液欠缺病人，应根据欠缺情况予以补充，并使电解质及酸碱状态恢复正常；对严重贫血病人，应将血红蛋白升至接近正常；对严重二尖瓣严重狭窄病人，切忌使用对心血管有明显抑制作用的麻醉剂和辅助麻醉剂；对已有心肌缺血的冠心病病人，应将血压维持在勿使 ST 段及 T 波呈现进一步缺血的水平；对心肌梗死病人，除非急症手术，要待 6 个月后再行择期手术；对心衰病人应使心衰控制后两周手术；对三度房室传导阻滞及病窦综合征病人，应放置起搏器，以确保心率正常；对血钾低下致心律失常病人，应努力将血钾升到正常水平；对房颤病人，应将心室率维持在 80～120 次/分；对长期接受皮质激素治疗的病人，术前及术中应加大皮质激素用量，以免血压降低后难以回升。

麻醉期间一旦遇有严重低血压，应立即减浅麻醉，并注意 SpO_2 及 $P_{ET}CO_2$ 变化，此时如 CVP 不高，应加速输液，必要时可用麻黄碱升压。

对手术牵拉内脏所致的低血压，应暂停手术操作，并静注少量麻黄碱升高血压。对肾上腺皮质功能不全性低血压病人，应及时给予大剂量地塞米松等药物升高血压。术中一旦测不到血压，无论其原因为何，均应立即行胸外心脏按压，实施心肺复苏。

二、高血压及其防治

高血压是指血压升高超过麻醉前的 20% 或血压升高达到 160/95mmHg 以上；血压过高是指血压升高超过麻醉前 30mmHg。

气管内插管操作或切皮，刺激较强，麻醉深度不够；某些药物作用，如氯胺酮；麻醉管理不当、缺氧及 CO_2 蓄积早期均可使血压升高。另外，一些手术因素，如颅内手术时牵拉额叶或刺激第 V、IX、X 脑神经，可引起血压升高。脾切除时挤压脾脏，因循环容量剧增，可使血压明显升高。嗜铬细胞瘤手术探查肿瘤时，

血压可立即升高达危险水平。部分甲状腺功能亢进、嗜铬细胞瘤病人，麻醉后可出现难以控制的高血压。术前精神高度紧张的病人，血压可以明显升高。

对选择全麻的病人，术前访视应做好思想工作，针对病人情况给予足量术前用药。对嗜铬细胞瘤及甲状腺功能亢进者，必须常规进行充分的术前准备。麻醉全程应保证适当的麻醉深度，避免缺氧和 CO_2 蓄积，严格控制输血输液量，必要时给予 α 受体阻滞剂、β 受体阻滞剂或血管平滑肌松弛剂。

临床案例分析

病人，男，48 岁，无系统性疾病，一般情况良好，择期手术行嗜铬细胞瘤切除术，术中瘤体切除后出现严重持续的低血压，此时最佳处理为

A. 补充全血　　　　　B. 补充晶体　　　　　C. 给予血管活性药

D. 扩容、血管活性药　　E. 补充胶体

答案：D

解析：此时低血压的主要原因是儿茶酚胺的分泌随肿瘤切除迅速降低，引起外周血管扩张，再加上血容量不足，导致低血压甚至休克。另外，麻醉药及硬膜外阻滞的影响、心脏代偿功能不全、肾上腺受体拮抗的作用等均可诱发及加重低血压。因此，应立即补充血容量及应用血管活性药，最为常用的是去甲肾上腺素。

第四节　心肌缺血

正常情况下心肌血流与心肌代谢需氧维持供需平衡状态，当冠状动脉狭窄或阻塞时，冠状动脉血流则不能满足心肌代谢需氧，此种情况称为心肌缺血，也即心肌缺血性缺氧。

一、有关的生理知识

（1）心率、心肌收缩力和心室内压是影响心肌耗氧量的三个主要因素。

（2）决定冠状动脉血流多少的是灌注压和冠状动脉阻力。灌注压＝主动脉血压－心肌内压。收缩期左室心肌内压增高，使冠状动脉血流受阻，因此，左室心肌供血主要在舒张期，当心率增速使舒张期缩短时，可使左室心肌供血减少。右室收缩期和舒张期心肌供血相同。冠状动脉阻力主要取决于冠状动脉及其分支的内径。

（3）心肌对能量的需求很高，不能耐受长时间缺氧。

（4）心肌肥厚时，心肌纤维增大，但毛细血管数量并不增多，故易发生心肌缺血；一旦某一支冠状血管发生阻塞，不能立即建立有效的侧支循环，致发生心肌梗死。

二、心肌缺血的诊断方法

ECG 是诊断心肌缺血简单而常用的方法，心肌缺血的 ECG 表现：①传导异常；②心律失常；③出现 Q 波，R 波进行性降低；④S－T 段压低大于 1mm 或抬高超过 2mm；⑤T 波低平、双向或倒置。

三、麻醉期间引起心肌缺血的原因

麻醉期间引起心肌缺血甚至心肌梗死的危险因素：①患冠心病；②高龄；③有外周血管疾病；④高血压；⑤术中长时间低血压；⑥长时间手术；⑦较大手术；⑧手术后贫血。

麻醉期间引起心肌氧消耗量增加或心肌缺氧的原因有：①精神紧张、恐惧和疼痛增加心肌耗氧；②血压过低或过高；③麻醉药物对心肌收缩力的抑制作用；④麻醉期间氧供不足或缺氧；⑤各种原因引起的心率增速或心律失常。

四、心肌缺血的防治

对任何麻醉手术病人，特别是老年、高血压、冠状动脉供血不足病人，力求做到心肌氧供需平衡，努力降低心肌氧耗，增加心肌氧供。麻醉期间除应行 ECG 监测外，还应行必不可少的血流动力学监测，如 MAP、CVP、CO、SVR 及排尿量。充分使用阿片类药可降低应激反应，增加心肌利用氧。

临床案例分析

病人，男，68 岁，61kg，因"尿频、尿急、尿不尽、夜尿增多 2 个月余伴尿失禁 3 天"入院；病人既往有高血压糖尿病病史 10 余年。入院体格检查：血压 160/108mmHg、心率 75 次/分。实验室检查：B 超提示前列腺 4.4cm×5.5cm×6.0cm 大小；空腹血糖 16.2mmol/L；血小板 $75×10^9$/L、PT 15.5s、APTT 36.8s；ECG 提示频发室性早搏、ST-T 改变。拟行经尿道前列腺电切术（TURP）。

1. 关于麻醉前评估与麻醉方法选择，以下正确的是

A. ASAⅢ级、心功能Ⅲ级

B. ASAⅡ级、心功能Ⅰ~Ⅱ级

C. 首选全身麻醉

D. 可以选择硬膜外麻醉

E. 可以选择腰麻、硬膜外联合麻醉

答案：BDE

解析： 答案 A 显然不符合；全身麻醉不是 TURP 首选的麻醉方法，原则尽量选择椎管内麻醉，以便在术中能及时发现膀胱破裂及 TURP 综合征等并发症，故不应选 C。

2. 在硬膜外麻醉下实施经尿道前列腺电切手术；手术进行到 70 分钟时，血压由 110/65mmHg 降到 85/42mmHg，心率从 85 次/分降到 50 次/分，此时冲洗液 5% 甘露醇用量达 30000ml；立即给予阿托品 0.3mg、麻黄碱 6mg 静脉注射；血压、心率恢复正常，手术继续进行。为进一步明确病人血压、心率下降的可能原因，还应做的检查是

A. 检测血细胞比容

B. 复查麻醉平面

C. 监测心电图、并作 S-T 段分析

D. 测定血浆渗透浓度

E. 测定血电解质 K^+、Na^+、Cl^-

答案：ACDE

解析： 心肌缺血、TURP 综合征都有可能出现低血压、心率减慢，监测心电图，并进行 S-T 段分析旨在排除心肌缺血的可能性，测定血浆渗透压浓度及血电解质是为了确认病人是否发生了 TURP 综合征。

病人，女，65 岁，BMI 31kg/m²。患胆石症拟行胆囊切除和胆总管探查术。检查发现有冠心病、心绞痛。病人主诉偶有心悸、心跳不规则。血压 175/102mmHg，脉搏 103 次/分，血生化检查提示空腹血糖 8.2mmol/L，胆固醇 4.5g/L。父亲及一兄死于心脏病。

1. 病人易致冠心病的危险因素包括

A. 高血压　　　　　B. 糖尿病　　　　　C. 家族史

D. 高胆固醇血症　　E. 年龄

答案：ABCDE

解析：该冠心病病人具有典型的冠心病易患因素：老年女性、肥胖、高血压高胆固醇、糖尿病及家族史。

2. 决定心肌需氧量的因素包括

A. 心率　　　　　　　B. 心室容积　　　　　　C. 心排出量

D. 心肌收缩力　　　　E. 血压

答案：ABDE

解析：心肌耗氧量取决于心率、室壁张力和心肌收缩力。

3. 该病人麻醉的基本原则正确的是

A. 加强围手术期监测　　B. 麻醉诱导力求平稳　　C. 维护心血管功能

D. 维持接近正常的血容量E. 保持满意的通气

答案：ABCDE

4. 下述指标可提示心肌缺血的是

A. ST – T　　　　　　B. PAP　　　　　　　　C. CI

D. QRS　　　　　　　E. RPP

答案：AE

解析：ST – T 改变多提示心肌缺缺；心率 – 收缩压乘积（rate – pressure product，RPP）为反映心肌耗氧的指标，一般认为 RPP > 12000 提示心肌缺血，RPP > 15000 可能发生心绞痛。

第五节　术中知晓、苏醒延迟和术后认知功能障碍

任何全身麻醉都必须做到：①使病人意识消失，不感觉疼痛，也即丧失记忆能力；②消除病人体动，提供安静手术野；③降低或减弱应激反应，利于病人术后顺利康复。

一、术中知晓

术中知晓是指病人在术后能回忆起术中所发生的事，并能告知有无疼痛情况。

1. 发生术中知晓的常见麻醉方法

（1）氧化亚氮（N_2O）– O_2 – 肌松药麻醉。

（2）芬太尼 – 地西泮麻醉。

（3）硫喷妥钠或硫喷妥钠 – 氯胺酮麻醉。

（4）N_2O – 芬太尼麻醉。

（5）依托咪酯 – 芬太尼麻醉。

（6）静脉普鲁卡因复合麻醉。

2. 术中知晓的预防

术中知晓对病人精神损害较大，应努力予以避免。为避免发生术中知晓，麻醉不宜过浅，麻醉医师必须掌握浅麻醉征象。目前认为脑电双频谱分析和脑干听觉诱发电位监测有助于预防术中知晓发生。

二、苏醒延迟

苏醒延迟是指停止麻醉后 30 分钟呼唤病人仍不能睁眼和握手，对痛觉刺激亦无明显反应。

（一）苏醒延迟的原因

（1）麻醉药影响

1）术前用药，如地西泮，其半衰期约 12 小时，镇静作用常延长到术后。

2）长时间吸入全麻药，停药后药物排除时间也相应延长。

3）过量使用麻醉性镇痛药，如芬太尼。

4）肌松药过量，未及时给足量新斯的明拮抗。

（2）呼吸抑制

1）低 CO_2 血症 术中长期行人工过度通气，可使体内 CO_2 排出过多，致使术后呼吸中枢长时间抑制。

2）高 CO_2 血症 不管采用何种全身麻醉，如术中采用自主呼吸，而忽视进行适当辅助，都将发生不同程度高 CO_2 血症。$PaCO_2$ 升至 90～120mmHg 时，可造成 CO_2 麻醉，EEG 变平坦。

3）低钾血症 当血钾低于 3mmol/L 时，肌无力症状便十分明显。

4）输液逾量 术中输入大量晶体液，可致肺间质水肿，使呼吸功能严重受损，影响吸入麻醉药排出，并伴有缺氧及 CO_2 蓄积，使病人苏醒延迟。

5）手术并发症 肾及肾上腺、肝脏手术，以及胸腔内手术，因胸膜破裂，多有气胸及肺萎陷，使肺通气功能受损，致发生缺氧及 CO_2 蓄积，使病人苏醒延迟。

6）严重代谢性酸中毒 使呼吸中枢明显抑制，而使病人苏醒延迟。

（3）术中发生严重并发症 多因大量出血、严重心律失常、甚至急性心肌梗死，致长期低血压，使病人苏醒延迟。

（4）术中长期低血压、低体温病人，由于脑缺血或中枢兴奋性低下，致术后苏醒延迟。

（5）术前有脑血管疾患、肝肾功能障碍影响麻醉药物代谢和糖尿病病人血糖异常。

（二）苏醒延迟的治疗

（1）首先考虑麻醉药的作用。

根据具体情况识别导致苏醒延迟的原因对症处理。加大通气量使吸入麻醉药尽快呼出；给新斯的明拮抗去极化肌松药的作用；因静脉麻醉药导致中枢神经严重抑制者，不宜应用大量中枢神经兴奋剂催醒。

（2）根据 SpO_2、$P_{ET}CO_2$、血气、血电解质及肌松监测情况分析呼吸抑制的原因。

1）低氧血症，应努力改善缺氧。

2）$P_{ET}CO_2$ 及 $PaCO_2$ 极度升高，应加大通气量排出蓄积的 CO_2。

3）$P_{ET}CO_2$ 及 $PaCO_2$ 明显降低，应确保 SpO_2 或 PaO_2 正常的情况下采取窒息治疗。

4）严重低钾血症，应在 ECG 及血钾监测下尽快补钾。

5）严重代酸，应根据血气分析结果给一定量 $NaHCO_3$ 液，以纠正代酸。

6）气胸或肺不张致通气不足病人，胸腔闭式引流或吹张萎陷肺。

7）输液逾量致肺水肿病人，应给一定量呋塞米利尿。

（3）对因脑水肿、颅内压高致呼吸功能不全病人，应给甘露醇或呋塞米行脱水治疗。

（4）对低体温病人应适当升高体温。

（5）对术中长期低血压病人，行头部轻度降温及行轻度脱水治疗。

（6）对原来并存脑疾病人，麻醉期间应努力做好对脑的保护措施。

三、术后认知功能障碍

术后认知功能障碍（POCD）定义为：老年人手术后出现中枢神经系统并发症，表现为精神错乱、焦虑、人格的改变以及记忆受损。这种手术后人格、社交能力及认知功能和技巧的变化称为手术后认知功能障碍，表现为手术后记忆力和集中力下降的智力功能的退化。

（一）临床表现

主要为精神症状，通常发生于术后 4 天，常于夜间首次发病表现为定向障碍、焦虑，不少病人有相同的前驱症状，如激动、孤独、迷惑、对识别实验逃避、发怒、注意力减退瞬时记忆降低、时间定向力障碍、语言能力降低、妄想型、知觉障碍、幻觉失语等。

临床上可分为焦虑型、安静型和混合型。焦虑型表现为警觉和活动增强，过度兴奋；安静型表现为表情淡漠活动能力降低；混合型病人情绪不稳，上述两型兼而有之。

（二）发生因素

术后认知功能障碍常常是多种因素协同作用的结果。易发因素有高龄、心脑精神疾患、长期服用某些药物、酗酒、感官缺失、营养不良、心理因素等；促发因素包括应激反应、手术创伤、术中出血和输血、脑血流降低、脑血管微栓子的形成、低血压、术后低氧血症、电解质紊乱以及术后疼痛等。

（三）预防

（1）术前访视需向病人及家属讲明老年病人可能发生术后认知功能障碍，以便及早发现、及时处理。

（2）术前尽可能调整病人全身状况，补充多种维生素。

（3）麻醉前用抗胆碱能药物，可选择格隆溴铵或丁溴东莨菪碱代替氢溴东莨菪碱。

（4）术中注意监测血压、血氧饱和度，维持循环稳定，及时预防和处理低氧血症。

（四）治疗

要求早期诊断和治疗主要病因。注意营养、液体、电解质平衡和加强心理支持。仅少数病人需要药物治疗以缓解痛苦和防止自伤。焦虑、幻觉病人需要镇静，氟哌啶醇可能是最佳选择，一般首次剂量口服 0.5~2.0mg，每日 3~4 次。异丙酚可选择用于严重焦虑的短期静脉内治疗。老年病人应注意镇静过度和呼吸抑制。

四、术后躁动

术后躁动是指病人手术后由于意识障碍导致的精神与运动兴奋的一种暂时状态。表现为喊叫、四肢躯干乱动、挣扎、起床；不能配合医护人员，甚至对抗治疗；试图拔除身上的各种监护或治疗导管；定向能力障碍等。

（一）危害

（1）使医护人员及其他病人不安。

（2）较高的交感神经系统活动增加循环系统并发症和内出血的概率。

（3）体动挣扎危及各种医疗固定物与导管易造成伤口裂开、出血、窒息等意外或手术失败。

（4）意外伤害，包括病人的自伤和对他人的伤害。

（二）影响因素

（1）年龄　儿童和年轻人多于老年病人。

（2）术前脑功能障碍　有脑疾患、精神病病史者。

（3）种族、文化以及个体人格差异　可能与表达不适的方式不同及语言障碍有关。

（4）长期用药　包括精神治疗用药、长期使用镇静药、酒精以及麻醉药物（巴比妥类及可卡因等）。

（5）术前用药　东莨菪碱可致术后定向障碍及躁动不安，可静脉注射吡啶斯的明进行处理。

（6）肌松药残留作用　可导致严重的焦虑和躁动，可出现剧烈的不协调运动，并有明显的定向障碍。

（7）手术方式　乳房或睾丸等部位手术可致剧烈情感反应，术后躁动发生率较高。

（8）体位　肥胖、胃反流综合征及阻塞性通气障碍病人半卧位较为舒适，病人往往挣扎力图坐起来。

（9）有害刺激　是诱发和加重躁动的最常见原因，包括疼痛、尿潴留、胃膨胀、医疗置管、恶心、呕吐等不适。

（10）制动不恰当　苏醒时病人无法活动身体或肢体可致躁动，适当安抚病人或放松约束病人会趋于安静。

（11）呼吸、循环功能障碍　呼吸功能障碍所致的中度缺氧可产生意识模糊、定向力障碍及躁动不安；血压过低不能维持有效的脑灌注压而出现昏睡、定向障碍及躁动挣扎。应恢复病人心排血量、保证中枢的灌流量。

（12）代谢紊乱　如经尿道前列腺切除术所出现的低钠血症，透析病人，大量输血、输液的病人及脱水的病人。

（13）中枢神经系统并发症　在麻醉恢复期癫痫的发作有时和躁动很相似，应予以仔细识别。

（三）预防

维持合适的麻醉深度、充分的术后镇痛、呼吸循环稳定以及避免不良刺激可明显减少或避免术后躁动。

（四）处理

若原因较为明确，应立即予以消除，如病人不能耐受气管导管，则应尽快拔除。对可能的原因去除后躁动仍持续或原因不明的病人，若无呼吸循环紊乱和低氧血症可适当使用镇静催眠药，若呼吸循环不稳定则切忌使用。

◢ 临床案例分析 ◣

病人，男，56岁。因"慢性肝炎、肝硬化、门脉高压症"拟行脾切除+分流术。病人 Hb 82g/L，血小板 85×10^9/L，肝功能 ALT 65IU/L，TBIL 20mmol/L，总蛋白 52g/L，白蛋白 25g，PT 18s。B 超示：少量腹水。

1. 该病人适宜的麻醉方法是

A. 硬膜外麻醉　　　　　　　B. 腰麻　　　　　　　C. 静脉复合全身麻醉

D. 静吸复合全身麻醉　　　　E. 局麻辅助麻醉性镇痛药

答案：CD

解析：门脉高压症致上消化道出血且伴有凝血功能异常的病人最好不要选择硬膜外阻滞麻醉或腰麻。目前临床上多采用的是全身麻醉，尤其是对那些失血性休克病人，既能保证术中病人绝对安静，防止发生体动和牵拉反应，为术者提供良好的手术条件，又便于术中呼吸循环管理。局麻辅助麻醉性镇痛药难以满足手术要求。

2. 该病人术中出血较多，最好补充

A. 胶体液　　　　　　　　　B. 平衡盐液　　　　　　C. 库存全血

D. 新鲜全血　　　　　　　　E. 悬浮红细胞

答案：D

解析：门脉高压病人，若是术中出血较多，导致凝血功能低下出血，应输新鲜血。

3. 该病人采用静脉复合全身麻醉，术前用东莨菪碱及咪达唑仑，术中以丙泊酚-芬太尼-阿曲库铵维持麻醉，术毕60分钟仍不能苏醒。造成病人苏醒延迟的原因是什么

A. 肝性脑病　　　　　　　　　　　　　　　B. 镇静药物丙泊酚发生蓄积作用

C. 术前镇静药物代谢障碍　　　　　　　　　D. 芬太尼代谢迟缓

E. 阿曲库铵代谢障碍

答案：CD

解析：肝性脑病可导致意识障碍，但此病例无诱发原因，故不考虑；丙泊酚时量相关半衰期稳定，即便连续长时间用药也很少发生蓄积作用；阿曲库铵的代谢不依赖肝、肾功能，且对中枢神经亦无明显影响；东莨菪碱、咪达唑仑和芬太尼均经肝代谢，该病人存在肝脏疾病，且肝功能异常，将会影响药物代谢，同时存在低蛋白血症，影响药物的蛋白结合和药物的游离浓度，药物的作用时间也会发生变化，故应考虑答案CD。

第六节　体温升高或降低

一、低体温

当中心体温低于36℃时，即称为体温降低或低体温。

1. 诱发原因

（1）室温低于21℃时，一般病人均有体温降低。

（2）手术室层流通气设备使对流散热由正常的12%上升到61%。

（3）术中输入大量冷的液体，特别是输入4℃的冷藏库血。

（4）术中内脏暴露时间长及用冷溶液冲洗腹腔或胸腔。

（5）全身麻醉药有抑制体温调节中枢的作用。

2. 影响

（1）使麻醉药及辅助麻醉药作用时间延长。

（2）出血时间延长。

（3）使血液黏稠度增高，影响组织灌注。

（4）如发生寒战反应，可使组织耗氧增多。

3. 预防

手术室温度应维持于24~26℃，相对湿度40%~50%，冷的输液剂及冲洗液在使用时应加温，采用吸入麻醉和控制呼吸时，应采用循环紧闭回路。

二、体温升高

当中心温度高于37.5℃即为体温升高，也称为发热。按发热程度可分为低热（口腔温度37.5~38℃），高热（38~41℃）和超高热（41℃以上）。

1. 诱发原因

（1）室温超过28℃，且湿度过高。

（2）无菌单覆盖过于严密，妨碍散热。

（3）开颅手术在下视丘附近操作。

（4）麻醉前用药给阿托品量大，抑制出汗。

（5）输血输液反应。

（6）采用循环紧闭法麻醉，钠石灰可以产热，通过呼吸道使体温升高。

2. 影响

（1）体温每升高1℃，基础代谢增加10%，需氧量也随之增加。

（2）高热时常伴有代谢性酸中毒、高血钾及高血糖。

（3）体温升高到40℃以上时，常导致惊厥。

3. 预防

（1）严格控制手术室内温度勿超过26℃。

（2）一旦发现体温升高，立即用冰袋等物理降温措施降温。

（3）麻醉期间常规监测中心体温变化。

临床案例分析

病人，男，54 岁，拟行胃癌根治术。BP 138/72mmHg，HR 85 次/分。Hb 91g/L，血小板 215×10^9/L，AST 28U/L，ALT 35U/L。麻醉采用静吸复合麻醉。术中维持 MAP 74～90mmHg，HR 60～100 次/分，$P_{ET}CO_2$ 35～45mmHg，术中输入大量液体与库存血（未加温），手术历时 5 小时。

1. 手术结束 50 分钟后病人仍未苏醒，且出现寒战，其原因可能是

A. 病人肝功能存在异常 　　　　 B. 病人低体温 　　　　 C. 病人体温升高

D. 高 CO_2 血症 　　　　 E. 低 CO_2 血症

答案：B

解析：该手术时间较长，术中输入大量未加温的液体与库存血，未监测体温且没有采取保温措施，极易致病人低体温造成病人术后苏醒延迟与寒战；病人肝功能与术中呼气末二氧化碳未显示异常。

2. 上述情况会对病人有什么影响

A. 出血时间延长

B. 寒战反应

C. 血液黏滞性增高，影响组织灌流

D. 使麻醉药及辅助麻醉药作用延长

E. 电解质紊乱

答案：ABCD

解析：低体温的影响包括使麻醉药及辅助麻醉药作用延长；出血时间延长；血液黏滞性增高，影响组织灌流；寒战反应。

第七节　咳嗽、呃逆、术后呕吐、术后肺感染

一、咳嗽

1. 不良影响

咳嗽的不良影响为：①腹内压剧增，当行腹腔内手术时，可使内脏外膨、胃内容物反流和已经缝合的腹壁伤口缝线断裂及组织撕裂；②颅内压剧增，对原有颅内病变者，可致脑出血或脑疝；③血压剧增，致伤口渗血增多，心脏做功增加，甚至诱发心衰。

2. 原因及防治

（1）巴比妥类药麻醉，易诱发咳嗽。

（2）冷的挥发性麻醉药或气管内分泌物刺激，也易引起咳嗽。

（3）浅麻醉下行气管插管、手术直接刺激气管及肺门都可引起咳嗽，应给予足够量肌松药，地西泮及氟哌利多类药对抑制咳嗽反射有良好作用。

（4）胃内容物反流误吸，应插气囊导管，对胃肠病人行胃肠减压。

二、呃逆

呃逆为膈肌不自主的阵发性收缩，手术强烈牵拉内脏或全麻诱导时将大量气体压入胃内均可诱发。呃逆的发生会影响病人通气及手术操作顺利实施以及术后病人休息进食。预防术中呃逆的措施是给予足量肌松药。术后呃逆可用地西泮及氟哌利多类药物，针刺内关穴亦有良效。必要时可试做一侧膈神经阻滞。

三、术后呕吐

术后呕吐是全身麻醉后常见并发症，其发生与病人情况、麻醉用药及手术种类有关。呕吐不仅使病人痛苦，也易致水、电解质及酸碱平衡紊乱，最严重的是误吸，因此应努力避免发生。对术前饱胃及幽门梗阻，应于麻醉前放置胃管使胃排空；对于术后呕吐者，可适当使用止吐药。

四、术后肺感染

1. 原因

（1）雾化器污染。

（2）气管内插管、气管切开以及气管内麻醉，应用通气机时发生肺感染将增加21倍。

（3）反流误吸，肺感染发生率可达20%~25%。

（4）外科手术，以胸部及腹部手术后病人居多，老年、肥胖、慢性阻塞性肺疾病以及长期吸烟者，术后更易发生肺感染。

（5）滥用广谱抗生素或较长期使用激素，可为发生肺感染创造有利条件。

2. 诊断标准

术后肺部感染是指手术后48小时后发病，出现咳嗽、咳痰，或咳嗽的性状改变，并符合下列标准之一者。

（1）发热、肺部啰音，X线检查呈炎性病变。

（2）经筛选的痰液连续两次分离出相同病原菌。

（3）血培养阳性或肺炎并发胸腔渗液经穿刺抽液分离到病原体。

（4）经纤维支气管镜或人工气道吸引采集的下呼吸道分泌物，分离出浓度≥10^5cFu/ml的病原菌，或经环甲膜穿刺吸引物以及经纤维支气管镜刷检物中分离出病原菌。

（5）呼吸道分泌物中检查到特殊病原菌（包括军团菌），或呼吸道分泌物、血清及其他体液经免疫学方法检测证明（如IFA），或有组织病理学证据。

3. 治疗

（1）抗生素　是治疗肺感染的主要手段，治疗效果取决于合理选用抗生素。

（2）免疫治疗　为肺感染病人提供特异性抗体，是一种比较理想的疗法。

（3）支持治疗　为病人提供足够的热量、氨基酸、人体白蛋白及维生素，并维持体液、电解质与酸碱平衡。

第八节　恶性高热

恶性高热又称异常高热，它不是通常麻醉中发生的单纯体温升高，而是指由某些麻醉药激发的全身肌肉强烈收缩、并发体温急剧上升及进行性循环衰竭的代谢亢进危象。

一、发病机制

易感者的骨骼肌细胞膜发育存在缺陷，在诱发药物的作用下，肌细胞内钙离子迅速增加，使肌肉挛缩，产热急剧增加，体温迅速增高。伴有大量乳酸和二氧化碳的产生，出现酸中毒、低氧血症和心律失常等一系列变化。

二、诱发原因及临床表现

容易激发恶性高热的麻醉药主要有吸入性麻醉药和琥珀胆碱等。主要临床表现如下。

（1）术前体温正常，吸入卤族麻醉药或静脉注射去极化肌松药后，体温急剧上升，数分钟即升高 1℃，体温可达 43℃，皮肤斑状潮红发热。

（2）全身肌肉强烈收缩，上肢屈曲挛缩，下肢僵硬挺直，直至角弓反张，肌松药不能使强直减轻，反而使强直加重。

（3）急性循环衰竭，多表现为严重低血压、室性心律失常及肺水肿。

（4）血清肌酸磷酸激酶（CPK）极度升高，并有肌红蛋白尿。

（5）将离体肌肉碎片放入氟烷、琥珀胆碱、氯化钾溶液中，呈收缩反应。

（6）血 $PaCO_2$ 明显增高，pH 及 HCO_3^- 降低。

三、治疗

（1）立即停止麻醉和手术，并以纯氧行过度通气。

（2）迅速用物理降温法降温，直到体温 38℃ 为止。

（3）给 $NaHCO_3$ 2～4mmol/kg 纠正酸中毒及缓解高钾血症。

（4）立即静注丹曲林（dantrolene）2mg/kg，5～10 分钟重复一次，总量可达 10mg/kg，直到肌肉强烈收缩消失、高热下降为止。

（5）将 10 单位常规胰岛素置于 50% 葡萄糖液 50ml 中静脉推注，以缓解高钾血症。

（6）静脉注射甘露醇 0.5kg/kg 或呋塞米 1mg/mg，使尿量超过 2ml/(kg·h)，以防止肌红蛋白尿损伤肾脏。

（7）静脉注射药理剂量的皮质激素，有助于缓解肌强直及降低体温作用。

（8）进 ICU 病室，行进一步加强监测治疗。

四、预防措施

（1）详细询问病史，特别注意有无肌肉病、麻醉后高热等个人及家族史。

（2）对可疑病人尽可能通过术前肌肉活检明确诊断，指导麻醉用药。

（3）对可疑病人应避免使用诱发恶性高热的药物。

（4）麻醉手术过程中除了脉搏、血压、心电图等常规监测外，还用监测呼气末 CO_2 及体温，密切观察病人病情变化。

第一节　气道梗阻

并发症	因素	防治
舌后坠	催眠药、镇静药、镇痛药以及肌松药的应用；合并舌体过大、身材矮胖、颈短、咽喉壁淋巴组织增生以及扁桃体肥大者	最有效的方法是病人头后仰的同时，前提下颌骨，下门齿反咬上门齿。放置口咽通气道或鼻咽通气道及托起下颌可缓解舌后坠造成的气道阻塞
分泌物、浓痰、血液、异物阻塞气道	吸入刺激性的麻醉药；一些肺、鼻咽腔、口腔、唇裂手术病人，也容易出现浓痰、血液及坏死组织堵塞气道或淹没健肺	术前用药应给足量抗胆碱类药；口、鼻、咽腔手术病人，应常规行经鼻腔或口腔内插管；活动牙齿或义齿，应于麻醉前取出
反流与误吸	麻醉诱导时发生气道梗阻；胃膨胀，胃内存积大量空气和胃液或内容物；麻醉诱导辅助呼吸时不适当的高压气流；插管时喉镜对咽部组织的牵扯；病人咳嗽或用力挣扎	择期手术病人应严格禁食、禁饮；对饱胃与高位肠梗阻的病人，应实施清醒插管；一旦发生，应将病人置于头低位，并将头转向一侧，同时将口咽腔及气管内呕吐物和反流物吸出
	临床表现：急性呼吸道梗阻、Mendelson 综合征、吸入性肺不张、吸入性肺炎	

续表

并发症	因 素	防 治
插管位置异常、管腔堵塞、麻醉机故障	导管扭曲、受压、导管插入过深误入一侧支气管、导管插入过浅脱出、管腔被黏痰堵塞；麻醉机螺纹管扭曲、呼吸活瓣启动失灵	首先检查气管导管位置、深度及两肺呼吸音，继之呼吸回路及呼吸活瓣启动情况
气管受压	颈部或纵隔存在肿块、血肿、炎性水肿均可导致气管受压，存在不同程度的呼吸困难	影像学检查有助于确定受压部位和内径大小，插管前认真备好各项插管准备工作，确定最狭窄的部位和内径，选择合适的气管插管，导管插入深度应超过最狭窄部位
口咽腔炎性病变、喉肿物及过敏性喉水肿	口咽腔炎性病变、喉部肿物及过敏性喉头水肿，常有一定程度呼吸困难	应先考虑气管造口术，然后再行麻醉诱导以策安全
喉痉挛与支气管痉挛	多发生于浅麻醉期，其诱发原因是低氧血症、高CO_2血症、口咽部分泌物与反流胃内容物刺激咽喉部、口咽通气道、直接喉镜、气管插管操作等直接刺激喉部均可诱发喉痉挛。浅麻醉下进行手术操作如扩张肛门括约肌、牵拉肠系膜等也可引起反射性喉痉挛	重度者可用粗静脉输液针行环甲膜穿刺吸氧，或静脉琥珀胆碱迅速解除痉挛，然后加压吸氧或立即行气管内插管进行人工通气；避免在浅麻醉下行气管插管和进行手术操作
	支气管平滑肌过度敏感，外来刺激如气管插管、反流误吸、吸痰等都可引起支气管痉挛，在麻醉诱导期间发生支气管痉挛的最常见原因是气管插管的局部刺激；麻醉药物引起的组胺释放也是常见原因	降低气道反应性如戒烟；避免使用诱发气管痉挛的药物；局麻药气管表面麻醉。如发生支气管痉挛，应去除病因、消除刺激因素。对浅麻醉下手术刺激引起的支气管痉挛，需加深麻醉或给肌松药治疗

第二节 呼吸抑制

并发症	因 素	防 治
中枢性呼吸抑制	麻醉药、麻醉性镇痛药；过度通气CO_2排出过多	麻醉药原因适当减浅麻醉；麻醉性镇痛药原因可用纳洛酮拮抗；过度通气原因可适当减少通气量
外周性呼吸抑制	使用肌松药；低钾血症；全麻复合高位硬膜外阻滞	肌松药原因用胆碱酯酶拮抗；低钾血症及时补钾；脊神经阻滞待阻滞作用消失后呼吸可逐渐恢复

第三节 低血压与高血压

并发症	因 素	防 治
低血压	麻醉因素	体液欠缺病人，应根据欠缺情况予以补充；严重贫血病人，应将血红蛋白升至接近正常；心肌缺血者，血压维持在勿使 ST 段及 T 波呈现进一步缺血水平；心肌梗死病人，待 6 个月后再行择期手术；心衰病人应使心衰控制后两周手术；三度房室传导阻滞及病窦综合征病人，放置起搏器；血钾低下努力将血钾升到正常水平；房颤病人，应将心室率维持在 80~120 次/分；长期接受皮质激素治疗病人，术前及术中应加大皮质激素用量。
	手术因素	
	病人因素	

低血压是指血压降低幅度超过麻醉前 20% 或收缩压降低达 80mmHg

续表

并发症	因素	防　治
高血压	麻醉因素 手术因素 病人因素	气管内插管操作或切皮，麻醉深度不够；某些药物作用如氯胺酮；麻醉管理不当，缺氧及 CO_2 蓄积早期；手术因素如颅内手术时牵拉额叶或刺激第 V、IX、X 脑神经；脾切除时挤压脾脏；嗜铬细胞瘤手术探查肿瘤时；一些甲状腺功能亢进、嗜铬细胞瘤等病人，麻醉后可出现难以控制的高血压；术前精神高度紧张的病人，血压可以明显升高。

第四节　心肌缺血

因　素	诊断方法	防　治
心肌缺血危险因素：①冠心病；②高龄；③有外周血管疾病；④高血压；⑤术中长时间低血压；⑥长时间手术；⑦较大手术；⑧手术后贫血	ECG 是诊断心肌缺血简单而常用的方法，心肌缺血的 ECG 表现：①传导异常；②心律失常；③出现 Q 波，R 波进行性降低；④S - T 段压低大于 1mm 或抬高超过 2mm；⑤T 波低平、双向或倒置。	对任何麻醉手术病人，特别是老年、高血压、冠状动脉供血不足病人，力求做到心肌氧供需平衡，努力降低心肌氧耗，增加心肌氧供。麻醉期间除应行 ECG 监测外，还应行必不可少的血流动力学监测，如 MAP、CVP、CO、SVR 及尿量。充分使用阿片类药可降低应激反应，增加心肌利用氧
心肌氧耗增加的原因：①病人精神紧张、恐惧和疼痛增加心肌耗氧；②血压过低或过高；③麻醉药物对心肌收缩力的抑制作用；④麻醉期间氧供不足或缺氧；⑤各种原因引起的心率增速或心律失常。		

第五节　术中知晓、苏醒延迟和术后认知功能障碍

并发症	因　素	防　治
术中知晓	发生术中知晓的常见麻醉方法：氧化亚氮（N_2O）-O_2-肌松药麻醉；芬太尼-地西泮麻醉；硫喷妥钠或硫喷妥钠-氯胺酮麻醉；N_2O-芬太尼麻醉；依托咪酯-芬太尼麻醉；静脉普鲁卡因复合麻醉	术中知晓对病人精神损害较大，应努力予以避免。为避免发生术中知晓麻醉不宜过浅，麻醉医师必须掌握浅麻醉征象。目前认为脑电双频谱分析和脑干听觉诱发电位监测有助于预防术中知晓发生
	概念：苏醒延迟是指停止麻醉后 30 分钟呼唤病人仍不能睁眼和握手，对痛觉刺激亦无明显反应。	首先考虑麻醉药的作用 根据具体情况识别导致苏醒延迟的原因对症处理。加大通气量使吸入麻醉药尽快呼出；给新斯的明拮抗去极化肌松药的作用；因静脉麻醉药导致中枢神经严重抑制者，不宜应用大量中枢神经兴奋剂催醒
苏醒延迟	麻醉药影响：术前用药；长时间吸入全麻药；过量使用麻醉性镇痛药；肌松药过量 呼吸抑制：低 CO_2 血症；高 CO_2 血症；低钾血症；输液逾量；手术并发症；严重代谢性酸中毒；术中长期低血压、低体温病人；术前有脑血管疾患病人	根据 SpO_2、$P_{ET}CO_2$、血气分析、血电解质及肌松监测情况分析呼吸抑制的原因

并发症	因素	防治
术后认知功能障碍	概念：老年人手术后出现中枢神经系统并发症，表现为精神错乱、焦虑、人格的改变以及记忆受损。这种手术后人格、社交能力及认知功能和技巧的变化称为术后认知功能障碍，表现为手术后记忆力和集中力下降的智力功能的退化。 临床表现：主要为精神症状，通常发生于术后4天，常于夜间首次发病表现为病人定向障碍，焦虑，不少病人有相同的前驱症状 术后认知功能障碍常常是多种因素协同作用的结果：易发因素和促发因素	预防：麻醉医师术前访视需向病人及家属讲明老年病人可能发生术后认知功能障碍以便及早发现及时处理；术前尽可能调整病人全身状况，补充多种维生素；麻醉前用抗胆碱能药物，可选择格隆溴铵或丁溴东莨菪碱代替氢溴东莨菪碱；术中注意监测血压，血氧饱和度，维持循环稳定，及时预防和处理低氧血症 治疗：要求早期诊断和治疗主要病因。注意营养、液体、电解质平衡和加强心理支持。仅少数病人需要药物治疗以缓解痛苦和防止自伤；老年病人应注意镇静过度和呼吸抑制
术后躁动	概念：术后躁动是指病人手术后由于意识障碍导致的精神与运动兴奋的一种暂时状态。临床表现：表现为喊叫、四肢躯干乱动、挣扎、起床等；不能配合医护人员，甚至对抗治疗；试图拔除身上的各种监护或治疗导管；定向能力障碍 危害：使医护人员及其他病人不安；较高的交感神经系统活动增加循环系统并发症和内出血的概率；体动挣扎危及各种医疗固定物与导管造成伤口裂开、出血、窒息等意外或手术失败；意外伤害，包括病人的自伤和对他人的伤害 影响因素：年龄；术前脑功能障碍；种族文化以及个体人格差异；长期用药；术前用药；肌松药残留作用；手术方式；体位；有害刺激；制动不恰当；呼吸、循环功能障碍；代谢紊乱；中枢神经系统并发症	预防：维持合适的麻醉深度、充分的术后镇痛、呼吸循环稳定以及避免不良刺激可明显减少或避免术后躁动 处理：若原因较为明确，应立即予以消除，如病人不能耐受气管导管，则应尽快拔除。对可能的原因去除后躁动仍持续或原因不明的病人，若无呼吸循环紊乱和低氧血症可适当使用镇静催眠药，若呼吸循环不稳定则切忌使用

第六节 体温升高或降低

并发症	因素	预防
低体温	概念：当中心体温低于36℃时，即称为体温降低或低体温 诱因：手术室温度低于21℃；手术室层流通气设备使对流散热由正常的12%上升到61%；术中输入大量冷的液体；术中内脏暴露时间长及用冷溶液冲洗腹腔或胸腔；全身麻醉药对体温调节中枢的抑制作用 低体温的影响：使麻醉药及辅助麻醉药作用时间延长；出血时间延长；使血液黏稠度增高，影响组织灌注；如寒战反应，可使组织耗氧增多	手术室温度应维持于24~26℃，相对湿度40%~50%，冷的输液剂及冲洗液在使用时应加温，采用吸入麻醉和控制呼吸时，应采用循环紧闭回路

续表

并发症	因素	防治
体温升高	概念：当中心温度高于 37.5℃ 即为体温升高，也称为发热。按发热程度可分为：①低热（口腔温度 37.5~38℃）；②高热（38~41℃）；③超高热（41℃以上） 诱因：室温超过 28℃，且湿度过高；无菌单覆盖过于严密，妨碍散热；开颅手术在下视丘附近操作；麻醉前用药给阿托品量大，抑制出汗；输血输液反应；采用循环紧闭法麻醉，钠石灰可以产热，通过呼吸道使体温升高 体温升高的影响：体温每升高 1℃，基础代谢增加 10%，需氧量也随之增加；高热时常伴有代谢性酸中毒、高血钾及高血糖；体温升高到 40℃ 以上时，常导致惊厥	严格控制手术室内温度勿超过 26℃；一旦发现体温升高，立即用冰袋等物理降温措施降温；麻醉期间常规监测中心体温变化

第七节　咳嗽、呃逆、术后呕吐、术后肺感染

并发症	因素	防治
咳嗽	咳嗽的不良影响：①腹内压剧增，当行腹腔内手术时，可使内脏外膨、胃内容物反流和已经缝合的腹壁伤口缝线断裂及组织撕裂；②颅内压剧增，对原有颅内病变者，可致脑出血或脑疝；③血压剧增，致伤口渗血增多，心脏做功增加，甚至诱发心衰	原因及防治：巴比妥类药麻醉，易诱发咳嗽；冷的挥发性麻醉药或气管内分泌物刺激，也易引起咳嗽；浅麻醉下行气管插管、手术直接刺激气管及肺门都可引起咳嗽，应给足够量肌松药，地西泮及氟哌利多类药对抑制咳嗽反射有良好作用；胃内容物反流误吸，应插气囊导管，对胃肠病人行胃肠减压
呃逆	呃逆为膈肌不自主的阵发性收缩，手术强烈牵拉内脏或全麻诱导时将大量气体压入胃内均可诱发。呃逆的发生会影响病人通气及手术操作顺利实施以及术后病人休息进食	预防：术中呃逆的措施是给足量肌松药。术后呃逆可用地西泮及氟哌利多类药物，针刺内关穴亦有良效。必要时可试做一侧膈神经阻滞
术后呕吐	术后呕吐是全身麻醉后常见并发症，其发生与病人情况、麻醉用药及手术种类有关	对术前饱胃及幽门梗阻病人，应于麻醉前放置胃管使胃排空；对于术后呕吐，可给适当使用止吐药
术后肺感染	概念：术后肺部感染是指手术后 48 小时后发病，出现咳嗽、咳痰，或咳嗽的性状改变 感染原因：雾化器污染；气管内插管、气管切开以及气管内麻醉；反流误吸；胸部及腹部手术、老年、肥胖、慢性阻塞性肺疾病以及长期吸烟者；滥用广谱抗生素或较长期使用激素 诊断（符合以下标准之一者）：①发热、肺部啰音，X 射线检查呈炎性病变；②经筛选的痰液连续两次分离出相同病原菌；③血培养阳性，或肺炎并发胸腔渗液经穿刺抽液分离到病原体；④经纤维支气管镜或人工气道吸引采集的下呼吸道分泌物，分离出浓度 $\geq 10^5$ cFu/ml 的病原菌，或经环甲膜穿刺吸引物以及经纤维支气管镜刷检物中分离出病原菌；⑤呼吸道分泌物中检查到特殊病原菌（包括军团菌），或呼吸道分泌物、血清及其他体液经免疫学方法检测证明（如 IFA），或有组织病理学证据	治疗：①抗生素，是治疗肺感染的主要手段，治疗效果取决于合理选用抗生素；②免疫治疗，为肺感染病人提供特异性抗体，是一种比较理想的疗法；③支持治疗，为提供足够的热量、氨基酸、人体白蛋白及维生素。并维持体液、电解质与酸碱平衡

第八节　恶性高热

恶性高热	诱因：容易激发恶性高热的麻醉用药有氟烷、甲氧氟烷、琥珀胆碱、氯丙嗪、利多卡因及布比卡因等 临床表现：体温急剧上升；全身肌肉强烈收缩；急性循环衰竭；血清肌酸磷酸激酶（CPK）极度升高；离体肌肉碎片放入氟烷、琥珀胆碱、氯化钾溶液中，呈收缩反应；$PaCO_2$ 明显增高，PH 及 HCO_3^- 降低	治疗：立即停止麻醉和手术，并以纯氧行过度通气；迅速用物理降温法降温；给 $NaHCO_3$ 2～4mmol/kg 纠正酸中毒及缓解高钾血症；立即静注丹曲林（dantrolene）2mg/kg，5～10 分钟重复一次，总量可达 10mg/kg；将 10 单位常规胰岛素置于 50% 葡萄糖液 50ml 中静脉推注；静注甘露醇 0.5mg/kg 或呋塞米 1mg/kg，使尿量超过 2ml/（kg·h）；静注药理剂量的皮质激素，有助于缓解肌强直及降低体温作用；进 ICU 病室，行进一步加强监测治疗。 预防：详细询问病史；可疑病人尽可能通过术前肌肉活检明确诊断；可疑病人应避免使用诱发恶性高热的药物；监测呼气末 CO_2 及体温，密切观察病人病情变化。

（邸立超　黄立宁）

第十四章 麻醉、手术期间病人的监测

临床麻醉监测是在临床麻醉活动过程中，通过医疗设备对病人生命指标及生理参数进行的物理检测或化学检验，以数据或图像的形式呈现出来，为临床医师诊断和治疗提供依据的一门技术。

基本监测和扩展监测

基本监测	扩展监测
所有病人（无论轻症还是重症）	长时间、复杂大手术
必须连续进行的常规监测方法	高危病人手术
主要包括：氧合、呼吸、循环和体温	用于调整或补充的监测项目

注：基本和扩展不是绝对的，对于特定病人的实际需要，有些扩展监测就成了基本监测（如体外循环时 ACT）；或随着医学及相关学科的发展，有些扩展监测可能会被重新定义为基本监测。

一、氧合监测

基本监测	扩展监测
定性临床体征	动脉血氧饱和度和动脉血氧分压
吸入氧浓度	混合静脉血氧饱和度和中心静脉血氧饱和度
脉搏血氧饱和度	氧合指数
	其他（区域组织氧合、动脉血氧含量、氧供和氧耗、氧摄取率、肺内分流等）

（一）基本监测

（1）定性临床体征皮肤、指甲或黏膜颜色以及手术野血液颜色，辅助判断组织氧合状态。

（2）吸入氧浓度（FiO_2）吸入气中的氧浓度。

根据吸入氧流量粗略计算吸入氧浓度：FiO_2（%）= 21 + 4 × 氧流量（L/min）

氧流量与吸入氧浓度对照表

流量（L/min）	0	1	2	3	4	5
氧浓度（%）	21	24~25	28~29	32~33	36~37	40~41

（3）脉搏血氧饱和度（SpO_2）　通过脉搏血氧饱和度仪经皮测得，无创、连续、可估计动脉血氧饱和度值；是临床最常用的连续评价氧合功能的常用指标，可间接反映呼吸功能状态。

正常 $SpO_2 \geq 95\%$；SpO_2 90% ~94% 为失饱和状态；$SpO_2 \leq 92\%$ 为低氧血症，必须进行氧疗。

意义：目前临床上广泛应用无创的 SpO_2 监测代替有创的动脉血氧分压（arterial partial pressure of oxygen，PaO_2）和动脉血氧饱和度（arterial blood oxygen saturation，SaO_2）监测，即使是危重病人，SpO_2 与 SaO_2 之间也

具有良好的相关性。

依据氧解离曲线，SpO_2 和 PaO_2 在 60～100mmHg 范围内相关性很好，能连续、可靠地反映机体的氧合状态，是诊断低氧血症的高特异性无创指标；由于人体代偿机制的存在，当 $PaO_2 \geqslant 100mmHg$ 时，SpO_2 与 PaO_2 的相关性差，不能及时反映氧分压的变化，也不能及时反映组织氧利用障碍。

某些因素（低温、低血压等）会影响 SpO_2 监测的准确性，因此，在有组织氧利用障碍风险的病人中，需结合其他监测指标（如混合静脉血氧饱和度）对组织氧供和氧耗的平衡进行综合评估。

（二）扩展监测

1. 动脉血氧分压和动脉血氧饱和度

PaO_2 指物理溶解在动脉血浆内的氧所产生的分压，不仅反映了血浆中溶解的氧量，而且可影响与血红蛋白结合的氧量，是决定氧运输量的重要因素，反映肺换气和血液携氧能力的综合指标，是判定低氧血症的唯一指标。SaO_2 指动脉血中被氧合血红蛋白所占的百分比，正常值为 95%～99%。

健康人在海平面呼吸空气时，PaO_2 正常值为 80～100mmHg。

根据氧解离曲线，当 PaO_2 为 60mmHg 时，SaO_2 为 90%，为正常人体可耐受的 PaO_2 最低限。PaO_2 与 SaO_2 之间具有良好的相关性。

2. 混合静脉血氧饱和度（S_VO_2）和中心静脉血氧饱和度（$S_{CV}O_2$）

	S_VO_2	$S_{CV}O_2$
血样来源	全身所有静脉血的混合血，肺动脉部位	腔静脉内或右心房
正常值	60%～80%	70%～80%
联系	二者分别是对全身和血液回流对应区域氧供与氧耗之间平衡关系的总体反映指标。二者均受肺气体交换、心排血量、血红蛋白浓度和氧耗的影响，在临床上变化趋势基本相同，故 $S_{CV}O_2$ 可代替 S_VO_2 进行评估	
	监测 $S_{CV}O_2$ 或 S_VO_2 能够在病程早期判断和治疗潜在的组织缺氧，升高提示氧供增加和（或）氧耗减少，降低提示氧供减少和（或）氧耗增加	

3. 氧合指数

氧合指数 = PaO_2（mmHg）/FiO_2（%），正常值：>300。

氧合指数是 ARDS 的主要量化诊断标准，按病情轻重分三类。

（1）轻度 ARDS　200 < 氧合指数 < 300。

（2）中度 ARDS　100 < 氧合指数 ≤ 200。

（3）重度 ARDS　氧合指数 ≤ 100。

4. 其他指标

区域组织氧合监测，采用近红外光谱（near-infrared spectroscopy，NIRS）技术直接进行局部组织氧合无创监测，如脑皮层氧饱和度监测；动脉血氧含量（CaO_2）、氧供和氧耗、氧摄取率、肺内分流率等，均从不同角度对机体氧合状况进行评价。

二、呼吸功能监测

基本监测	扩展监测
自主呼吸下呼吸运动的监测	肺通气功能监测及呼吸力学的监测
机械通气下肺通气功能监测及呼吸力学的监测	动脉血二氧化碳分压
容量监测	呼气末二氧化碳分压和呼出气二氧化碳波形描记图

续表

基本监测	扩展监测
潮气量和呼吸频率	气道阻力
无效腔量/潮气量	肺顺应性
每分通气量和肺泡通气量	压力-容量环、流速-容量环、呼吸功
压力监测	肺换气功能监测
吸气峰压	动脉血氧分压
平台压	肺泡气-动脉血氧分压差
呼气末压力	吸入和呼出特殊气体浓度
	呼出气体波形分析
	小气道功能

（一）基本监测

1. 自主呼吸下呼吸运动的监测

胸部听诊和叩诊、呼吸频率测算、通过气道通畅度评估胸廓起伏幅度、通过呼吸囊运动进行呼出容积测定等。

2. 机械通气下肺通气功能监测及呼吸力学的监测

（1）容量监测

监测项目	潮气量（V_T）和呼吸频率（RR）	无效腔量/潮气量（V_D/V_T）	每分通气量（V_E）	肺泡通气量（V_A）
定义	V_T是指平静呼吸时，每次吸入或呼出的气体量	无效腔量（V_D）是指潮气量中没有参加气体交换的气体量	V_E是指在静息状态下每分钟吸入或呼出气体的总量 $V_E = V_T \times RR$	V_A是指每分钟吸入肺泡的新鲜气量，是真正用于更新气体交换的气体量 $V_A = (V_T - V_D) \times RR$
正常值	正常自主呼吸时，V_T为5~7ml/kg，RR为10~15次/分	0.2~0.3，可以反映通气效率	成年男性约6.6L，成年女性约5.0L	由于无效腔量的存在，VA < VE
意义	V_T和RR是肺内气体更新的主要参数，V_D是影响通气效率的重要参数。当V_T不足时，若V_D不变，V_D/V_T值升高，V_E和V_A下降，V_A相对下降幅度更大，为了保证V_A量（即为了维持$PaCO_2$在正常范围内），可通过适当提高RR代偿；当V_T下降幅度达到$V_D/V_A = 0.6$时，提高RR将不能保证V_A的量，通气效率下降，同时呼吸做功增加			

（2）压力监测

监测项目	吸气峰压（P_{pk}）	平台压（P_{plat}）	呼气末压力
定义	指呼吸周期中气道内达到的最高压力	为吸气末到呼气开始前气道内压力	为呼气末至吸气开始前肺内平均压力
正常值	在肺顺应性正常的病人应低于$20cmH_2O$ 一般限制峰压在$35cmH_2O$以下	9~13cmH_2O，维持时间约占整个呼吸周期的10%	自主呼吸情况下理论上为零
意义	吸气峰压与气道阻力和胸、肺顺应性有关，P_{pk}过高可导致气压伤，导致肺泡、气道损伤甚至气胸和纵隔气肿	平台压时，肺内各处压力相等，且无气流，能真正反映肺泡内的最大压力，在潮气量不变的情况下，P_{plat}只与胸肺顺应性有关，可用于计算静态肺顺应性，P_{plat}过高和吸气时间过长可增加肺循环的阻力	在机械通气和人工控制通气中可以分别或同时对吸气期和呼气期的气道压力进行设定，如呼气末正压（PEEP）或持续气道正压（CPAP），此时呼气末压按设定值提升

（二）扩展监测

1. 肺通气功能监测及呼吸力学的监测

（1）动脉血二氧化碳分压（$PaCO_2$） 是血液中物理溶解的 CO_2 分子所产生的分压，可通过采集动脉血或血管内电极连续测定，是反映肺通气功能的可靠指标。正常值为 35~45mmHg。

（2）呼气末二氧化碳分压（$P_{ET}CO_2$）和呼出气二氧化碳波形描记图 $P_{ET}CO_2$ 监测具有直观、无创、简便、快速等特点，是全身麻醉常用的监测项目之一，ASA 也推荐在保留自主呼吸的中度和深度镇静情况下尽量使用 $P_{ET}CO_2$ 结合临床体征监测呼吸状态。把病人呼气末 CO_2 采集到红外线分析仪或质谱仪以主气流或旁气流的形式连续测定 $P_{ET}CO_2$ 即可获得呼出气 CO_2 波形描记图，通过数据和图形可以提供有关肺通气功能、肺换气功能、肺血流变化、机体代谢功能等诸多信息。正常值为 35~40mmHg（均值 38mmHg）。

$P_{ET}CO_2$ 增高的原因包括 CO_2 生成和肺转运增加（如代谢率增加、给予碳酸氢钠）、每分钟肺泡通气不足（如低通气、COPD）、设备故障（如重复吸入、二氧化碳吸收不足、回路漏气导致通气不足、活瓣故障）等。

$P_{ET}CO_2$ 降低的原因包括 CO_2 生成和肺转运降低（如低体温以及麻醉过深、大量失血、心搏骤停和肺栓塞等导致肺循环低灌注情况）、过度通气、设备故障（如呼吸回路断开、气管导管套囊周围漏气、导管异位、回路梗阻、采样管采样不足）等。

$PaCO_2$、$P_{ET}CO_2$ 和呼出气 CO_2 之间关系。

$PaCO_2$ 是衡量肺泡有效通气量的最佳指标。与 O_2 相比，CO_2 的弥散能力更强，肺泡毛细血管中的 CO_2 可迅速通过呼吸膜进入肺泡内，并保持动态平衡。而呼气期末呼出的 CO_2 浓度与肺泡 CO_2 浓度最接近，因此 $P_{ET}CO_2$ 可反映 $PaCO_2$，一般 $P_{ET}CO_2$ 较 $PaCO_2$ 低 3~5mmHg。呼出气中 CO_2 浓度能反映肺通气、肺血流和组织有氧代谢情况，可动态监测人工气道的定位、完整性以及心排血量。

（3）气道阻力（Raw） 是指气体流经呼吸道时由气体分子间及气体分子与气道壁之间产生的摩擦力，可用单位时间内一定量的气体进入肺泡所需的压力差表示。如果通气机内附有气体流量仪时可直接测得气体流量，按 Raw =（Ppk – Pplat）/气体流量。Raw 生理正常值为 1~3cmH_2O/（L·s）。

（4）肺顺应性（CL） 是指单位跨肺压改变时所引起的肺容量的变化，反映胸腔压力改变对肺容积的影响，分为静态肺顺应性和动态肺顺应性。

（5）压力 – 容量环（P – V 环）、流速 – 容量环（F – V 环）、呼吸功等。

2. 肺换气功能监测

（1）动脉血氧分压 是反映肺换气和血液携氧能力的综合指标。

（2）肺泡气 – 动脉血氧分压差 [$P_{(A-a)}O_2$] 是指肺泡气和动脉血之间的氧分压差值，健康年轻人吸空气时，$P_{(A-a)}O_2$ 正常值为 5~10mmHg，随 F_iO_2 浓度和年龄增加而增加，吸纯氧时为 25~75mmHg。影响 $P_{(A-a)}O_2$ 的主要因素有解剖分流、通气灌注比例失调及肺泡 – 毛细血管屏障的弥散障碍。当 F_iO_2 和通气量不变时，是衡量通气血流匹配情况、肺气体弥散功能及肺内分流的重要参数。

$P_{(A-a)}O_2$ 是判断肺换气功能的重要指标。肺血流降低（如肺栓塞、心搏骤停）、功能残气量增加（如 PEEP 的使用、高频率低潮气量通气）等导致通气血流比值增加的因素可使 $P_{(A-a)}O_2$ 数值增大。

（3）吸入和呼出特殊气体浓度 如监测吸入麻醉药、监测以气体形式呼出的体内代谢产物等。

（4）呼出气体波形分析 如呼出气 CO_2 波形描记图分析等。

（5）小气道功能 闭合气量、最大呼气流量 – 容积曲线、动态肺顺应性（频率依赖性肺顺应性）监测等。

三、循环监测

基本监测	扩展监测	基本监测	扩展监测
心电图	直接动脉内压力	失血量	心排血量
血压	中心静脉压	其他	经食管超声心动图
脉搏	肺动脉压		微循环

循环状态的监测，实质上是对循环容量和循环血量、心脏电活动和机械活动、血管系统的压力和微循环灌注所形成的外周阻力三个方面的监测，通过监测所获得的信息对上述三方面进行调整以期获得三者最佳适配。不同的监测指标都是对循环状态的某个侧面的反映，因此，应当将这些指标综合运用，合理诠释。

（一）基本监测

1. 心电图（ECG）

ECG 主要有两种功能：监测和诊断。

（1）优点　持续心电图显示提供心脏泵电活动的信息，包括心肌缺血、传导或节律的信息，其意义在于监测麻醉期间可能出现的各种心律失常和心肌缺血或梗死的发生和发展，监测心脏起搏器或植入除颤器的功能等，因此，ECG 目前仍是监测心肌缺血和心律失常的金标准。

（2）缺点　心电图不能反映心排血量和血流动力学改变，也不能替代其他循环功能监测手段。

（3）ECG 监测系统　主要包括标准的和改良的 12 导联、三电极和五电极系统监护模式等。常用的 ECG 监测导联有标准 II 导联和胸导联。标准 II 导联的 P 波最明显，它和 V_1 导联有助于发现和鉴别心律失常；$V_3 \sim V_5$ 尤其是 V_5 导联主要监测 ST 段，适合心肌缺血的监测。

2. 无创血压（NIBP）（间接法血压监测）

血压是最普遍的评价心血管系统的方法，与心排血量（cardiac output，CO）和体循环阻力（SVR）相关。NIBP 监测是临床最简便的血压测量方法之一，可间接反映病人的心血管状况。

（1）测量工具　血压计（人工血压计和电子血压计）。

麻醉中多采用电子血压计来自动测量血压，一般的多功能监护仪都带有可调节测压间隔时间（原则上监测间隔时间应不超过 5 分钟）的血压监测功能。

（2）缺点　间接法测得的血压数值受多因素干扰，测量时间较长，敏感性和特异性均不能满足围术期血压波动较大且迅速病人围术期循环监测的需要，只适用于轻症病人。

3. 脉搏

脉搏触诊（手指触摸桡动脉、股动脉、颈动脉或颞浅动脉等浅表动脉血管的搏动来了解脉搏的频率、强弱和节律）及 SpO_2 对脉搏波波动的监测（多功能监护仪通过指脉搏血氧仪、心电图监测仪来监测）可为心脏泵的机械活动和组织灌注提供间接的信息。

4. 失血量

失血量累计到一定程度会引发器官灌注不足和血红蛋白携氧能力不足；皮肤口唇颜色、心电图、血红蛋白和红细胞压积（HCT）测定、凝血功能测定和心功能测定等能从多方面多角度反映失血量对组织器官功能的影响。

方法包括引流量和辅料吸收量总和测定法、红细胞比容测定计算法和血红蛋白含量测定计算法。

浓缩红细胞的需要量可结合失血量，通过如下公式进行粗略估算：

$$浓缩红细胞需要量（ml）=（HCT 预测值 - HCT 实测值）\times 70 \times 体重（kg）/0.6$$

5. 其他

SpO_2 波形、心音听诊、颈外静脉充盈度、四肢皮肤黏膜色泽和温度等都是重要的心泵功能、体循环和微循环灌注评估体征，虽相对粗略、不敏感，但在临床上也是必不可少的监测手段。

（二）扩展监测

1. 直接动脉内压力/有创动脉压（ABP）（直接法血压监测）

ABP 是把动脉穿刺导管置入动脉内通过压力延长管直接测量动脉压。

（1）优点　精确、敏感，提供持续的、每搏读数的动脉血压和波形，包括实时测量收缩压、舒张压和平均动脉压，在早期发现术中低血压方面优于 NIBP。ABP 是可靠的循环监测指标，是指导心脏手术中调控血压的金标准方法，也为血气分析采集血样提供便利。

（2）缺点　是一种有创的监测方法，穿刺血管可能会发生末梢缺血、假性动脉瘤、动静脉瘘、局部出血、血肿形成、感染、动脉栓塞形成、外周神经损伤等并发症。

（3）穿刺部位　最常用桡动脉和足背动脉，此外，尺动脉、肘动脉、腋动脉、股动脉、颞浅动脉等也可用于动脉穿刺置管。

（4）Allen 试验　桡动脉穿刺前一般需行 Allen 试验，以判断尺动脉循环是否良好，是否会因桡动脉插管后阻塞或栓塞而影响手部的血流灌注。方法：将穿刺侧前臂抬高，用双手拇指分别摸到桡、尺动脉后，让病人做 5～7 次握拳和松拳动作，接着拇指压迫阻断桡、尺动脉的血流，待手部变白后将前臂放平，解除对尺动脉的压迫，观察手部转红时间，正常时间为 5～7 秒，平均 3 秒。时间 8～15 秒为可疑，大于 15 秒系供血不足，一般大于 7 秒为 Allen 试验阳性，不宜选用桡动脉穿刺。

2. 中心静脉压（CVP）

中心静脉是指上腔静脉或下腔静脉近右心房入口处的压力或右心房压力。

（1）临床意义　评估循环血容量（右心室前负荷、静脉回心血量）及右心射血功能（回心血量的排出能力），用于术中调控与右心功能相匹配的血管内容量，不能反映左心功能。CVP 正常范围为 4～12cmH$_2$O（3～9mmHg）。低于 4cmH$_2$O（3mmHg）表示循环血量可能不足；高于 12cmH$_2$O（11.5mmHg）提示可能存在右心功能不全或容量超负荷。

（2）常用穿刺径路　颈内静脉和锁骨下静脉是最常用部位，此外，股静脉、颈外静脉等也可用于中心静脉压监测。

（3）CVP 零点设定　取仰卧位时，床头抬高 45°～60°，以使头部轴线和躯干部轴线重叠，换能器位置与胸廓前后径中点 – 腋中线第四肋间水平（右心房水平）一致；取侧卧位时，换能器放置于右第四肋间胸骨右缘水平。

（4）进行容量负荷试验（补液试验）引起的 CVP 数值变化可以进一步确证右心功能、循环血容量和肺血管阻力之间的相互关系。

CVP 与心功能的关系及处理

CVP	血压	原因	处理原则
低	低	血容量严重不足	充分补液
低	正常	血容量不足	适当补液
高	低	心功能不全或血容量相对过多	强心、利尿、纠正酸中毒、舒张血管
高	正常	容量血管过度收缩	舒张血管
正常	低	心功能不全或血容量不足	强心、补液试验

液体负荷试验（补液试验）　等渗盐水 200～250ml，于 5～10 分钟内经静脉注入。如血压升高而 CVP 不

变，则提示容量不足；如血压不变而 CVP 升高 3 ~ 5cmH$_2$O，则提示右心功能不全。

3. 肺动脉压（PAP）

经皮穿刺后将特殊的尖端带气囊的肺动脉导管（PAC，又称 Swan – Ganz 导管、漂浮导管）经腔静脉到右心房，在气囊注气的状态下，导管随血流"漂浮"前进，经右心室、肺动脉及肺小动脉处，可相应依次直接测定右房压（RAP）、右室压（RVP）、肺动脉收缩压（PASP）、肺动脉舒张压（PADP）、肺动脉平均压（PAP）、肺动脉楔压（PAWP）等多种有关右心、肺动脉及其分支的压力，还可直接连续监测 PAP、右心室射血分数（RVEF）、右心室舒张末期容积（RVEDV）、S$_v$O$_2$ 和 CVP，以及心脏各部位的血氧饱和度，计算血氧含量，判断心腔和大血管间是否存在分流和畸形。

把 PAC 导管与特殊的仪器连接，还可以测定心排血量，并通过计算心内分流量、全身血管和肺血管阻力、氧转运量和氧消耗量等，来评价心、肺功能和病变的严重程度。

依靠 PAC 导管进行的各项指标测定是对心脏病和休克病人进行诊断和治疗、观察病情和评估疗效较为准确的方法之一。

（1）肺动脉压 在呼气相测定的数值较为准确，正常值为 15 ~ 28mmHg/8 ~ 15mmHg，平均肺动脉压（MPAP）为 10 ~ 25mmHg，动态下若 MPAP 超过 30mmHg，即可诊断为肺动脉高压。

（2）肺小动脉处测得的压力即为 PAWP 由于左心房和肺静脉之间不存在瓣膜，左心房压可逆向经肺静脉传至肺毛细血管。因此，如无肺血管病变，PAWP 可反映肺静脉压、左房压；如无二尖瓣病变，PAWP 可反映左心室舒张末期压力（LVEDP），可帮助判断左心室的前负荷。正常值范围为 6 ~ 12mmHg。当 PAWP 为 18 ~ 20mmHg 时，肺开始充血；21 ~ 25mmHg 时，肺出现轻至中度充血；26 ~ 30mmHg 时，肺出现中至重度充血；PAWP > 30mmHg 则会发生肺水肿。

通过 PAWP 估计肺循环状态和左心室功能，可用以鉴别心源性或肺源性肺水肿，判定血管活性药物的治疗效果，诊断低血容量以及判断输血、输液效果等。

4. 心排血量（CO）

CO 指心脏每分钟泵至周围循环的血量，可反映整个循环系统的总体功能状况，与心脏机械做功（心肌收缩力）、循环容量（前负荷）和外周阻力（后负荷）密切相关。CO = SV（每搏量）× HR（心率）。

心指数（CI，CO/体表面积）即每平方米体表面积的心排血量，是由 CO 衍生出来的指标。

静息状态下，SV 的正常范围是 60 ~ 90ml，CO 的正常范围是 4 ~ 6L/min；CI 正常范围 2.5 ~ 3.5L/（min · m^2）。

CO 监测方法包括依赖于 PAC 的有创测量法和非依赖于 PAC 的无创测量法。

（1）依赖于 PAC 的有创测量法 热稀释法、Fick 测量法和染料稀释法，其中热稀释法是临床上可靠且重复性好的 CO 测定金标准方法。

（2）非依赖于 PAC 的无创测量法 食管内超声多普勒法、胸部生物电阻抗法、Fick 部分 CO$_2$ 重复吸入法和脉搏波形测量法等。

5. 经食管超声心动图（TEE）

TEE 是用特殊的超声探头置入食管，通过超声心动图来判断心脏功能的一种监测技术。通过标准化切面的观察和测量，提取病人的心血管形态和功能特征（如心脏充盈的程度等），从形态和功能两个方面评估心脏和大血管。TEE 监测可早期发现心肌缺血，是心脏麻醉常规监测的项目。

6. 微循环

胃黏膜 pH、无创的红外光谱组织氧饱和度监测等。

四、其他系统功能监测

（一）基本监测

1. 肾功能 – 尿量

尿量与有效循环血量和微循环灌注有关，可在一定程度上反映肾脏及内脏的器官灌注情况。

术中成人尿量应维持在 $0.5 \sim 1.0 \text{ml/}(\text{kg} \cdot \text{h})$ 以上，小儿尿量应维持在 $0.8 \text{ml/}(\text{kg} \cdot \text{h})$ 以上，必要时测定尿比重。

2. 体温

中心温度正常为36℃以上，大量随机试验已证实，即使体温降低 $1.5 \sim 2.0℃$，也会引起心脏不良事件发生率和伤口感染率增加3倍，凝血功能障碍、延长麻醉恢复时间以及增加住院时间等不良反应。

基本监测	扩展监测
肾功能 – 尿量	神经系统
体温	麻醉深度
神经肌肉传递功能	神经电生理功能
	脑氧
	颈静脉球部血氧饱和度
	局部脑氧饱和度
	脑组织氧分压
	其他神经系统监测
	体液、电解质平衡和酸碱平衡监测
	凝血系统功能监测

一般以皮肤、直肠或膀胱、食管、鼓膜和鼻咽部为主要测定部位，分别代表体表、低灌注器官、核心温度和大脑温度。

3. 神经肌肉传递功能

许多研究证实，对神经肌肉功能恢复的常规临床体征评价，如观察腹肌的紧张度、抬头试验、握手试验、睁眼试验和吸气负压试验等，缺乏科学的、量化的依据，并不能排除一些明显的残余肌松作用，而神经刺激仪可通过评估肌肉对量化的神经刺激的反应，确定神经肌肉传递功能状态。

神经刺激仪的种类和刺激方式很多，临床上常用的刺激方式是四个成串刺激（train – of – four，TOF）。

当 TOF 比率（T_4/T_1）<25%，此时的肌松程度能满足手术要求；75% < TOF 比率 <90%时，必须采用胆碱酯酶抑制剂拮抗肌肉松弛药的残余作用使得 TOF 比率≥90%；TOF 比率≥90%，可作为拔出气管导管的指征。

TOF 值测定虽然目前还没有确定为临床基本肌松监测的内容，但在临床肌松状态需严密监控的高危（如高龄、重症肌无力、高危气道等）病人中，TOF 值监测就可以成为基本监测的内容，以保证病人得到最佳治疗。

（二）扩展监测

1. 神经系统

围麻醉期神经系统监测的目的是监测镇静深度和意识状态，预防术中知晓，避免麻醉过深；改善脑灌注和脑血流，预防继发的脑损害；神经系统病灶精确定位切除手术中的神经功能区定位。

（1）麻醉深度　以自发脑电和诱发脑电为基础的神经电生理功能监测指标及其衍生指标是反映麻醉深度的主要数据来源，包括脑电双频指数（BIS）、病人安全指数（PSI）、Narcotrend 指数、熵。

以自发脑电活动为基础衍生的脑电双频指数是目前已知最能降低术中知晓发生率的麻醉深度监测指标，BIS 把麻醉深度（实际上是镇静深度）进行了量化处理，其监测范围 $0 \sim 100$，数值越小，麻醉深度越深，反之亦然。BIS 能较准确地监测麻醉诱导、手术切皮、手术进行中的麻醉深度，同时也可监测病人镇静水平和苏醒程度等。通常认为全身麻醉状态下术中的 BIS 值维持在 $40 \sim 60$ 之间为适宜的麻醉深度。

麻醉深度监测结果与麻醉深度的相关性受体温、组织灌注、血氧水平和通气、麻醉药物（如氯胺酮、右美托咪啶、一氧化氮等）、血压、脑压以及神经系统自身的功能状态的影响，因此，在临床上还要结合病人术中的血压、心率、呼吸幅度和节律、眼征、肌肉松弛程度等表现进行综合分析和判断麻醉深度。

(2)神经电生理功能

1)脑电图　主要用于监测大脑皮层灰质神经元兴奋性和抑制性突触后电位的总合,反映大脑皮质的总体功能状态,如昏迷深度、瘫痪或使用肌松剂病人的癫痫发作及诊断脑死亡。

2)感觉诱发电位(SEP)和运动诱发电位(MEP)联用　可以评价病人的特定神经区域变化,更多反映实施外周刺激后脊髓水平的变化。

3)肌电图(EMG)　用于评价支配某一肌群的神经根的损伤。

神经电生理功能同样不同程度地受到各种生理参数和麻醉药物的影响,因此,临床上一般主要用于术中唤醒麻醉下重要脑功能区的术中监测。

(3)脑氧

1)颈静脉球部血氧饱和度($SjvO_2$)　颈静脉球部血液直接引流自以静脉血为主要成分的颅内血液,故临床上以监测 $SjvO_2$ 代替脑静脉血氧饱和度。$SjvO_2$ 主要反映同侧脑半球脑氧摄取率,间接反映脑血流(CBF)带来的脑组织氧输送,即反映脑氧代谢率($CMRO_2$)和 CBF 之间的平衡,因而可用于监测全脑的氧供和氧耗平衡的总体情况,正常值 55% ~ 75%。$SjvO_2 < 50\%$ 持续超过 15 分钟与神经功能存在不良预后有关;若 $SjvO_2 < 40\%$ 可能存在全脑缺血缺氧。

2)局部脑氧饱和度($rScO_2$)　利用无创的近红外光谱(NIRS)技术连续监测前额深部大脑额极的血氧饱和度,代表颅内静脉血氧饱和度,间接反映全脑灌注和氧输送。由于生理状态下 $rScO_2$ 数值不同,个体之间差异较大,因此,在测量之前必须确定生理状态下的 $rScO_2$ 数值作为基线数据,同时结合 $rScO_2$ 数值的动态变化反映脑氧含量的变化趋势。虽然存在较高的假阳性率,$rScO_2 < 55\%$ 仍应视为存在脑氧含量异常降低可能。

3)脑组织氧分压($PbtO_2$)　通过将探头直接置入脑组织可直接测定局部 $PbtO_2$,可用于评估各种处理措施对脑氧代谢的影响,也可用于局部缺血病灶的诊断和治疗的评估。

4)其他神经系统　经颅多普勒超声(TCDU)脑血流量变化的动态监测、颅内压(ICP)监测和脑温监测等,有助于对神经功能状态的诊断和治疗进行全面的评估。

2. 体液、电解质平衡和酸碱平衡

体液容量、血电解质、血糖、血乳酸、血浆蛋白等监测均能间接反映组织细胞所处人体内环境的状况和组织细胞本身的代谢及功能状态。

3. 凝血系统功能

(1)目前临床上常用的实验室凝血功能监测指标着重于术前判断病人在围术期出血的危险,常监测以下指标。

①凝血酶原时间(PT)和 PT 的国际标准化比值(INR);②活化的部分凝血活酶时间(aPTT);③血小板计数(PLT);④出血时间。

(2)常用的床旁即刻监测着重于术中凝血状态的综合评估,常监测以下指标。

①凝血功能或内源性血液凝固力;②肝素浓度;③血栓弹力图;④血小板功能。

对于需要加强抗凝监测的手术,如体外循环、冠脉搭桥和血液透析,应动态监测激活凝血时间(ACT),当部分凝血酶原时间(PTT)在术中测不出或所测时间过长时也需要进行 ACT 监测;此外,ACT 试验与凝血酶时间试验联合检测能确定出血是否因抗凝剂过量或因凝血因子消耗过多所致。在体外循环中,需要实时监测 ACT 来指导肝素的应用,正常人 ACT 值为(107 ± 13)秒,行肝素化后,如果 ACT 大于 480 秒即可进行体外循环心肺转流。

临床案例分析

病人，男，50 岁，因"左胸隐痛 1 年余"入院。

现病史：病人 1 年前无明显诱因出现左胸部隐痛，伴心慌、头部胀痛，呈搏动性头痛，每次约持续 15 分钟，发作时血压 190/100mmHg，无发作时 140/90mmHg 左右，无恶心、呕吐，无胸闷、明显胸痛，无腹痛、腹泻，无寒战、发热等不适。平均 3 个月发作一次，可自行缓解。后发作频率逐渐增加，至每个月发作数次，1 月前就诊于当地医院，查胸部 CT 提示纵隔肿瘤，拟诊"后纵隔肿物"，于 2017 - 04 - 27 在全麻下行开胸探查术，术中探查纵隔肿瘤大小约 4 × 4cm，质地硬，位于脊柱旁，活动差，血供丰富，触碰肿物后病人血压短时间内由 130/85mmHg 升至 220/120mmHg，台上请泌尿外科医师会诊后考虑异位嗜铬细胞瘤可能性极大，由于嗜铬细胞瘤未经充分准备直接手术风险极大，遂终止手术。为求进一步诊治，转入我院。

既往史：病人既往否认糖尿病、心脏病、传染病；无药物食物过敏史，无输血史。

专科检查：神志清，一般情况可。活动正常，查体配合。无贫血貌，无杵状指。胸廓外形正常，双侧呼吸音清，未闻及干湿啰音。腹平软，无压痛、反跳痛。

辅助检查：

胸部增强 CT：左后纵隔占位，考虑异位嗜铬细胞瘤机会大，两肺少许慢性炎症。

血质谱分析：肾上腺素 129.21pg/ml（正常 <100）

去甲肾上腺素 7109.65pg/ml（正常 <600）

多巴胺 15.15pg/ml（正常 <100）

尿去甲肾上腺素 67.15μg/24h（正常 <90）

尿多巴胺 381.854μg/24h（正常 <600）

病人诊断"后纵隔占位，嗜铬细胞瘤可能"，拟在全身麻醉下行"胸腔镜下后纵隔肿物切除术"。

思考：

(1) 作为麻醉医生，针对该手术病人，术前评估中应重点评估哪些？

(2) 围术期应做好哪些准备以及应做哪些监测？

解析：

(1) 应重点评估病人心肺功能、血压控制情况，了解病人术前用药史以及内环境状况。

嗜铬细胞瘤分泌大量儿茶酚胺，引起心血管、内分泌和代谢一系列病理生理变化。刺激 β 受体可引起严重心律失常，以窦速最为常见；高血压发作时，也可反射性引起心动过缓甚至心搏停止。冠状动脉收缩，心率和心肌收缩力增加使氧耗增加，因此可能出现心肌缺血或心肌梗死的症状，而冠脉造影和心肌酶正常。高水平儿茶酚胺可在 1/3 病人引起扩张性心肌病，高血压也可造成肥厚性心肌病。左心受累最严重，临床表现为充血性心力衰竭、心律失常、心肌缺血。因此，术前应完善心电图、心脏超声与心功能检查、心肌酶谱实验室检查，联合询问病史，了解病人平时活动耐量，综合评估病人心功能。

大部分嗜铬细胞瘤以分泌去甲肾上腺素为主，表现为持续性或阵发性高血压。使用肾上腺素能抑制剂控制高血压是术前准备的主要目的，α 受体阻滞剂酚苄明与其受体非竞争性共价结合产生不可逆性阻滞，作用时间取决于受体再合成的速度，虽然半衰期为 24 小时，但术前 24 ~ 48 小时停药后的 α 受体阻滞作用可延续到术后，导致肿瘤切除后的持续性低血压。酚苄明是非选择性 α 受体阻滞剂，阻断突触前 α_2 受体后可使心脏交感神经末梢的去甲肾上腺素释放不受抑制，相对正常的交感神经活动即可引起相应的变时性和变力性作用。哌唑嗪和多沙唑嗪是选择性 α_1 受体阻滞剂，不阻断突触前 α_2 受体，肿瘤切除后的残余 α 受体阻滞作用小，优于酚苄明。同时，为了控制肾上腺素增加或因 α 受体阻断造成 β 活性过度引起的症状和体征，如快速心律失常，或因阻断突触前 α_2 受体引起的过度心脏交感刺激，术前还可应用 β 受体阻滞剂。因此，需了解术前用药史，评估术前是否停药，监测动态血压变化，了解血压控制情况。

该类病人儿茶酚胺的释放使周围血管强烈收缩，使血容量减少 20% ~ 50%。术前 3 ~ 6 天可输注晶体液和胶体液进行扩容，但应避免过度扩容引起急性左心衰。

病人系后纵隔肿物，行胸腔镜手术，考虑到术中需单肺通气，术前还应了解病人吸烟史、上感史，检查胸部 X 片、CT，估计所需双腔气管导管型号，行肺功能检查和血气分析，评估单肺通气耐受情况。

此外，还应监测病人肝、肾功能，神经内分泌相关实验室检查等。

(2) 为减少病人入室后情绪紧张、焦虑及气道分泌物增加的目的，术前合理使用镇静催眠药、抗胆碱药，在行有创操作前，应适当镇痛，但要时刻注意病人生命体征变化。

考虑到手术难度大，病人术中血流动力学波动剧烈可能，除外常规监测三导联心电图、脉搏血氧饱和度、无创血压、呼气末二氧化碳分压外，术前应行动脉穿刺置管监测连续动脉血压、间断监测血气分析；监测心排血量、每搏量变异度，了解术中心功能和评估有效循环血容量；行中心静脉穿刺置管，以备术中快速补液之需；做好保温措施，行鼻咽温度监测；单肺通气注意呼吸参数（潮气量、呼吸频率、呼气末压力、气道压等）的调节；术中内分泌系统波动明显，监测血糖。

麻醉诱导、手术操作、变换体位都可能引起血流动力学的剧烈波动。应备好 α 受体阻滞剂（酚苄明、酚妥拉明），钙通道阻滞剂（尼卡地平）、β 受体阻滞剂（艾司洛尔、普萘洛尔），儿茶酚胺类（去甲肾上腺素、肾上腺素）、抗心律失常药（利多卡因）、胶体等。

（马　欢　张林忠）

第十五章 麻醉手术期间病人的液体治疗与血液保护

重点	围术期间的液体治疗与麻醉管理；血液保护的意义与方法。
难点	围术期液体治疗的麻醉管理。
考点	围术期病例生理需要量的计算；GDFT维持目标。

第一节 液 体 治 疗

一、麻醉期间的液体选择

（一）晶体液的选择

乳酸林格液使用量最大；生理盐水大量使用会导致高氯血症；晶体液血管内半衰期为20~30分钟，扩容效果不如胶体。

病人丢失成分	补充晶体种类
仅丢失水	低渗晶体液（维持型溶液）
水和电解质	等渗溶液（补充型溶液）
怀疑低血糖	葡萄糖溶液

（二）胶体液的选择

大分子量物质半衰期为3~6小时。

适应证：①血容量严重不足及增加血容量。②低蛋白血症或大量蛋白丢失的治疗。

1. 天然胶体

白蛋白（血浆中提炼而来）分5%、20%、25%浓度，采用60℃、10小时消毒，因此，临床使用极少导致肝炎或其他输入性病毒感染。

2. 人工胶体

（1）右旋糖酐 分子量为70的扩容效果好；分子量为40的可以明显降低血液黏稠度，增加毛细血管血流速度，改善微循环。有抗血小板凝集作用，输入量不宜超过20ml/（kg·d），可有过敏反应。

（2）明胶 过敏率高于其他胶体，不影响凝血功能。

（3）羟乙基淀粉 影响凝血功能，130/0.4可用于0~2岁婴幼儿。

（4）胶体复方电解质溶液 要注意防止溶于生理盐水的溶液导致的高氯性酸中毒和肾损害。

二、围术期体液改变

（一）围术期生理病理需要量 （按时间顺序）

（1）麻醉手术前病人非正常的体液丢失 呕吐、利尿、腹泻等。

（2）术前禁食液体缺失量 4+2+1原则计算，如70kg的病人第一个10kg×4，第二个10kg×2，剩下的体重是70-10-10=50kg×1，总和是10kg×4+10kg×2+50kg×1=110ml，为每小时的液体缺失量。禁食

8 小时，$110 \times 8 = 880$ml。

（3）正常基础生理需要量 每小时生理需要量算法同上面的 $4 + 2 + 1$ 原则，乘以手术时间，即手术期间的生理需要量。

（4）麻醉期间体液在体内再分布或第三间隙丢失量 烧伤、严重创伤、腹膜炎、手术分离等。

（二）不同手术创伤的体液再分布和蒸发丧失量

小手术	$0 \sim 2$ml/kg
中等手术	$2 \sim 4$ml/kg
大手术	$4 \sim 8$ml/kg

三、围术期的液体治疗

液体治疗包括三方面：围术期生理病理需要量、麻醉药物导致血管扩张所需补充量和手术期间的失血量。围术期的输液、输血目的如下。

1. 维持血容量以及对症处理

主要依靠胶体，避免大量晶体输注引起的组织间和细胞内水肿。

麻醉手术期间允许失血量计算方法，超过允许失血量就需要输血。

$$允许失血量 = 3 \times 全身血容量 \times （术前 HCT - 30\%）$$
$$= 3 \times 体重 \times 相应的平均每千克体重血容量 \times （术前 HCT - 30\%）$$

注：30% 是认为红细胞容积在 30% 以上是安全的。

2. 补充红细胞，维持机体的氧供

麻醉手术期间要维持机体的氧供 ≥ 600ml/min。

$$氧供（DO_2） = CO \times 每升动脉血氧含量（CaO_2）$$
$$= CO \times [Hb \times 1.34 \times 动脉血氧饱和度（SaO_2）]$$

注：CaO_2 是每升血中的血红蛋白携带氧量加上氧溶于血液中的含量，后者少可以忽略。

1g 血红蛋白在完全氧合时可以携带 1.34ml 的氧气。

$$浓缩红细胞的补充量 = [（HCT 预计值 - HCT 实测值） \times 体重 \times 55] / 0.60$$
$$= [（30\% - HCT 实测值） \times 体重 \times 55] / 0.60$$

大量输血（MTP）指一次输血量超过病人自身血容量的 $1 \sim 1.5$ 倍，或 1 小时内输血大于 1/2 的自身血容量，或输血速度大于 1.5ml/（kg·min）。

大量输血常会导致凝血功能障碍（18% ~ 50%），原因包括稀释性凝血异常、MTP 引起广泛血管内凝血（DIC）、低温、严重酸中毒、血细胞比容明显下降影响血小板附集和结合。

3. 补充凝血因子，维持机体凝血功能

（1）新鲜冰冻血浆（FFP） 含有血浆所有的蛋白和凝血因子。

适应证：缺乏凝血因子的病人、华法林抗凝病人逆转的替代治疗及纤维蛋白原缺乏的病人。

（2）血小板

适应证：血小板缺乏（$<50 \times 10^9$/L）和血小板功能异常者。临床上大量失血补充 FFP 后术野仍明细渗血时输注血小板者。

冷沉淀：主要含有凝血因子Ⅷ、vWF 和纤维蛋白原。

一单位冷沉淀是从一个单位 FFP 分离出来，不需要 ABO 配型。

四、围术期液体治疗的麻醉管理

麻醉期间快速补充血容量是常采用的治疗方法。

1. 麻醉目标

维持循环平稳，维持平均动脉压在一定水平。

$$MAP = CO \times SVR + CVP$$

可以看出 MAP 与心肌收缩力（CO）、前负荷（CVP）、后负荷（SVR）有关。

2. 麻醉要点

（1）开放充足的、足够大的静脉通道外周或中心静脉。维持 CVP 在 $6 \sim 12cmH_2O$，过高的中心静脉压不能明显提高平均动脉压。

（2）应用血管活性药物，维持或增加 CO。

（3）应用 α 受体激动剂，提高体循环阻力 SVR。

（4）减少出血量，主要依靠手术操作技术的改进。

（5）目标导向液体治疗（GDFT），需要连续、动态监测病人容量反应性指标。

1）GDFT 定义　根据病人性别、年龄、体重、疾病特点、术前全身状况和血循环容量状态等指标，采取个性化补液方案。

2）GDFT 意义　是目前公认较为科学的围术期容量管理方法，也是加速康复外科的重要组成部分。

3）GDFT 维持目标　血压不低于正常值 20%；心率不快于正常值 20%；CVP 维持在 $4 \sim 12mmHg$；尿量维持在 0.5ml/（kg·min）；血乳酸不超过 2mmol/L；中心静脉血氧饱和度（$ScvO_2$）＞65%；每搏量变异度（SVV）不超过 13%。

3. 特殊病例的液体管理

开腹快速放腹水的病例：分两个阶段处理。

（1）放腹水前和放腹水的初始阶段　血管活性药物维持循环稳定，然后逐渐减量，缓慢补液。

（2）放腹水后期　根据 CVP，逐渐增快补容量和速度，以胶体为主；逐渐减少血管活性药物用量；维持 CVP 在正常范围，维持循环平稳和尿量正常。

第二节　血液保护

1. 血液保护的意义

手术中尽一切可能减少血液丢失和减少同源异体血的输注，不仅可以珍惜血液资源，更可以保证手术病人的生命安全，避免输血传播性疾病。

2. 血液保护的方法

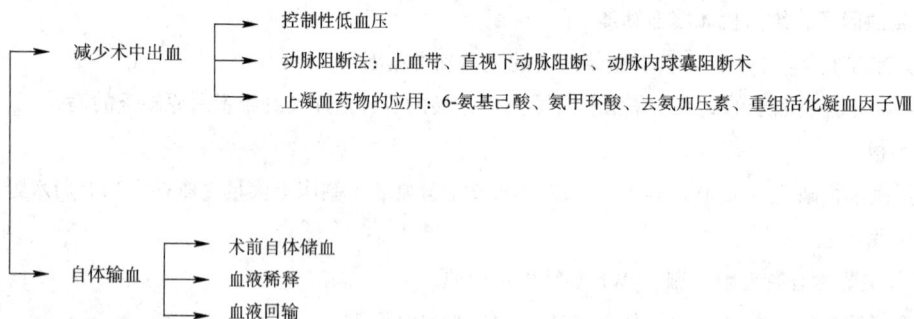

```
                    ┌─→ 控制性低血压
         ┌─ 减少术中出血 ┼─→ 动脉阻断法：止血带、直视下动脉阻断、动脉内球囊阻断术
         │          └─→ 止凝血药物的应用：6-氨基己酸、氨甲环酸、去氨加压素、重组活化凝血因子Ⅷ
         │
         │          ┌─→ 术前自体储血
         └─ 自体输血 ┼─→ 血液稀释
                    └─→ 血液回输
```

3. 各种自体输血方法的比较

常见自身输血方法的特点见表 15 - 1。

表 15 – 1 各种自身输血方法比较

种类	适用时间	注意事项	局限性
术前自体血储备	术前 2~4 周	安全、节约血源、无输血后感染，尤其适用于对血液和异体蛋白过敏者	时间要充足，病人状态要好，有血液污染及储备血溶血风险
血液稀释 分为急性等容量血液稀释（ANH）和急性高血容量血液稀释（AHH）	手术前一天	ANH 的目标 HCT 为 25%~30%	对循环和凝血功能影响较大，要严格掌握适应证
血液回收 分为洗涤式的血液回收和非洗涤式的血液回收	手术中	该法废弃了血液中的血浆成分，大量输注时需要同时输入血浆及冷沉淀	适用范围受限，禁用于：①血液受胃肠道内容物、尿液、肿瘤细胞污染者；②胸腔、腹腔开放性损伤 4 小时以上者；③原有贫血或凝血因子缺乏者；④合并心、肺、肝、肾功能不全者

（武江霞 张加强）

第十六章 麻醉病人的复苏管理

重点	离开麻醉后监测治疗室的标准。
难点	麻醉后常见呼吸系统并发症。
考点	麻醉后并发症。

麻醉后监测治疗室（PACU）亦称麻醉恢复室，是手术和麻醉结束后，病人从麻醉和手术应激状态中逐渐恢复的场所。

入室 PACU 的病人包括以下几类：①全身麻醉手术后者；②椎管内麻醉平面高（T_6 以上）者；③术中病情不稳定者；④术后生命体征不平稳或内环境严重紊乱者。

PACU 病人去向：①病房，绝大部分，②ICU，病情危重者；③离院，日间手术和门诊病人。

第一节 麻醉恢复期

一、恢复期临床表现

全身麻醉病人停止吸入或/和静脉输注麻醉药物到麻醉作用消失，主要表现为感觉功能恢复、自主呼吸逐渐恢复、各种反射恢复。

二、影响全麻恢复的因素

（1）吸入全麻药　苏醒速度主要取决于肺泡内吸入麻醉药分压下降的速度，受病人肺泡通气量、吸入麻醉药脂溶性和吸入时间影响。

（2）静脉麻醉药　苏醒时间取决于给药剂量和持续时间、药物的脂溶性、药物在体内的灭活或排泄速度等。

（3）肌松药　取决于在体内的代谢和排泄，可用神经肌肉刺激仪器检测。

（4）生理状况　体温、电解质酸碱平衡、肝功能、肾功能、贫血、缺氧等均可影响苏醒时间和肌力恢复。

三、入室交接

（1）病人一般情况　年龄、体重、病史及合并症、手术名称、麻醉及术中特殊情况。

（2）非插管或已拔管病人，即刻面罩吸氧；插管病人即刻呼吸机给予呼吸支持。

（3）术中情况　麻醉药、出入量、所使用的特殊药物、目前存在的主要问题。

（4）各种特殊管道、皮肤状况、相关物品等。

第二节　麻醉后常见并发症及监测

一、呼吸系统并发症及监测治疗

呼吸系统监测包括呼吸道通畅程度、呼吸频率、潮气量、分钟通气量、血氧饱和度、血气分析以及病人皮肤、黏膜颜色等。

（一）低氧血症

（1）定义　吸空气时，动脉氧分压低于60mmHg或脉搏氧饱和度低于90%。

（2）常见原因　肺不张、通气不足、弥散性缺氧、上呼吸道梗阻、肺水肿、气胸、肺栓塞等。

1）肺不张　术中间断膨肺、呼气末正压通气，恢复期采用半坐卧位吸氧。

2）肺水肿　多见于心功能不全，容量负荷绝对或相对超负荷。临床表现为呼吸浅快、急促，听诊可闻及粗糙呼吸音、哮鸣音或细湿啰音。

3）气胸　可见于合并肋骨骨折或肺大疱，行颈内静脉穿刺置管、颈胸部神经阻滞、长时间气腹手术、气管造口术、腹膜后手术病人应尤其警惕。

4）肺栓塞　苏醒后难以解释的意识障碍，伴逐渐加重的呼吸困难和低氧血症，应高度警惕肺栓塞的发生。类型包括下肢深静脉血栓脱落、脂肪栓塞、空气栓塞和羊水栓塞。

（3）治疗原则　首选吸氧和正压通气支持。吸氧浓度为40%～60%，心、肺功能不全者氧浓度可适当增加，严重和持续的低氧血症病人可吸入100%纯氧，并给予机械通气。

（二）通气不足

（1）常见原因　通常因麻醉或肌松药物的残余作用所致，此外，切口疼痛、呼吸道阻塞、寒战、高热、术前限制性通气功能障碍等，均可造成通气不足。动脉血气常提示有CO_2潴留（$PaCO_2 > 45mmHg$）。

（2）治疗原则　密切监测，及时诊断，对因处理。

（三）呼吸道梗阻

1. 上呼吸道梗阻

（1）临床表现　严重者可出现明显的吸气性呼吸困难和三凹征。喉痉挛时典型表现为吸气时伴有高调的喉鸣音，声似鸡鸣。

（2）治疗原则　清理呼吸道分泌物和异物，托起下颌并放置口咽、鼻咽通气道，面罩加压给氧。咽喉部水肿者雾化吸入糖皮质激素。喉痉挛者，如加压通气失败，可镇静状态下给予肌松剂行紧急气管插管。

2. 下呼吸道梗阻

（1）常见原因　呼吸道分泌物、血液和脓液等阻塞气道。支气管痉挛好发于哮喘病人，或由误吸、炎症刺激等引起。

（2）临床表现　呼吸困难，可闻及干湿啰音和哮鸣音。

（3）治疗原则　去除诱因，清理气道，监测呼吸和血气，解除痉挛。

二、循环系统并发症及监测治疗

恢复期循环波动可出现低血压、高血压、心律失常等。

（一）低血压

（1）常见原因　低血容量是最常见原因，如术后活动性出血、容量负荷不足，心肌收缩功能减弱也是重要的原因，其他原因包括心律失常、严重酸中毒、外周循环阻力降低等。

(2) 治疗原则 处理引起低血压的原因，补充血容量，增加心肌收缩力，改善心肌供血，纠正酸碱及水、电解质失衡，纠正心律失常，对因治疗的同时合理应用血管活性药和强心药，维持血压，保证重要脏器灌注。

（二）高血压

(1) 常见原因 术前合并高血压、疼痛、躁动、各种操作刺激、颅内高压、二氧化碳蓄积等。

(2) 治疗原则 对因处理。防止术后躁动和镇痛不足，严密监测心、脑功能，必要时使用扩血管药。

（三）心律失常

麻醉恢复期常见的心律失常有窦性心动过速、心动过缓、阵发性室上性心动过速、室性早搏、室性心动过速。

治疗原则 去除诱因，及时对症处理。

三、苏醒期躁动的观察和处理

(1) 定义 发生于全麻苏醒期的一种急性认知功能障碍，表现为记忆力缺失或紊乱、注意力不能集中和维持、妄想或幻觉、语言和定向能力障碍及出现不适当行为。

(2) 防治 加强术前沟通，围术期充分镇痛，减少各种不良刺激。躁动难以控制时，适当给予镇静药物，如咪唑安定、异丙酚、右美托咪啶等。严重而持久的术后谵妄请精神科协助治疗。病人镇静噪动评级如下（表16-1）。

表16-1 SAS镇静躁动评级

分级	状态	描述
1	极度镇静	对危害性刺激无或仅有轻微反应，不能交流
2	深度镇静	物理刺激下可唤醒，但不能交流或服从指令，可本能移动
3	一般镇静	难于唤醒，呼唤或摇动可以叫醒，但停止后又入睡，服从简单命令
4	安静合作	平静，容易唤醒，服从指令
5	躁动	焦虑或轻度躁动，尝试坐起来，可遵从口头指令
6	非常躁动	反复口头劝阻无效，需采取保护性束缚，咬气管插管
7	危险躁动	试图拔出气管插管或导尿管，翻过床栏，击打工作人员，在床上挣扎

1~4分无躁动，5~7分诊断为苏醒期躁动。

四、苏醒延迟的监测和处理

(1) 苏醒延迟 全身麻醉病人手术结束后超过90分钟意识仍不恢复者，称为苏醒延迟。

(2) PACU转出延迟 病人在PACU逗留超过3小时则称为PACU转出延迟。

(3) 防治 在麻醉维持过程中提早预防，针对可疑病因个体化治疗。

五、体温监测

（一）低体温

(1) 定义 进入PACU后第一次测得的体温 <35.5℃定义为入室低体温。

(2) 危害 影响全麻苏醒速度、凝血功能和重要脏器功能稳定，延长PACU停留时间。常伴有寒战，增加机体氧耗。恢复期寒战在体温正常时也可出现。

(3) 防治 术中术后全程监测、液体加温后输注，调高室温，使用各种加温保温等恒温措施，寒战发生时给予哌替啶、曲马多，抑制寒战，降低氧耗。

（二）高热

(1) 常见原因 感染性疾病、药物反应、术中过度加热、恶性高热等。

(2) 处理原则 对因和对症处理。

六、术后恶心呕吐

术后恶心呕吐（PONV）是最常见的术后并发症（其发生率可高达20%～30%），也是造成PACU转出延迟的常见原因之一。

1. 危险因素

（1）病人因素　女性、非吸烟者、既往有PONV史或晕动史。

（2）麻醉因素　术前术中使用阿片类药物，吸入全麻较静脉全麻发生率高。

（3）手术因素　手术时间越长，发生率越高，腔镜手术、盆腔和胃肠道手术等，发生率高。

2. 防治原则

识别高危病人，积极预防，及时处理。

3. 常用止吐药物

（1）5－HT$_3$受体阻滞剂。

（2）糖皮质激素　甲强龙、地塞米松等。

（3）多巴胺受体阻滞剂　氟哌利多等。

（4）其他　苯甲酰胺类（如甲氧氯普胺）、抗胆碱药（如东莨菪碱、盐酸戊乙奎醚）等。

高危人群术前可使用一种或几种上述药物，对于药物预防失败者，可在苏醒期追加不同作用机制的止吐药物。

第三节　离室标准

手术病人经 PACU 的监测治疗后，出室后有三个不同的目的地，即病房、ICU 和离院。

PACU 病人生命体征稳定至少 1 小时，无手术并发症，体温正常，疼痛控制良好，全麻病人 Steward 苏醒评分（表6－12）大于4分，椎管内麻醉平面在 T$_6$ 以下，可转回普通病房。门诊手术或检查病人还需满足直立行走步态稳定、无眩晕和视物模糊、手术或检查部位无活动性出血或渗血，方可离院。病情危重病人应转 ICU 继续治疗。

表 16 – 2　Steward 苏醒评分

评价指标	病人情况	分值
清醒程度	完全清醒	2
	对刺激有反应	1
	对刺激无反应	0
呼吸通畅程度	可按医师吩咐咳嗽	2
	可自主维持呼吸道通畅	1
	呼吸需予以支持	0
肢体活动程度	肢体能有意识的活动	2
	肢体无意识活动	1
	肢体无活动	0

第四节　设置和管理

一、PACU 的设置

位置紧邻手术室，床位与手术台比例应达1∶（2～3）。配备监护设备、治疗用具及急救复苏用品和药物。

二、人员配置及管理

（1）麻醉医师　恢复期病情的快速诊治和所有医疗决策的制订。

（2）护士　监测并记录病人恢复期生命体征变化，及时发现并汇报生命体征变化和并发症，执行麻醉医师医嘱，护理病人平稳度过恢复期。

临床案例分析1

病人，男，62岁，身高168cm，体重97kg，既往高血压10余年，药物控制尚满意。因"胆囊结石"于气管插管全身麻醉下行"腹腔镜胆囊切除术"。病人入室后咪唑安定2mg静脉注射，丙泊酚140mg、罗库溴铵60mg、芬太尼0.2mg诱导插管，术中丙泊酚＋瑞芬太尼泵注维持麻醉，手术历时45分钟。术毕入PACU，10分钟后睁眼，躁动，血压200/105 mmHg，心率105次/分，呼吸频率28次/分，潮气量150～200ml。

思考：

1. 此时可否即刻拔除气管导管以减少导管刺激、缓解高血压？

2. 该病人血压高可能的原因有哪些？

3. 应采取哪些处理措施？

解析：

1. 应首先寻找并去除引起高血压的原因，不可盲目即刻拔除气管导管。虽然气管导管刺激可能引起血压升高，但此时病人明显通气量不足，还可能存在其他原因（见下述），应排除并治疗可能因素，以防止拔除气管导管后呼吸道梗阻（病人肥胖，拔管后舌后坠致呼吸道不通畅等）、通气量不足（需除外肌松药、麻醉药的作用）、疼痛、躁动等引起血压进一步升高。

2. 该病人血压高可能与以下因素有关：①术前高血压病史；②镇痛不足；③通气不足致缺氧、二氧化碳蓄积；④躁动；⑤气管导管刺激等。

3. 首先寻找可能的原因，对因处理：①保证有效镇痛，可给予NSAIDs类药物，必要时应用阿片类药物；②拮抗肌松药作用，辅助通气，避免二氧化碳蓄积，等待通气量恢复；③防止躁动；④严密监测，可使用扩血管药物或β受体阻滞剂，防止心脑血管并发症。

临床案例分析2

病人，女，47岁，既往健康，无吸烟史。拟于全身麻醉下行"卵巢癌根治术"。

思考：

1. 该病人PONV的危险因素有哪些？术前访视还需要了解与PONV相关的哪些信息？

2. 针对PONV可采取哪些预防措施？

3. 常用止吐药物有哪些？用药原则？

解析：

1. 该病人属PONV高危病人，存在以下危险因素。①病人因素：女性、非吸烟者；②麻醉因素：术中术后需使用阿片类药物；③手术因素：盆腔手术、手术时间长。术前还需了解的与PONV相关的信息，包括既往是否有PONV史或晕动史，术前是否使用阿片类药物，手术方式（如腔镜手术会增加发生率），手术时间长短（手术时间越长，PONV发生率越高）。

2. 预防措施：①该病人为PONV高危病人，术前应予以识别并重视；②术中麻醉维持尽量避免吸入麻醉，吸入麻醉较静脉麻醉发生率高；③术中术后保证镇痛的前提下尽量减少阿片类药物使用，采取多模式镇痛方案，如无禁忌时使用NSAIDs药物，切口局部浸润、神经阻滞或椎管内阻滞用于围术期疼痛管理等；④术前可预防使用$5-HT_3$受体阻滞等药物。

3. 常用止吐药包括：①$5-HT_3$受体阻滞剂；②糖皮质激素，如甲强龙、地塞米松等；③多巴胺受体阻滞剂，如氟哌利多；④其他，如苯甲酰胺类（如甲氧氯普胺）、抗胆碱药（如东莨菪碱、盐酸戊乙奎醚）等。用药原则：高危人群术前使用一种或几种上述药物，对于药物预防失败者，在苏醒期追加不同作用机制的止吐药物。

（张　红　安海燕）

第十七章　胸科手术的麻醉

重点	剖胸引起的病理生理改变；侧卧位对呼吸生理的影响；胸科手术麻醉的基本要求；单肺通气时的呼吸管理；常见胸科手术的麻醉处理及注意事项、管理及监测。
难点	剖胸和侧卧位对呼吸循环的影响。
考点	单肺通气时的呼吸管理。

第一节　剖胸和侧卧位对呼吸循环的影响

一、剖胸的病理生理改变

1. 剖胸侧肺萎陷

剖胸侧胸腔内负压消失，肺部分萎陷，致使肺通气和换气面积急剧减少，可达正常的50%左右。

2. 肺内分流增加

流经不通气的萎陷肺的血流不能进行气体交换，导致肺静脉血掺杂。缺氧性肺血管收缩（HPV）机制受抑制，通气与血流比例失调，即通气血流比值下降。

3. 反常呼吸与摆动气

剖胸侧肺内压与大气压相等。吸气时，对侧肺内压低于大气压，剖胸侧肺内气体吸入对侧肺；呼气时，对侧肺内压高于大气压，部分气体进入剖胸侧。剖胸侧肺与正常呼吸的回缩和膨胀动作相反，称为"反常呼吸"。往返于两肺间的气体称为"摆动气"。摆动气即为无效腔气体，可造成严重缺氧及二氧化碳蓄积。反常呼吸程度与摆动气量及气道阻力成正比。故维持气道通畅至为重要。

4. 纵隔移位和摆动

吸气时，健侧负压大，纵隔移向健侧；呼气时，纵隔又移向剖胸侧。纵隔左右来回摆动称为"纵隔摆动"。剧烈的纵隔摆动使心脏每搏量减少。

5. 心血管系统的影响

主要表现为回心血量减少和心脏搏血功能降低。

心搏量降低的原因：①剖胸侧胸腔内负压消失，减少了腔静脉的回心血量；②剖胸侧肺的萎陷使该侧肺血管的阻力增加，减少流向左心房的肺静脉血量；③纵隔摆动可使上下腔静脉随心脏的摆动而来回扭曲，使腔静脉回流间歇性受阻，造成回心血量减少。

二、侧卧位对呼吸生理的影响

清醒仰卧位时，肺功能残气量（FRC）较站立位或坐位降低0.5~1.0L，血流分布到左肺和右肺的量分别为 45% 和 55%；

清醒侧卧位时，卧侧肺 FRC 的减少较上侧肺更为显著，卧侧位肺通气量大于对侧。重力的影响使肺血流多分布在卧侧位。卧侧位肺血流量平均为 60%，对侧肺血流量平均为 40%。与仰卧位时比，侧卧位时通气与血流比值（V_A/Q）基本上无明显变化。

在仰卧位全麻诱导后，FRC 可进一步减少约 20%。

全麻病人侧卧位后，非卧侧肺通气量大于卧侧肺。卧侧肺血流量增加，V_A/Q 减小，分流增多；非卧侧 V_A/Q 增大，无效腔增加。

第二节　麻醉前评估与准备

一、麻醉前评估

1. 一般情况评估

老年人（大于 60 岁）、吸烟、肥胖、手术时间大于 3 小时，均被认为是诱发术后肺部并发症的危险因素。

2. 临床病史及体征

询问病史应详细了解呼吸系统情况，如有无呼吸困难、哮喘、咳嗽咳痰、胸痛、吞咽困难等。

体格检查应注意有无口唇发绀、杵状指、气管移位等，胸部叩诊有无胸腔积液、肺不张和气胸等，胸部听诊有无干湿啰音等。必要时需做 X 线片或 CT 检查。

3. 肺功能测定及动脉血气分析

用肺量计法测定肺功能。主要测定指标如下。

（1）用力肺活量（FVC）、用力呼气量（FEVT%）、第一秒用力呼气量（FEV1）和 FEV1/FVC。

如 FEV1 降低或 FEV1/FVC < 70%，表示有阻塞性肺疾患；FEV1 < 1.5L 是肺叶切除的禁忌证。

（2）最大自主通气量（MVV）　健康成人的 MVV 可达 100 ~ 120 L/min，最低限 80L 或大于 80% 预计值。

（3）通气储量百分比（VR%）　VR% =（最大通气量 − 每分通气量）/最大通气量 × 100%，其正常值大于 93%，低于 86% 示肺通气储备功能不足。

动脉血气分析对于剖胸手术病人十分必要，其临床意义超过肺容量测定，可判断肺通气、肺换气功能，提示单肺通气缺氧的风险性，为术中、术后呼吸管理提供参考价值。

一般认为 FVC < 50%、FEV1/FVC < 50%，肺切除术的预后差；FEV1/FVC < 60%，则术后并发症的发生率高。

4. 耐受全肺切除的标准

① FEV1 > 2L，FEV1/FVC > 50%；② MVV > 80L/min 或 50% 预计值；③ 残气量/总肺量 < 50% 预计值及预计术后 FEV1 > 0.8L，如不符合标准还应做分肺功能试验或创伤性检查；④ 平均肺动脉压 < 35mmHg；⑤ 运动后 PaO_2 > 45mmHg。

最大氧摄氧量（VO_2max）：比 FEV1 和分侧肺功能测定更能较正确判断术后是否出现并发症。VO_2max > 20ml/（kg·min），术后肺部并发症少；VO_2max < 15ml/（kg·min），术后心肺并发症增加；VO_2max < 10ml/（kg·min），短期死亡率大于 30%

FEV1 > 80% 预计值可行全肺切除术，FEV1 > 1.5L 可行肺叶切除术。如有间质性肺炎，应检查 DL_{CO}（一氧化碳弥散率），DL_{CO} < 60% 则死亡率增加。

二、麻醉前准备

（1）停止吸烟　术前至少停止吸烟 24 ~ 48 小时。

（2）抗感染、排痰和止痰处理。

（3）控制支气管痉挛 常用药物有茶碱类药物、肾上腺糖皮质激素、非激素类气雾吸入剂等。

（4）锻炼呼吸功能。

（5）低浓度氧吸入。

（6）应注意对并存的心血管方面情况的处理。

第三节 胸科手术麻醉的特点与处理

一、胸科手术麻醉的基本要求

1. 减轻纵隔摆动及反常呼吸

首选全麻，即气管插管后应用肌肉松弛药维持适当的麻醉深度。胸科手术麻醉应掌握一定的深度与足够的肌松。

2. 避免肺内物质的扩散

原则是能吸出的物质必须尽量吸干净，不能吸出者利用体位或分隔等使其不扩散。

3. 保持 PaO_2 和 $PaCO_2$ 于基本正常水平

呼吸管理的原则是维持气道通畅，防止低氧血症和二氧化碳蓄积。呼吸管理的任务是尽量缩小 V_A/Q 比值的失调。手术全程吸入较高浓度的氧，潮气量以 $8 \sim 10ml/kg$ 为宜。稍高的吸气正压可防止术后肺不张。术中定期膨肺，关胸前证实萎陷的肺已完全膨胀。保持生理范围内的 $PaCO_2$ 水平，如其增高，不宜增加潮气量，而应增加呼吸频率来降低 $PaCO_2$。

4. 减轻循环障碍

（1）剖胸后该侧胸腔内负压消失，腔静脉的回心血量减少，心排量也相应减少，适当增加输液量和维持稍高的中心静脉压。考虑病人禁食和开胸等因素，术前可适当输入一定量的液体。

（2）剖胸手术时如麻醉偏浅、呼吸管理不当，剖胸后出现纵隔摆动，也会使腔静脉回流受到间歇性的阻碍，回心血量减少，必须麻醉深度适宜，呼吸管理得当。

（3）术中体液和血液丢失较一般手术多，术中结合手术操作密切关注血压，脉搏和心电监护，防止因出血或手术刺激引起血压下降或心律失常。

5. 保持体热

注意体温监测，必要时可用变温毯和加热器。

二、单肺通气

单肺通气指胸科手术病人经支气管导管只利用一侧（非手术侧）肺进行通气的方法。

（一）单肺通气的生理变化

①通气/灌注比例失调；②肺内分流增加，可产生低氧血症；③ HPV 可缓解 V_A/Q 比例失调，减轻肺内分流，进一步减轻低氧血症。单肺通气时，一般认为 PaO_2 $67.5 \sim 70mmHg$ 是可以接受的低限，SpO_2 不能低于 90%，更安全的范围是不能低于 95%。

（二）单肺通气时的呼吸管理

（1）尽可能采用双肺通气，缩短单肺通气时间。改为单肺通气时，先手法通气明确肺的顺应性情况再机械通气。

（2）单肺通气潮气量为 $8 \sim 10ml/kg$，过低可使通气侧肺萎陷，过高可增加非通气侧肺血流。

当潮气量为 $6 \sim 7ml/kg$ 时，建议萎陷侧肺给予持续气道正压（CPAP），或通气侧肺加 PEEP $3 \sim 5cmH_2O$。

吸入高浓度氧可提高动脉血氧分压，增加血氧合。

（3）调整呼吸频率，使 $PaCO_2$ 保持 37～40mmHg，一般通气频率约较双肺通气时增加 20%，避免过度通气和高二氧化碳血症。

（4）当气道峰压 >30 cmH_2O 时，应考虑插管过深、左上或右上肺叶开口部分或全部阻塞，也可能是支气管内痰液或肺顺应性减退，导致气道压力增加。

（5）低氧血症的处理

1）用纤支镜检查并重新调整双腔支气管导管位置。单肺通气后 SpO_2 降低，最常见的原因是双腔支气管导管错位。

2）吸入氧浓度提高到 100%。

3）检查有无操作不当、麻醉机有无故障、纵隔是否沉向健侧肺、血流动力学是否稳定，并对支气管内进行吸引，清除分泌物。

若上述操作无效，可酌情采用以下措施：①先改善上肺（非通气肺）的 V_A/Q 的比值，进行高频喷射通气或连接 CPAP（5～10cmH_2O）；②采用通气侧呼气末正压通气（PEEP）改善 V_A/Q 比值，PEEP 不超过 5cmH_2O 为宜，最高不超过 10cmH_2O；③如无效，改为双肺通气；④如低氧血症持续存在，术者可结扎术侧肺动脉，消除 V_A/Q 的失调。

（6）在单肺通气恢复双肺通气时，先手法通气，并适当延长吸气时间使萎陷的肺组织膨胀。

处理原则为减少非通气侧的肺血流（减少肺内分流）和避免通气肺的肺不张和肺泡顺应性降低。

第四节　常见胸科手术的麻醉处理

一、肺部手术

关胸前以 20～40 cmH_2O 气道压测试支气管断端缝合处是否漏气，在直视下将萎陷肺重新膨胀，在关胸后接上水封瓶后持续通过间歇正压将残留在胸腔的气体、血液等排出，让肺更好地膨胀。术后合理镇痛，用 PCEA 止痛有助于减少肺部并发症。

（一）肺叶切除

1. 麻醉前评估及准备

最常见的为肺肿瘤，术中行单肺通气易发生低氧血症。肺结核病人术前应查痰结核菌。慢性肺脓肿、支气管扩张症、肺囊肿及肺结核大咯血病人，在麻醉前及术中可涌出大量脓痰、血液和分泌物，称为"湿肺"病人。此类病人需插双腔管，麻醉诱导必须平顺，术中不断听螺纹管呼吸音，及时吸引气道内分泌物以保持呼吸道通畅。

2. 麻醉处理要点

（1）保证安全通畅的静脉通路，合理输血、输液。

（2）监测内容包括血压、血氧饱和度、心率、心电图、中心静脉压及尿量等。

（3）多采用静脉快速诱导方式进行气管内或支气管内插管。

（4）改变体位前确保麻醉深度合适，改变体位后检查导管位置是否合适。

（5）确保呼吸道通畅；避免缺氧及高 CO_2 血症，肺叶切除后，尽早恢复双肺通气，缩短单肺通气时间。双肺通气时，非通气侧肺内气体放出，减少静脉血掺杂。关胸前以 20～40cmH_2O 气道压测试支气管缝合处是否漏气，加压膨胀萎陷肺。

（二）肺切除

多为肺恶性肿瘤或肺严重感染病人。麻醉处理要点如下。

（1）选用双腔支气管导管 DLT 插管，且必须插在健侧主支气管，在不能应用 DLT 的病人，可应用单腔支气管导管插入健侧主支气管。

（2）术前特别注意肺功能的评估。

（3）尽量缩短单肺通气时间。

（4）缝闭胸腔前在术侧胸腔内灌注适量等渗生理盐水等液体，以防纵隔移向术侧。

（5）胸腔引流管置于前胸上部，禁用负压吸引。

（6）输液、输血的量应适当控制，否则易出现肺水肿。

（三）支气管胸膜瘘

此类病人均有胸腔内感染，肺功能严重受损。如正压通气，气体可经引流处溢出；如引流不畅，会造成肺部感染。先让病人充分吸氧，静脉快速诱导，用短效肌松药插入双腔支气管导管，行健侧单肺通气。

二、食管手术

（一）麻醉前评估及准备

1. 食管癌

此类病人多并有营养不良、低蛋白血症及水电解质紊乱，均应在术前纠正。了解病人是否进行了化疗或放疗及处理可能发生的并发症的方法。麻醉诱导时易发生反流误吸风险，麻醉前应充分吸引食管内残食以减少误吸风险。

2. 食管裂口疝

为防止反流误吸，可给予 H_2 受体阻滞药抑制胃酸分泌，也可选用液体抗酸药枸橼酸钠口服与 H_2 受体阻滞药交替应用。

（二）麻醉处理要点

（1）麻醉诱导　常规术前插胃管、气管插管时压迫环状软骨。

（2）气管内导管的选择　可首选支气管阻塞器行肺隔离术，术毕拔除支气管阻塞器，留置单腔导管在气管内。

（3）因食管手术常将胃提到胸腔，最好不用 N_2O，以免胃肠气影响呼吸功能、干扰手术操作。

（4）术中可因血容量不足、失血或手术操作压迫上腔静脉或牵拉刺激心脏，引起低血压、心律失常等血流动力学变化，应告知术者并做处理。

（5）如应用单肺通气，更易发生低氧血症，需密切观察血氧饱和度，避免低氧血症。

（6）术后保留一段时间导管便于管理呼吸。

三、纵隔手术

主要为纵隔肿块的切除，纵隔肿块对麻醉的影响主要决定于其累及或压迫的重要器官或血管。

（1）肿块压迫气管或支气管的麻醉　麻醉前行 X 线、CT 等检查，评估气道受压情况，测定狭窄处管径，估计其至切牙的长度，必须应用足够长度及硬度的气管导管，必要时采用带螺旋钢条的气管导管。麻醉诱导不宜采用肌松药，清醒插管保留自主呼吸下气管插管较为安全。术闭拔管前，先至声门下观察压迫部位气管是否萎陷。

（2）肿块累及心血管的麻醉　气管插管易产生气管内出血，麻醉后可能出现低血压，纵隔肿瘤如压迫肺动脉可导致心排血量及肺灌注量降低。

四、气管重建术

1. 麻醉前评估及准备

了解呼吸困难的程度、气道梗阻的部位及程度、肺功能检查及动脉血气分析结果等。

2. 麻醉处理要点

（1）气道重建术麻醉的关键是保持呼吸道通畅和保证气管病变切除及重建过程中的肺通气和肺体气。

（2）麻醉的诱导方式决定于气道梗阻的程度。对气道梗阻不明显者，常规静脉快速静脉诱导；梗阻明显者，先用面罩吸入高浓度氧去氮、然后用强效吸入麻醉药进行吸入麻醉诱导。

（3）上段气管重建术 如狭窄在声门下，需采用20－28F带套囊的细导管通过狭窄处才能密闭气道；如中段气管狭窄，可在气管镜协助下扩张狭窄处。

（4）下段气管重建术 可应用双套囊支气管导管通过病变气管，插入左主支气管进行单肺通气。病变部位切除缝合后，再将导管退至缝合口，并将套囊充气，加压通气试验缝合口有无漏气。

（5）气管隆突切除术 在切除隆突后需将气管与左右主支气管分别进行端端吻合及端侧吻合。

（6）术后病人要保持头屈位，以减轻气管缝合处的张力。

（时鹏才）

第十八章　心血管手术的麻醉

重点	麻醉前评估与准备；非直视心脏手术的麻醉处理；心脏瓣膜手术的麻醉处理；冠心病手术的麻醉原则，体外循环并发症。
难点	麻醉前评估与准备；心脏瓣膜手术的麻醉处理。
考点	麻醉前评估与准备；非直视心脏手术的麻醉处理；心脏瓣膜手术的麻醉处理；冠心病手术的麻醉原则；体外循环并发症。

第一节　麻醉前评估与准备

一、麻醉前评估

1. 病史

心脏病病史，有无并发症，疾病发生、发展过程中的治疗情况及效果；近期正在使用的治疗药物；有无并发糖尿病、高血压、肾脏疾病等。全身情况和其他各器官系统术前评估。

2. 体格检查

除常规体检项目外，重点关注皮肤黏膜颜色和温度、颈部静脉充盈程度及桡动脉搏动情况，做双侧 Allen 实验。心、肺听诊。

3. 心功能评估

主要根据 NYHA 心功能分级（表 18 - 1）及 Goldman 心脏风险指数。

表 18 - 1　NYHA 心功能分级与麻醉风险

级别	功能状态	客观评价	麻醉耐受力
I	体力活动不受限制，一般的体力活动后无过度疲劳感，无心悸、呼吸困难或心绞痛	A 级：无心血管病的客观证据	心功能正常
II	体力活动稍受限制，休息时觉舒适，一般的体力活动会引起疲劳、心悸、呼吸困难或心绞痛	B 级：有轻度心血管病变的客观证据	心功能较差。处理恰当，麻醉耐受力仍好
III	体力活动明显受限，休息时尚感舒适，但轻的体力活动就引起疲劳、心悸、呼吸困难或心绞痛	C 级：有中度心血管病变的客观证据	心功能不全。麻醉前准备充分，麻醉中避免任何心脏负担增加
IV	不能从事任何体力活动，休息时亦有充血性心力衰竭或心绞痛症状，任何体力活动后加重	D 级：有重度心血管病变的客观证据	心功能衰竭。麻醉耐受力极差，择期手术必须推迟

4. 特殊检查

（1）心电图和 24 小时动态心电图。

（2）超声心动图。

（3）心导管检查与心血管造影。

（4）X 线胸片。

（5）心脏、冠状动脉多排螺旋 CT 成像。

二、麻醉前准备

1. 总体要求

在按照普通手术病人术前全面评估及准备外，尽可能改善病人的心脏功能和全身情况，减少病人的焦虑和恐惧。

2. 调整心血管治疗用药

（1）洋地黄类药物　多数病人术前不停药。有逾量中毒表现者应在术前 24~48 小时或者最晚在手术当天停用。

（2）β 受体阻滞剂　β 受体密度增加，出现撤药综合征，手术当天应继续服用，不主张术前停药。

（3）抗高血压药　除长期服用利血平外，一般不主张术前停用抗高血压药物。

（4）利尿药　有症状的病人术前均需继续应用，应注意补充血容量和补钾。

（5）抗血小板药物

1）环氧化酶抑制剂　如阿司匹林，术前可不停药。

2）磷酸二酯酶抑制剂　如双嘧达莫，可与阿司匹林和华法林合用，联合用药术前应停药 1 周。

3）二磷酸腺苷（ADP）与血小板抑制剂　如氯吡格雷，择期手术应停药 1 周以上。

3. 麻醉前用药

为消除和减轻病人焦虑及麻醉穿刺疼痛的刺激，麻醉前常使用镇静和镇痛药物，避免病人出现心动过速和高血压。充血性心衰病人镇静药物需小心使用，避免心肌抑制发生低血压。肺动脉高压病人，避免呼吸抑制导致高碳酸血症或低氧血症。

4. 麻醉监测

（1）常规监测　除一般常规监测外，温度监测是心脏及大血管手术麻醉中必须监测的内容。

（2）有创监测　包括有创动脉压、中心静脉压、肺动脉压或肺动脉楔压和心排量监测。

（3）经食管超声心动图监测（TEE）。

（4）凝血功能监测。

第二节　非直视心脏手术的麻醉

一、慢性缩窄性心包炎的麻醉

1. 病理生理

慢性缩窄性心包炎多为结核等炎症所致。心包发生纤维化，使心脏的舒张和充盈严重受限。病人通常表现为体循环静脉压升高、心排量减少，进而出现呼吸困难和端坐呼吸，代偿性每分通气量增加和呼末二氧化碳分压降低；肝脏因慢性淤血而肿大，出现腹水和胸腔积液，导致低蛋白血症，水、电解质紊乱。心率增快是机体唯一提高心排量的代偿机制，若心率增快不满足需要时，则出现心源性休克。左室舒张末期压（LV-EDP）增高，左室舒张末期容积（LVEDV）减少。

2. 麻醉处理

（1）术前准备　低盐、高蛋白饮食，控制心室率小于 120 次/分，纠正水、电解质失衡。

（2）麻醉药物的选择　选择对循环功能抑制最小的药物，避免心动过速或心动过缓。

（3）术中严密监测动脉血压、中心静脉压、心率及心律的变化　心包切除前，注意补充血容量，维持血压；心包切除后，控制输液。手术局部刺激易致心律失常。

（4）与外科医师密切联系　手术操作剥心包时，可发生低血压和心室颤动。剥心包应逆循环方向进行（左室、左房、右室、右房），防止心包剥离后静脉回流骤增发生右心衰竭和肺水肿。

（5）术后充血性心衰是死亡的主要原因，应严密监测中心静脉压。

二、急性心脏压塞手术的麻醉

急性心脏压塞是指心包腔内液体快速积累，压迫心脏而限制心室舒张及血液充盈，导致急性循环衰竭、休克，可立即发生心泵功能衰竭而致死亡，需要紧急麻醉手术。麻醉处理措施如下。

（1）注射较大剂量阿托品，保持原有代偿的心率加快，保证心输出量。

（2）严重病人，可吸入纯氧进行心包穿刺引流，心脏压塞解除后才开始麻醉诱导。

（3）诱导前补充血容量，有助于提高心脏的有效充盈压、恢复房室间压力梯度、提高肺动脉压。

（4）避免减少心脏静脉回流的措施（如大潮气量控制性正压通气）及抑制心肌的药物。

（5）心肌缺血的处理必须待心脏压塞排除、循环稳定后进行。

三、动脉导管结扎手术的麻醉

1. 病理生理

动脉导管未闭在肺动脉水平产生左向右分流，进入体循环的血流量减少，左心室代偿性做功增加，又因经肺循环回心血量增加，可出现左心室容量负荷增加，左心室肥厚和扩大；肺循环容量的增加形成肺动脉高压，右心室肥厚、扩大；当肺动脉压力接近或超过主动脉压力时，可出现双向或右向左分流的艾森门格综合征。

2. 麻醉处理

（1）同时监测右侧桡动脉和股动脉血压，辅助判断主动脉缩窄和避免外科误操作。

（2）结扎动脉导管前及时实行控制性降压，常以 $1 \sim 2\mu g/$（$kg \cdot min$）硝普钠静脉输注以达到所需的血压水平。

（3）手术操作完成后血压控制在术前水平，避免胸腔出血。

（4）对于重度肺动脉高压或并发假性动脉瘤、心内畸形病人，需深低温低流量体外循环下手术。

第三节　先天性心脏病心内直视手术的麻醉

1. 病理生理

分为四类：分流性病变、混合性病变、阻塞性病变和反流性病变。

2. 麻醉处理

（1）先天性心脏病病人　主要为小儿，术前禁食、禁饮按小儿麻醉原则处理。

（2）麻醉诱导和维持　麻醉诱导的方法选择可以多种，左向右分流者，肺血流量增多，可加快吸入麻醉的诱导。

（3）术中监测　除常规监测外，还应有体温监测、CVP 监测、连续动脉压监测、肺动脉导管监测或术中

TEE 监测、脑功能监测、肾功能监测、血气监测。

（4）术中注意维持循环稳定　应用一氧化氮，可减轻肺血管阻力，改善心功能不全；存在右向左分流者，避免气泡经外周静脉直接进入左心，防止引起空气栓塞。

（5）小儿心脏麻醉还应注意抗凝、止血功能和血液保护。

第四节　心脏瓣膜病手术的麻醉

在我国，心脏瓣膜病主要是由风湿性心脏病引起。

一、二尖瓣狭窄

1. 病理生理

正常成人二尖瓣口面积（MVA）为 $4 \sim 6cm^2$，$1.5 \sim 2.5cm^2$ 为轻度狭窄，$1.1 \sim 1.5cm^2$ 为中度狭窄，MVA $\leqslant 1cm^2$ 为重度狭窄。

左心房压力负荷和容量负荷增加，左心房扩张，易发生房颤和形成血栓；心动过速减少舒张期充盈，左室充盈不足，心排量下降，机体代偿性增加左房压力，即升高跨瓣压来维持心排量；长期左房高压力易出现肺水肿，进一步发展导致右心衰竭。

2. 麻醉处理

（1）术前用药　房颤病人，洋地黄类药物可用至术前，保持心室率在 100 次以下。病人入室时，可用小剂量吗啡（0.1mg/kg）和 β 受体阻滞剂控制心率增快。

（2）维持适当的左心室前负荷　低血压者应补充血容量，避免应用血管收缩药。

（3）心率　避免心率过快，控制心室率。

（4）心肌收缩力　术前已有心衰者，易引起"低心排"现象，难易脱离体外循环机的支持，此时应积极使用正性肌力药和采用血管扩张药减轻后负荷，逐渐脱离体外循环的支持。

（5）体循环阻力　宜维持后负荷在正常水平。

（6）肺血管阻力　使用扩张肺动脉为主的扩血管药处理肺动脉高压，避免肺动脉高压。

二、二尖瓣关闭不全

1. 病理生理

二尖瓣关闭不全亦称二尖瓣反流，慢性者多为风湿热所致，急性者多为冠心病或细菌性心内膜炎所引起。

（1）反流的程度用反流分数（RF）表示，即每搏反流量与每搏总量之比，RF ≤ 0.3 为轻度，0.31 ~ 0.6 为中度，RF > 0.6 为重度。

（2）左心房和左心室容量负荷增加，室壁张力增加。急性者导致左心室功能障碍，慢性者引起左心室扩张和肥厚。

（3）反流量取决于左心室和左心房的压力梯度、瓣口面积和射血时间。

2. 麻醉处理

（1）血流动力学要求

① 心率　维持在正常值高限（80 ~ 100 次/分）。

② 前负荷　维持足够的左心室前负荷，但应警惕左心室扩张加重反流。

③ 后负荷　维持相对较低的体血管阻力，可减轻二尖瓣反流，改善心功能，但应避免血压过低。

④ 心肌收缩力　避免心肌抑制，应用正性肌力药支持左室功能。

（2）麻醉药的选择遵循一般心脏手术的基本原则外，应选用不增加体力循环的药物。

（3）动脉测压监测，重症病人可采用肺动脉漂浮导管监测。

（4）左室功能正常的急性二尖瓣关闭不全病人，二尖瓣置换术后维持较低的左房压。慢性二尖瓣关闭不全病人，维持较高的左房压。

（5）体外循环前发生的低血压，应使用适量的加强心肌收缩力的药物，不应使用血管收缩药。

三、主动脉瓣缩窄

1. 病理生理

正常主动脉瓣口面积（AVA）2.6~3.5cm^2，正常射血时间 0.25~0.32 秒，血流量为 250ml/s，左室收缩压上限 260mmHg。

（1）主动脉瓣狭窄时表现为左心室舒张末期压力和容积增高。

（2）左心室后负荷增加，心肌肥厚、僵硬，心房收缩在维持左心室充盈方面非常重要。

（3）心室内压的增加、左室的肥厚加上冠状动脉灌注压的下降，可导致心肌缺血。

（4）轻中度狭窄病人心肌收缩力正常，一般活动时无症状。重度狭窄（主动脉瓣口面积减少到 0.5~0.7cm^2，主动脉瓣指数 <0.5）时才出现心绞痛、晕厥、呼吸困难等症状。

2. 麻醉处理

（1）对血流动力学的要求

1）心率　维持窦性心律，避免心动过速。

2）前负荷、后负荷　保持适宜的有效循环容量，避免前负荷过低，心排量减少。维持合适后负荷，避免后负荷过高。

（2）麻醉诱导与维持　特别注意维持血流动力学稳定，保证冠状动脉灌注。处理低血压。

四、主动脉瓣关闭不全

1. 病理生理

主动脉瓣关闭不全，慢性者 60%~80% 系风湿性心脏病引起，急性者多由细菌性心内膜炎、外伤、主动脉本身病变等引起。

左心室舒张时部分血液反流会左心室，降低有效的前向每搏量，左心室容量负荷增加，室壁张力增加。急性导致左心室功能障碍；慢性者引起左心室向心性肥厚，伴左心室容积增加和左心室压力轻度增加。影响反流的因素包括瓣口面积、跨瓣压和舒张期时间。

2. 麻醉处理

（1）对血流动力学的要求

1）心率　适当增快心率可缩短舒张期，降低反流量，缩小心脏的体积。

2）后负荷、体循环阻力　避免增加后负荷，维持较低的体循环阻力减少反流量。

3）前负荷　必须保持前负荷增大来维持已扩张左室的充盈。

（2）麻醉诱导和维持　避免任何心肌抑制和心率减慢，麻醉诱导前使用正性肌力药防止出现低血压，不宜单纯使用血管升压药。

第五节　冠心病手术的麻醉

一、术前病情评估

评估心肌氧供与氧耗的平衡状况和心脏泵血功能两方面。

二、麻醉处理

1. 麻醉原则

除做好病人精神、心理方面的准备外，应尽可能保持或改善心肌氧供与氧耗之间的平衡。

（1）心肌的供氧主要取决于冠状动脉血流量和动脉血中的氧含量。心率过快、左室舒张末容积过大、冠状动脉灌注压过低均会降低冠状动脉血流量。血氧含量则与血红蛋白含量、血氧饱和度和 PaO_2 有关，而血氧饱和度又受 pH、PaO_2 和红细胞内 2，3 – 二磷酸甘油酸（2，3 – DPG）的影响。麻醉者应注意调控这些因素。

（2）由于冠状动脉病变的影响，改善冠状动脉血流往往比较困难，故维持氧供与氧耗间的平衡应以减少氧耗为主。即在保证正常动脉血压的前提下，通过降低心室壁张力、减慢心率、减弱心肌收缩力适当减少氧耗。应结合病人左室功能情况采取相应措施，使之在维持氧供需平衡的前提下保持较好的心脏泵血功能。

2. 麻醉监测

（1）心电图监测　心率、心律及 ST 段变化。

（2）血流动力学监测　动脉直接连续测压和中心静脉压监测，心功能不全时，加强监测 $PICCO/SvO_2$。

（3）经食管超声心动图的监测。

（4）心肌耗氧情况的监测　心率收缩压乘积（RPP）维持在 12000 以下。

3. 麻醉注意事项

（1）术前用药　应用稍偏重镇静的药消除紧张情绪，使病人安静、嗜睡。病人平时服用的心血管药物一直持续至当日，术前停用血管紧张素酶抑制药和血管紧张素Ⅱ受体拮抗药，防止围手术期发生顽固性低血压。

（2）麻醉诱导和维持　避免血流动力学明显波动，维持循环稳定。

（3）体外循环冠状动脉分流移植术的麻醉　①加强心肌保护：可主动脉根部插管，和冠状静脉窦插管，行正行、逆行灌注。②低血压和高血压：低血压者增加体外循环流量维持血压；高血压者加深麻醉并应用血管扩张药。③停机后处理：适当应用正性肌力药、α受体激动剂、血管扩张药调节血管阻力，β受体阻滞剂、钙通道阻滞剂控制心率。

三、非体外循环下冠状动脉旁路移植术的麻醉

常温下非体外循环下冠状动脉旁路移植术（off – pump CABG）麻醉医师在冠状动脉吻合期间，维持血流动力学稳定、保持必需的冠脉流量，是麻醉处理的要点。

（1）容量控制　吻合冠状动脉回旋支之前应限制液体入量；血容量应在吻合右冠状动脉时根据当时的心率、血压及失血量等适时补充。

（2）维持血流动力学稳定　应积极处理围手术期血流动力学紊乱，适当应用正性肌力药、α受体激动剂、血管扩张药调节血管阻力，β受体阻滞剂、钙通道阻滞剂控制心率。冠状动脉远端吻合期间，血压一般有所下降，收缩压 80mmHg、平均动脉压 60mmHg 以上时可暂时不进行处理。

（3）硝酸甘油　可避免在冠状动脉吻合期间冠状动脉张力增加或冠状动脉痉挛。

（4）保温。

第六节　快通道心脏手术麻醉

快通道心脏手术麻醉（FTCA）是指选择合适的麻醉处理方案，在心脏手术完毕即刻或早期拔除气管内导管（1～6 小时），缩短病人在 ICU 和病房的滞留时间，其目的为改善病人的预后和降低医疗费用。

一、病例选择

有以下危险因素的病人应避免使用。

(1) 二次心脏手术。

(2) 术前应用主动脉内球囊反搏。

(3) 严重肝脏疾病。

(4) 肾功能不全。

(5) 严重的慢性阻塞性肺部疾病。

(6) 术前心源性休克。

(7) 严重肺动脉高压。

(8) 病理性肥胖。

(9) 体外循环时间超过 2.5 小时。

(10) 血流动力学不稳定。

(11) 估计术后有并发症或快通道麻醉可能导致的并发症。

二、麻醉实施技术要点

(1) 芬太尼总量通常为 10~20μg/kg，一般不超过 30μg/kg。

(2) 用苯二氮䓬类药物消除术中记忆。

(3) 根据需要用吸入麻醉药控制血压。

(4) 围手术期合理使用液体，体外循环期间使用超滤。

(5) 避免肌松药过量。

(6) 维持一定的体温。

(7) 足够的术后镇痛和镇静。

(8) 早期活动。

(9) 手术次日病人可出 ICU，术后 4~5 可天出院。

三、麻醉新药物新技术应用

短效 – 速效 – 强效阿片类药物应用，如瑞芬太尼、阿芬太尼、舒芬太尼；α_2 受体激动剂的应用，如可乐定、右美托咪定；丙泊酚。

联合胸段硬膜外阻滞麻醉可降低应激、扩张冠脉、减少全身麻醉药物，有利于早期拔管。

四、并发症

常见并发症为增加术后心肌缺血的危险和再次插管。

第七节　大血管手术的麻醉

一、麻醉选择

(1) 降主动脉手术　多采用静吸复合全麻。

(2) 根部、升部和弓部主动脉瘤　均需在全麻、体外循环低温条件下施行手术。

二、手术期间血流动力学变化

手术期间常需阻断主动脉，主要表现为上半身高血压和下半身低血压。阻断部位的近端血流量骤增，导致外周血管阻力增加，左室后负荷增加，心排血量和每搏量降低，LVEDV 增加，LVEDP 增加。阻断的远端则血流量锐减，静脉回心血量减少。主动脉开放后，以低血压最常见。

三、麻醉处理

（1）麻醉方法　尽量满足阻断循环后手术无血区以外脏器和组织所需的血液灌注。

（2）术中监测　除心脏麻醉常规监测外，还应根据手术要求监测不同部位的动脉压、颈内动脉和静脉血氧饱和度、脑诱发电位、脊髓诱发电位等。

（3）出血是最严重的并发症，应特别注意血容量的补充与调整，可采用自体血回输技术。

（4）重要器官的保护措施

1）脊髓保护措施　低温；上下肢同步监测动脉血压；股动脉置管，术野出血间断时快速输入股动脉导管；蛛网膜下腔置管，输注适量冷盐水，降低脊髓温度。

2）肾脏保护措施　低温，选择性肾动脉灌注，药物。

3）脑保护措施　低温，限制深低温停循环时间，选择性脑正行、逆行灌注。

（5）腹主动脉瘤手术中，可出现肠系膜牵拉综合征，应加速输液，适当使用血管收缩药。

（6）不需体外循环的降主动脉病人，抗凝治疗很重要。

第八节　体外循环

体外循环又称心肺旁路术（CPB），其基本原理是将人体静脉血引出体外，经人工肺氧合并排出二氧化碳后，再将氧合的血液经人工心脏泵入体内动脉系统。

一、体外循环预充与血液稀释

1. 体外循环预充

体外循环转流前，所有的体外管道、氧合器、动脉滤器都必须用液体充盈，以排除其中的气体，此过程称为体外循环预充。

2. 血液稀释

（1）血细胞比容　①手术病种：一般病种转中 HCT 控制于 0.21～0.25；②病人年龄：青年和成年人 HCT 可稍低，老年人稍高；③转流进程：初期和低温期 HCT 可稍低，转流后期尤其是复温期 HCT 应提高至 0.24 以上；④手术时间：转流时间较短，HCT 应稍高。

（2）胶体渗透压（COP）　转流初期总体晶体/胶体比例应为（0.5～0.6）:1，相对 COP 不小于转流前的 60%，后期要使 COP 提高。

（3）预充量　计算的原则为在保证安全的前提下尽量减少预充，维持适度的 HCT 和 COP，调整预充液的酸碱平衡和电解质浓度，使体外循环更接近生理灌注。

二、体外循环的实施与管理

麻醉医生从中心静脉注射肝素 400IU/kg，全身肝素化后，顺序插升主动脉插管和上腔静脉、下腔静脉引流管，分别与已预充好的人工心肺机相应管道连接，检测 ACT＞480 秒，即可开始体外循环转流。

（一）体外循环前并行

前并行指从体外循环转流开始至升主动脉阻断这一阶段。

（二）体外循环实施方法

（1）常温体外循环　用于心内操作简单、时间短的心内手术。

（2）浅低温体外循环　适用于大部分心脏体外循环手术。转中鼻咽温维持在 32～34℃，HCT 维持在

25%~29%;维持全流量灌注,成人2.4~2.8L/(m² · min),儿童2.8~3.2L/(m² · min),采用α稳态血气管理。

(3)中低温体外循环 适用于病情重、心脏功能差的病人。

(4)深低温体外循环 主要适用于需要在停循环或者低流量下才能完成的心血管手术。

(5)深低温停循环 适用于婴儿、新生儿复杂心内直视手术、累及主动脉弓的大血管手术等。要求鼻咽温15~18℃,肛温20℃。甲泼尼龙30mg/kg是有效的药物脑保护措施,可在转流前和复温时各使用一半。停循环前头低位30°,并头部放置冰帽。停循环时间尽量控制在45~60分钟以内。

(三) 后并行及停止循环

1. 后并行

指从心脏复苏成功开始,至停止体外循环,也称为辅助循环期,包括辅助循环和停止循环两部分。

2. 停止体外循环转流的条件

(1)心率、心律调整到满意程度,心电图基本正常或者无明显变化。

(2)平均动脉压力60~80mmHg,脉压≥30mmHg。

(3)心肌收缩有力,并能维持有效循环,心脏适度充盈。

(4)中心静脉压基本接近转流前水平维持,无心房膨胀,左房维持在0~18mmHg。

(5)血红蛋白浓度成人达到80g/L,儿童达到90g/L,婴幼儿100g/L。

(6)鼻咽温36~37℃,直肠温35~36℃。

(7)病人自身肺气体交换正常。

(8)血气电解质在正常范围。

(9)外周组织灌注充分,$SvO_2 > 65\%$。

(四) 体外循环的监测

(1)生命体征监测 主要包括ECG、动脉血压、中心静脉压、血氧饱和度和温度监测。

(2)血气及生化指标监测。

(3)抗凝及凝血状况监测。

(4)体外循环灌注系统监测。

(五) 体外循环常见并发症

1. 低心排综合征

通常指机体容量、阻力都正常或做了较大代偿的情况下,心脏做功仍然不能满足机体循环需要的状况。病人可表现为低血压、周围血管阻力升高、组织灌注不足。

2. 肺并发症

包括肺不张、肺水肿、灌注肺等常见并发症。

3. 脑部并发症

发病率1%~5%,临床表现因神经损伤部位和程度的不同而不同。

4. 出血

发生非外科因素出血是术后常见并发症。

5. 急性肾功能不全

大多数病人表现为短暂的轻度肾功能不全。

临床案例分析

病人，男，62岁，因"冠心病心绞痛"住院，缓慢平地行走100米出现胸闷、胸痛伴呼吸气促，休息后可缓解。查体：神志清，血压158/95mmHg，心率101次/分。既往有慢性支气管炎，有7年冠心病病史。拟行体外循环下冠脉搭桥术。

思考：

1. 该病人麻醉前需要重点评估和准备哪些项目？需要进一步做什么检查？

2. 该病人的麻醉处理原则和注意事项。

解析：

1. 冠心病病人的麻醉前评估应在常规麻醉前评估的基础上，更全面了解病人的心功能分级及危险因素，心脏状况的估计主要在两个方面，即心肌氧供与氧耗的平衡情况和心脏的泵血功能。需要进一步行心电图和心脏超声检查。冠状动脉造影可显示病人的病变部位、严重程度以及病变远端的血管情况。因左冠状动脉供给左室的大部分血运，故其主干的高度堵塞将使左室大部分心肌处于危险状态，对缺血的耐受性极差。

第二个需要关注的是病人术前药物治疗。对心肌缺血的药物治疗在于增加冠状动脉血流与减少心肌氧需两个方面，由于增加冠脉血流量已受限，应以减少心肌耗氧量为主。应当注意，如心肌正性变力性药物使用不当，将加重心肌缺氧。

2. （1）麻醉处理原则　应尽可能保持或改善心肌氧供与氧耗的平衡。心肌的氧供主要因素取决于冠状动脉血流量和动脉血中的氧含量。由于冠状动脉病变的影响，改善冠状动脉血流往往比较困难，故维持氧供与氧耗间的平衡宜从减少氧耗入手。即在保证正常动脉血压的前提下，适当减少心室壁张力、降低心率及减弱心肌收缩力。

（2）麻醉注意事项　术前用药：应用稍偏重镇静的药消除紧张情绪，使病人安静嗜睡。病人平时服用的心血管药物一直持续至当日，术前停用血管紧张素酶抑制药和血管紧张素Ⅱ受体拮抗药，防止围手术期发生顽固性低血压。麻醉诱导和维持：避免血流动力学明显波动，维持循环稳定。体外循环冠状动脉分流移植术的麻醉：①加强心肌保护，可主动脉根部插管和冠状静脉窦插管行正行、逆行灌注。②低血压和高血压，增加体外循环流量维持血压；加深麻醉、血管扩张药处理高血压。③停机后处理，适当应用正性肌力药、α受体激动剂血管扩张药调节血管阻力；β受体阻滞剂、钙通道阻滞剂控制心率。

（周振锋　胡双飞）

第十九章　心血管病人非心脏手术的麻醉

重点	心血管病人非心脏手术麻醉的基本原则。
难点	心血管病人非心脏手术的术前评估与准备。
考点	心血管病人非心脏手术的术前评估与准备。

心血管病人接受非心脏手术，麻醉和手术并发症及死亡率均高于无心血管疾病的病人。病人能否顺利度过围手术期，取决于以下因素：① 病人心血管疾病本身的性质、程度和心功能状态；② 外科疾病对呼吸、循环及其他脏器功能的影响；③ 手术创伤的大小；④ 麻醉医师和手术者的技术水平；⑤ 术中、术后监测条件及医师的处理能力。

第一节　麻醉前评估与准备

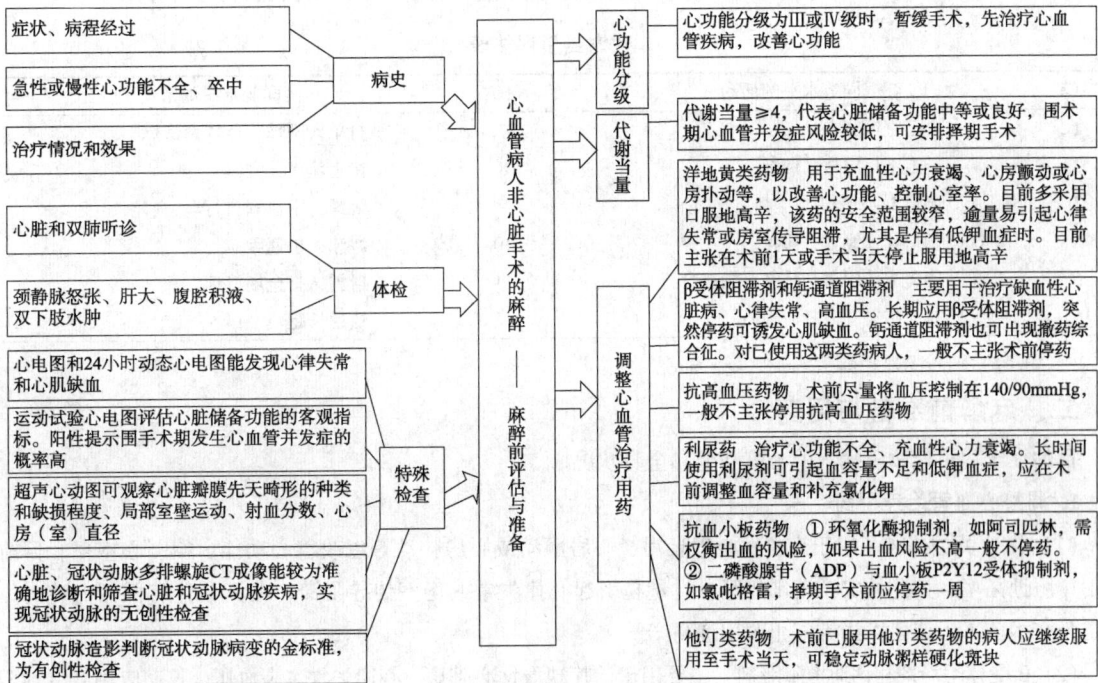

症状、病程经过		
急性或慢性心功能不全、卒中	→ 病史	
治疗情况和效果		
心脏和双肺听诊		
颈静脉怒张、肝大、腹腔积液、双下肢水肿	→ 体检	

心血管病人非心脏手术的麻醉——麻醉前评估与准备

心功能分级：心功能分级为Ⅲ或Ⅳ级时，暂缓手术，先治疗心血管疾病，改善心功能

代谢当量：代谢当量≥4，代表心脏储备功能中等或良好，围术期心血管并发症风险较低，可安排择期手术

特殊检查
- 心电图和24小时动态心电图能发现心律失常和心肌缺血
- 运动试验心电图评估心脏储备功能的客观指标。阳性提示围手术期发生心血管并发症的概率高
- 超声心动图可观察心脏瓣膜先天畸形的种类和缺损程度、局部室壁运动、射血分数、心房（室）直径
- 心脏、冠状动脉多排螺旋CT成像能较为准确地诊断和筛查心脏和冠状动脉疾病，实现冠状动脉的无创性检查
- 冠状动脉造影判断冠状动脉病变的金标准，为有创性检查

调整心血管治疗用药

洋地黄类药物　用于充血性心力衰竭、心房颤动或心房扑动等，以改善心功能、控制心室率。目前多采用口服地高辛，该药的安全范围较窄，逾量易引起心律失常或房室传导阻滞，尤其是伴有低钾血症时。目前主张在术前1天或手术当天停止服用地高辛

β受体阻滞剂和钙通道阻滞剂　主要用于治疗缺血性心脏病、心律失常、高血压。长期应用β受体阻滞剂，突然停药可诱发心肌缺血。钙通道阻滞剂也可出现撤药综合征。对已使用这两类药病人，一般不主张术前停药

抗高血压药物　术前尽量将血压控制在140/90mmHg，一般不主张停用抗高血压药物

利尿药　治疗心功能不全、充血性心力衰竭。长时间使用利尿剂可引起血容量不足和低钾血症，应在术前调整血容量和补充氯化钾

抗血小板药物　① 环氧化酶抑制剂，如阿司匹林，需权衡出血的风险，如果出血风险不高一般不停药。② 二磷酸腺苷（ADP）与血小板P2Y12受体抑制剂，如氯吡格雷，择期手术前应停药一周

他汀类药物　术前已服用他汀类药物的病人应继续服用至手术当天，可稳定动脉粥样硬化斑块

一、麻醉前评估

在对病人麻醉前常规评估的基础上，需全面了解心血管疾病的严重程度，评估心脏功能，制订围手术期管理方案。

1. 病史

（1）出现心血管疾病相关症状或发现心血管疾病的时间、病程经过。

（2）是否出现过急性或慢性心功能不全、卒中等。

（3）疾病发生发展过程中治疗情况和效果。

2. 体检

除常规项目以外，要注意心脏和双肺听诊，有无颈静脉怒张、呼吸急促、肝大、腹腔积液、双下肢水肿等慢性心力衰竭表现。

3. 特殊检查

（1）心电图和24小时动态心电图　能发现心律失常和心肌缺血。

（2）运动试验心电图　评估心脏储备功能的客观指标。运动试验心电图阳性，提示围手术期发生心血管并发症的概率高。

（3）超声心动图　可观察心脏瓣膜先天畸形的种类和缺损程度、局部室壁运动、射血分数及心房（室）直径。

（4）心脏、冠状动脉多排螺旋CT成像　能较为准确地诊断和筛查心脏和冠状动脉疾病，实现冠状动脉的无创性检查。

（5）冠状动脉造影　判断冠状动脉病变的金标准，为有创性检查，限制了其应用。

4. 心功能分级和心脏储备功能评估

（1）纽约心脏协会（NYHA）心力衰竭分级　Ⅰ级：无呼吸困难与乏力；Ⅱ级：重度劳力时出现呼吸困难与乏力，体力活动轻度受限；Ⅲ级：一般活动（如步行）时即出现呼吸困难与乏力，体力活动明显受限；Ⅳ级：静息时出现呼吸困难与乏力。心功能分级为Ⅲ或Ⅳ级时，应暂缓手术，先治疗心血管疾病，改善心功能。

（2）病人心脏储备功能可用代谢当量（MET）来评价。

代谢当量≥4，代表心脏储备功能中等或良好，围手术期心血管并发症风险较低，可安排择期手术；代谢当量<4，代表心脏储备功能低下。这类病人需接受特殊检查，进一步治疗与评估，再考虑择期手术。

代谢当量评估表

MET	同等水平的活动	MET	同等水平的活动
1	自己吃饭穿衣	7	打单人网球，能体育锻炼
2	能走下一层楼，做饭	8	快速爬楼，慢跑
3	能走1~2个街口	9	跳绳，中速骑自行车
4	扫树叶，锄草，修花	10	游泳，快速跑
5	能爬上一层楼，跳舞，慢骑自行车	11	滑雪，打全场篮球
6	打高尔夫，搬轻的物品	12	快速长跑

注：MET约等于全身氧耗量3.5 ml/（kg·min）。

二、麻醉前准备与用药

目的在于尽可能改善病人的心脏功能和全身状况。

1. 调整心血管治疗用药

（1）洋地黄类药物　用于充血性心力衰竭、心房颤动或心房扑动等以改善心功能，控制心室率。目前多采用口服地高辛，该药的安全范围较窄，过量易引起心律失常或房室传导阻滞，尤其是伴有低钾血症时。目前主张在术前1天或手术当天停止服用地高辛。

（2）β受体阻滞剂和钙通道阻滞剂　主要用于治疗缺血性心脏病、心律失常、高血压。长期应用β受体阻滞剂，突然停药可诱发心肌缺血。钙通道阻滞剂也可出现撤药综合征。对已使用这两类病人，一般不主张术前停药。

（3）抗高血压药物　术前尽量将血压控制在140/90mmHg，一般不主张停用抗高血压药物。

（4）利尿药　治疗心功能不全、充血性心力衰竭。长时间使用利尿剂可引起血容量不足和低钾血症，应在术前调整血容量和补充氯化钾。

（5）抗血小板药物　①环氧化酶抑制剂，如阿司匹林，需权衡出血的风险，如果出血风险不高一般不停药。② 二磷酸腺苷（ADP）与血小板 P2Y12 受体抑制剂，如氯吡格雷，择期手术前应停药一周。

（6）他汀类药物　术前已服用他汀类药物的病人应继续服用至手术当天，可稳定动脉粥样硬化斑块。

2. 麻醉前用药

为防止或解除病人对手术的焦虑和紧张情绪，可给予镇静作用的麻醉前用药，但应避免对呼吸、循环的抑制。

3. 术前准备和监测

所有病人均需备好各种抢救药品及设备，建立良好的静脉通路。应随时按需做血气分析、pH、电解质测定。

心功能良好的病人或拟行中、低危手术时，常规监测即可。病情较重的病人或拟行大手术时，应监测动脉压和中心静脉压，有条件时可经外周动脉持续监测 CO（PICCO）和经食道超声心动图监测心室大小及收缩功能。

第二节　心血管病人非心脏手术麻醉的基本原则

麻醉期间的总原则为避免加重心肌缺氧，保持心肌氧供和氧需之间的平衡。

（1）麻醉过程平稳，麻醉深浅适度，镇静镇痛良好，抑制应激反应，避免术中知晓。

（2）应根据病人的具体情况、手术种类、麻醉医师的专业水平和条件选择麻醉方式。只要管理得当，全身麻醉并不比非全身麻醉的风险大，关键在于麻醉医师的管理。

（3）全身麻醉时应尽量减轻气管内插管和拔管所致的心血管反应。

（4）全身麻醉药物对血流动力学的影响与药物种类、静脉注射速度、剂量有关。

（5）维持呼吸道通畅，避免缺氧或二氧化碳蓄积。

（6）输血输液适当，合理应用血管活性药物和正性肌力药物，维持血流动力学平稳。

（7）麻醉期间注意管理心律失常。

（8）注意保持内环境稳定，定时监测动脉血气、酸碱平衡及电解质，及时纠正。监测体温，维持正常体温。

（9）麻醉管理期间应根据不同种类心血管病的病理生理特点，制定个体化的麻醉管理方案。

（10）手术大、出血多时，可明显增加病人风险，应尽可能缩短手术时间并减少手术创伤。

第三节　高血压病人的麻醉原则

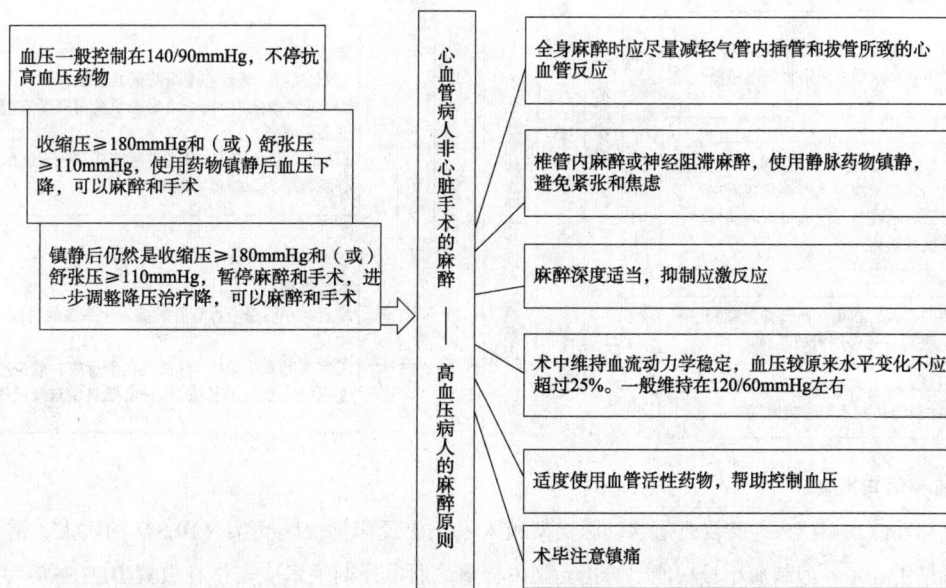

一、麻醉前评估与准备

（1）血压　一般控制在 140/90mmHg，如收缩压≥180mmHg 和（或）舒张压≥110mmHg，使用药物镇静后血压下降，可以麻醉和手术；如镇静后仍然是收缩压≥180mmHg 和（或）舒张压≥110mmHg，暂停麻醉和手术，进一步调整降压治疗。

（2）注意并发危险因素　单纯的高血压并不增加围术期心血管并发症风险。病人合并有冠状动脉粥样硬化性心脏病、既往心力衰竭病史、脑血管疾病、糖尿病、慢性肾功能不全可显著增加围术期心血管并发症的发生率，应根据不同的危险因素而采用不同的麻醉管理方案。

（3）抗高血压药物　抗高血压药物一般不停药。如有利尿剂，要注意低钾血症。

二、麻醉管理

（1）全身麻醉时应尽量减轻气管内插管和拔管所致的心血管反应。

（2）椎管内麻醉或神经阻滞麻醉，使用静脉药物镇静，避免紧张和焦虑。

（3）术中维持血流动力学稳定，血压较原来水平变化不应超过 25%。一般维持在 120/60mmHg 左右。

（4）麻醉深度适当，抑制应激反应。

（5）适度使用血管活性药物，帮助控制血压。

（6）术毕应注意镇痛。

第四节　其他心血管疾病的麻醉原则

一、冠状动脉粥样硬化性心脏病

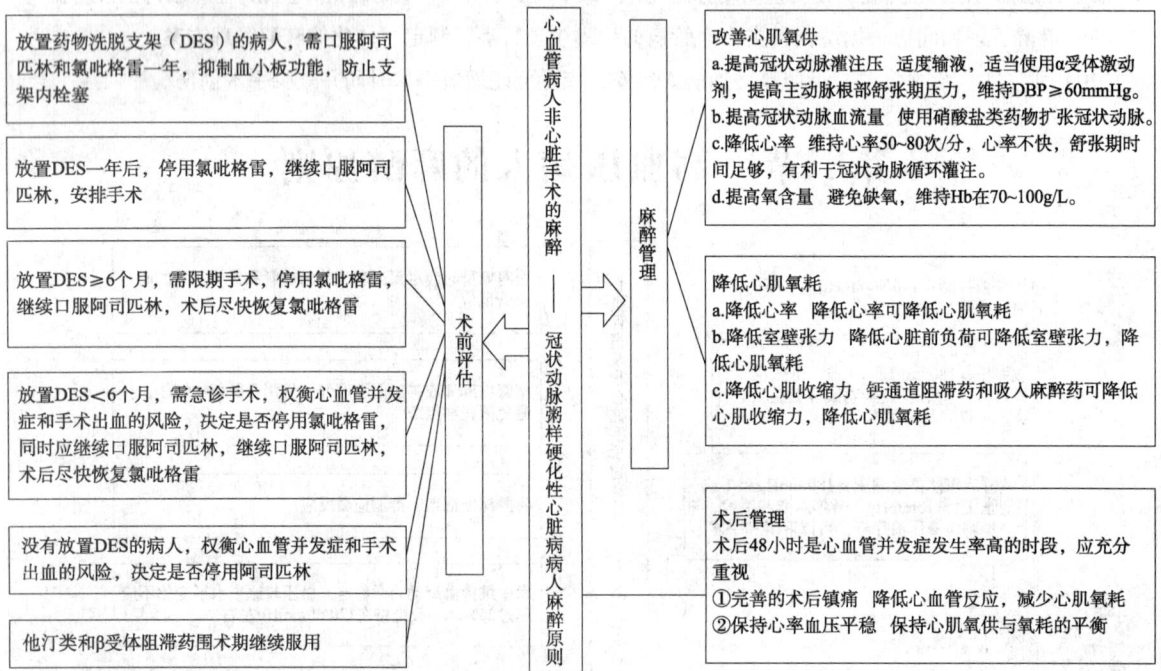

1. 术前评估与准备

（1）冠状动脉支架植入　接受过冠状动脉支架植入术，放置药物洗脱支架（DES）的病人，需口服阿司匹林和氯吡格雷一年，抑制血小板功能，防止支架内栓塞。通常择期手术应安排在放置 DES 一年后，停用氯吡格雷，继续口服阿司匹林。如需限期手术的病人，可考虑 DES 放置 6 个月后安排手术，停用氯吡格雷，继续口服阿司匹林，术后尽快恢复口服氯吡格雷。放置 DES 未满 6 个月的病人，麻醉医师、外科医师、心内科医师共同权衡心血管并发症和手术出血的风险，决定是否停用氯吡格雷，同时应继续口服阿司匹林。

（2）阿司匹林　没有放置 DES 的病人，是否停用阿司匹林还有争议。麻醉医师应与外科医师权衡心血管并发症和手术出血的风险，决定是否停用阿司匹林。

（3）他汀类和 β 受体阻滞剂　围手术期继续服用。

2. 麻醉管理

当心肌氧耗大于氧供时，会发生心肌缺血。

（1）改善心肌氧供

1）提高冠状动脉灌注压　适度输液，适当使用 α 受体激动剂，提高主动脉根部舒张期压力，维持 DBP ≥ 60mmHg。

2）提高冠状动脉血流量　使用硝酸盐类药物扩张冠状动脉。

3）降低心率　维持心率 50 ~ 80 次/分，心率不快，舒张期时间足够，有利于冠状动脉循环灌注。

4）提高氧含量　避免缺氧，维持 Hb 在 70 ~ 100g/L。

（2）降低心肌氧耗

1）降低心率　降低心率可降低心肌氧耗。

2）降低室壁张力　降低心脏前负荷可降低室壁张力，降低心肌氧耗。

3）降低心肌收缩力　钙通道阻滞药和吸入麻醉药可降低心肌收缩力，降低心肌氧耗。

3. 术后管理

术后 48 小时是心血管并发症发生率高的时段，应充分重视。

1）完善的术后镇痛　降低心血管反应，减少心肌氧耗。

2）保持心率血压平稳　保持心肌氧供与氧耗的平衡。

二、植入心脏起搏器的病人

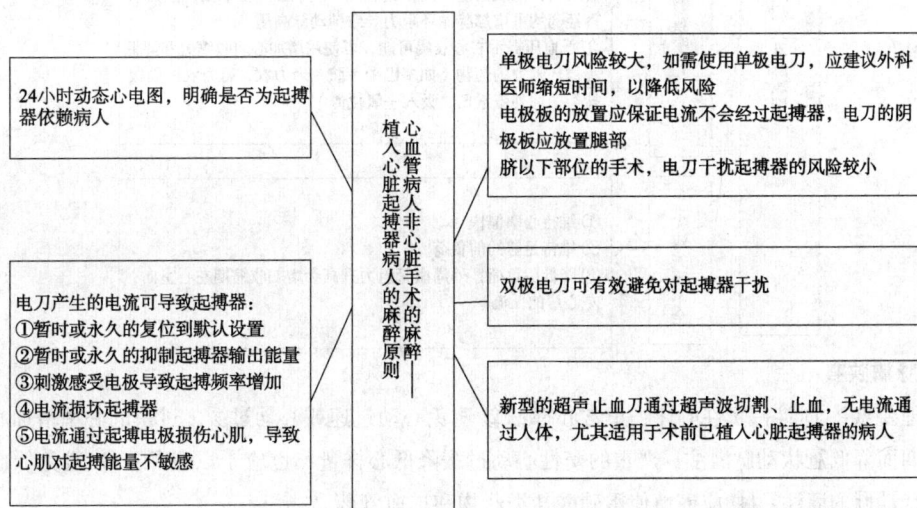

已植入心脏起搏器的病人，应行 24 小时动态心电图，明确是否为起搏器依赖病人。

要特别注意术中电流和磁场干扰起搏器功能。术中使用的电刀或除颤仪是干扰的来源，内环境紊乱、抗心律失常药物、麻醉药物也影响起搏器的起搏和感知阈值。

电刀产生的电流可导致起搏器：①暂时或永久的复位到默认设置；②暂时或永久的抑制起搏器输出能量；

③刺激感受电极,导致起搏频率增加;④电流损坏起搏器;⑤电流通过起搏电极损伤心肌,导致心肌对起搏能量不敏感。

使用单极电刀上述风险较大,双极电刀可有效避免上述干扰。新型的超声止血刀通过超声波切割、止血,无电流通过人体,尤其适用于术前已植入心脏起搏器的病人。如需使用单极电刀,应建议外科医师缩短手术时间,以降低风险。

电极板的放置应保证电流不会经过起搏器,电刀的阴极板应放置腿部。脐以下部位的手术,电刀干扰起搏器的风险较小。

三、瓣膜性心脏病

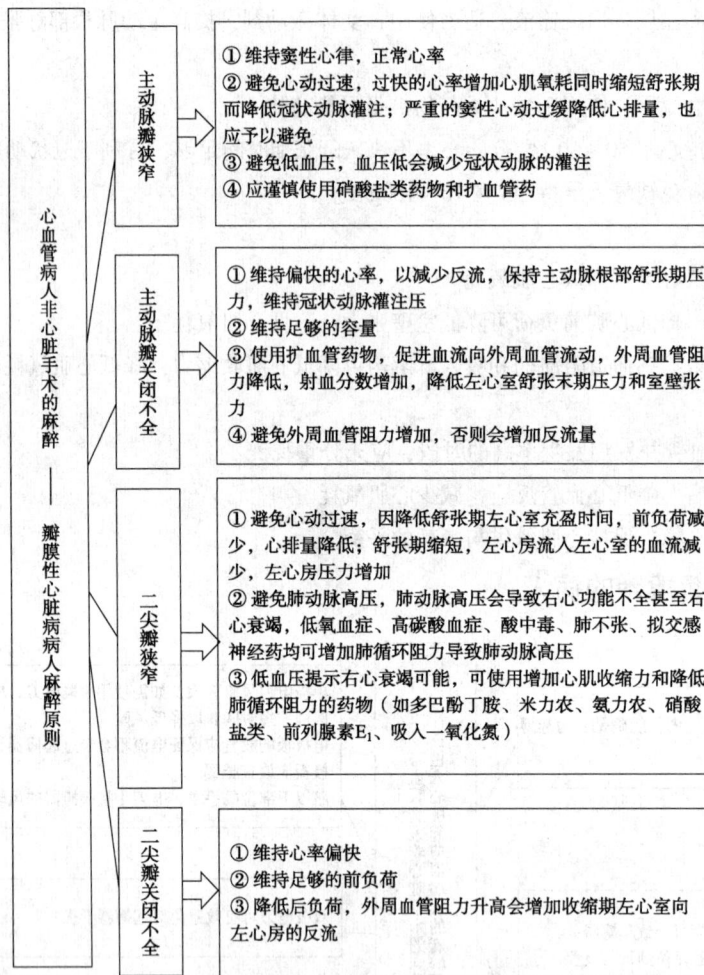

心血管病人非心脏手术的麻醉 —— 瓣膜性心脏病病人麻醉原则

主动脉瓣狭窄
①维持窦性心律,正常心率
②避免心动过速,过快的心率增加心肌氧耗同时缩短舒张期而降低冠状动脉灌注;严重的窦性心动过缓降低心排量,也应予以避免
③避免低血压,血压低会减少冠状动脉的灌注
④应谨慎使用硝酸盐类药物和扩血管药

主动脉瓣关闭不全
①维持偏快的心率,以减少反流,保持主动脉根部舒张期压力,维持冠状动脉灌注压
②维持足够的容量
③使用扩血管药物,促进血流向外周血管流动,外周血管阻力降低,射血分数增加,降低左心室舒张末期压力和室壁张力
④避免外周血管阻力增加,否则会增加反流量

二尖瓣狭窄
①避免心动过速,因降低舒张期左心室充盈时间,前负荷减少,心排量降低;舒张期缩短,左心房流入左心室的血流减少,左心房压力增加
②避免肺动脉高压,肺动脉高压会导致右心功能不全甚至右心衰竭,低氧血症、高碳酸血症、酸中毒、肺不张、拟交感神经药均可增加肺循环阻力导致肺动脉高压
③低血压提示右心衰竭可能,可使用增加心肌收缩力和降低肺循环阻力的药物(如多巴酚丁胺、米力农、氨力农、硝酸盐类、前列腺素E_1、吸入一氧化氮)

二尖瓣关闭不全
①维持心率偏快
②维持足够的前负荷
③降低后负荷,外周血管阻力升高会增加收缩期左心室向左心房的反流

1. 主动脉瓣狭窄

麻醉管理要点:① 维持窦性心律,正常心率;② 避免心动过速或心动过缓,过快的心率增加心肌氧耗同时缩短舒张期而降低冠状动脉灌注,严重的窦性心动过缓降低心排量,也应予以避免;③ 避免低血压,血压低会减少冠状动脉的灌注;④ 应谨慎使用硝酸盐类药物和扩血管药。

2. 主动脉瓣关闭不全

麻醉管理要点:① 维持偏快的心率,以减少反流,保持主动脉根部舒张期压力,维持冠状动脉灌注压;② 维持足够的容量;③ 使用扩血管药物,促进血流向外周血管流动,外周血管阻力降低,射血分数增加,降低左心室舒张末期压力和室壁张力;④ 避免外周血管阻力增加,否则会增加反流量。

3. 二尖瓣狭窄

麻醉管理要点：① 避免心动过速，因降低舒张期左心室充盈时间，前负荷减少，心排量降低；舒张期缩短，左心房流入左心室的血流减少，左心房压力增加。② 避免肺动脉高压，肺动脉高压会导致右心功能不全甚至右心衰竭，低氧血症、高碳酸血症、酸中毒、肺不张、拟交感神经药均可增加肺循环阻力导致肺动脉高压。③ 肺动脉低血压提示右心衰竭可能，可使用增加心肌收缩力和降低肺循环阻力的药物（如多巴酚丁胺、米力农、氨力农、硝酸盐类、前列腺素 E_1 或吸入一氧化氮）。

4. 二尖瓣关闭不全

麻醉管理要点：① 维持心率偏快；② 维持足够的前负荷；③ 降低后负荷，外周血管阻力升高会增加收缩期左心室向左心房的反流。

四、接受过心脏机械瓣膜置换术的病人

接受过心脏机械瓣膜置换术的病人，需终身接受抗凝治疗，抗凝药物通常为华法林，国际标准化比值维持 2~3。

绝大多数病人停用华法林约 4 天后 INR 达到 1.5，手术可安全进行。恢复华法林治疗约 3 天 INR 可达到 2。如需急诊手术而未停用华法林，可输注新鲜冰冻血浆 10~15ml/kg 纠正凝血功能紊乱。停用华法林，病人有栓塞的风险，栓子在心脏机械瓣膜形成，可导致"卡瓣"，发生严重心衰而死亡；栓子脱落，可形成脑栓塞或肺栓塞。故停用华法林时需给予肝素或低分子肝素替代抗凝，术后尽快恢复华法林。

临床案例分析1

病人，男，65 岁，既往高血压史，无冠心病病史，诊断为"胆囊结石"，拟全麻下择期行腹腔镜胆囊切除术，术前访视病人测量血压 190/115 mmHg，心率 73 次/分。病人服用钙通道阻滞剂和利尿药降压。

思考：

1. 病人能接受手术吗？

2. 术前需要停用降压药物吗？术前还有哪些注意事项？

3. 术中有哪些注意事项？

解析：

1. 病人暂停手术。高血压病人，血压一般控制在 140/90mmHg 以下，如收缩压≥180mmHg 和（或）舒张压≥110mmHg，应暂停麻醉和手术，进一步调整，降压治疗。

2. 术前不需要停用降压药物。术前评估还应注意病人是否合并有冠状动脉粥样硬化性心脏病、既往心力衰竭病史、脑血管疾病、糖尿病、慢性肾功能不全；病人口服利尿剂，术前应注意血钾，如有低钾血症，应注意补充氯化钾。

3. 术中还应注意以下几点。

（1）应尽量减轻气管内插管和拔管所致的心血管反应。

（2）术中维持血流动力学稳定，血压较原来水平变化不应超过 25%。一般维持在 120/60mmHg 左右。

（3）麻醉深度适当，抑制应激反应。

（4）适度使用血管活性药物，帮助控制血压。

（5）术毕应注意镇痛。

临床案例分析2

病人，男，68岁，既往高血压史，冠心病病史，8个月前曾因冠状动脉左前降支狭窄80%，放置DES，一直口服阿司匹林和氯吡格雷，未再服用其他药物。诊断为"直肠癌"，拟全麻下择期行腹腔镜直肠癌根治术，术前访视病人测量血压165/105 mmHg，心率103次/分。病人每天散步1~2千米，能爬上4层楼。

思考：

1. 病人能接受手术吗？术前需要停用阿司匹林和氯吡格雷吗？

2. 术前还有哪些注意事项？

3. 麻醉中有哪些注意事项？

解析：

1. 择期手术暂停。病人DES放置大于6个月，停用氯吡格雷一周，继续口服阿司匹林。

2. 病人未规范接受冠心病药物预防治疗，需口服他汀类和β受体阻滞剂，口服钙通道阻滞剂，ACEI或ARB类降压药物，血压控制在140/80mmHg，心率50~80次/分。

3. 麻醉管理应注意以下事项。

（1）改善心肌氧供

1）提高冠状动脉灌注压　适度输液，适当使用α受体激动剂，提高主动脉根部舒张期压力，维持DBP≥60mmHg。

2）提高冠状动脉血流量　使用硝酸盐类药物扩张冠状动脉。

3）降低心率　维持心率50~80次/分，心率不快，舒张期时间足够，有利于冠状动脉循环灌注。

4）提高氧含量　避免缺氧，维持Hb在70~100g/L。

（2）降低心肌氧耗

1）降低心率　降低心率可降低心肌氧耗。

2）降低室壁张力　降低心脏前负荷可降低室壁张力，降低心肌氧耗。

3）降低心肌收缩力　钙通道阻滞药和吸入麻醉药可降低心肌收缩力，降低心肌氧耗。

（3）术后48小时是心血管并发症发生率高的时段，应充分重视。

1）完善的术后镇痛　降低心血管反应，减少心肌氧耗。

2）保持心率血压平稳　保持心肌氧供与氧耗的平衡。

（段云英　思永玉）

第二十章　神经外科手术的麻醉

重点	神经外科手术麻醉的特点及处理。
难点	麻醉对脑血流、脑代谢和颅内压的影响。
考点	颅内高压的常见原因、症状及处理。

第一节　麻醉对脑血流、脑代谢和颅内压的影响

一、概念

（一）脑血流量

脑血流量一般用单位时间内单位重量脑组织的血液灌注量来表示。高血流量灌注是脑组织的一个显著特征，与以下因素有关。

（1）脑灌注压、脑血管阻力和颅内压　脑灌注压（CPP）是平均动脉压与颅内压的差值。当 MAP 波动于 $50 \sim 150$ mmHg 之间时，脑血流量可由于脑血管的自动收缩与舒张而保持恒定，称为脑血管的自动调节机制。

（2）化学调节　缺氧和动脉血二氧化碳分压升高会引起脑血流量增加。

（二）脑代谢

（1）脑是机体代谢率最高的器官，耗氧量很高，其氧摄取率远高于其他器官。

（2）脑组织的能量几乎完全依靠葡萄糖的有氧氧化提供，其能量储备十分有限，故对缺氧耐受性极差。

（三）颅内压

颅内压指颅内脑脊液的压力。正常人平卧时脑室内压力为 $5 \sim 15$ mmHg。一般情况下，脑组织、脑血流和脑脊液三个组分之间可以通过相互代偿而不引起颅内压的显著变化，但当短时间内颅内容积的变化超过 5% 或存在代偿功能障碍（如脑脊液循环不畅）时，可以引起颅内压力的剧烈变化。此外，病理生理状态下，尚有多种因素可以影响颅内压力。

（1）动脉血二氧化碳分压　当 $PaCO_2$ 在 $25 \sim 100$ mmHg 范围内时，脑组织血流量随 $PaCO_2$ 的增加而增加，在某些情况下，可引起颅内压的上升。

（2）动脉血氧分压　当 $PaO_2 < 50$ mmHg 时，脑血流量迅速增加并达到最大值，同时引起颅内压明显升高。

（3）平均动脉压　平均动脉压如超出 $50 \sim 150$ mmHg 的范围，颅内压将随血压同向变化。

（4）其他　体温降低时脑血流量减少，可引起颅内压下降；中心静脉压或胸腔内压增加，可通过颈内静

脉和椎静脉逆传至颅内而提高颅内静脉压,使颅内压升高。

二、麻醉对脑血流、脑代谢和颅内压的影响

(一) 静脉麻醉药

常见静脉麻醉药物对脑血流、脑代谢和颅内压的影响见表20-1

表20-1 麻醉药对脑生理的影响

麻醉药	脑代谢率	脑血流	脑脊液产生	脑脊液吸收	脑血流量	颅内压
巴比妥类	↓↓↓↓	↓↓↓	±	↑	↓↓	↓↓↓
依托咪酯	↓↓↓	↓↓	±	↑	↓↓	↓↓
丙泊酚	↓↓↓	↓↓↓↓	?	?	↓↓	↓↓
苯二氮䓬类	↓↓	↓	±	↑	↓	↓
氯胺酮	±	↑↑	±	↓	↑↑	↑↑

1. 巴比妥类

(1) 是目前已知对脑代谢抑制作用最强的麻醉药。

(2) 可以通过增强脑血管阻力而降低脑血流,其降低颅内压的效果确切。

(3) 对局部缺血灶的神经保护作用已被广泛证明。

2. 依托咪酯

(1) 能引起脑血流、脑代谢和颅内压剂量相关性下降。

(2) 脑血流的降低先于脑代谢率的降低。

3. 丙泊酚

(1) 剂量相关性抑制脑血流和脑氧耗,不影响脑血管对二氧化碳的反应性。

(2) 对脑缺血再灌注损伤有保护作用。

(3) 丙泊酚靶控输注是神经外科较理想的麻醉维持用药。

4. 氯胺酮

(1) 是静脉麻醉药物中唯一可以增加脑血流和脑代谢的药物。

(2) 能直接扩张脑血管,从而引起颅内压显著升高。

(3) 不推荐将氯胺酮用于神经外科病人的麻醉。

(二) 吸入麻醉药

(1) 所有吸入麻醉药均具有不同程度脑血管扩张作用,使脑血流量增加,可能使颅内压升高。

(2) 氟烷对脑血管的扩张效应最强,恩氟烷次之,氧化亚氮、七氟烷和异氟烷的作用较弱。

(3) 氧化亚氮可增加脑代谢率。

(三) 麻醉性镇痛药

一般认为该类药物单独应用时对脑血流、脑代谢和颅内压的影响不大。

(四) 肌肉松弛药

一般认为肌肉松弛药对脑血流、脑代谢和颅内压影响轻微。非去极化肌肉松弛药尚可因肌肉松弛作用引起有效循环血量减少,而使颅内压轻微下降;而去极化肌肉松弛药琥珀胆碱由于引起肌纤维成束收缩有可能导致颅内压一过性增加。

第二节　颅脑手术的麻醉前评估和准备

一、麻醉前病情评估

（一）评估内容

1. 专科检查

（1）详细了解病人的 CT 或 MRI 检查结果，明确有无脑水肿、脑积水、中线移位。

（2）对外伤病人要明确受伤部位及其对生命体征可能的影响，指导麻醉方案的制定。

（3）全面评估病人的意识、肢体运动功能、瞳孔对光反射以及眼底情况，以便与麻醉后或术后进行比较。

2. 水、电解质变化

（1）神经外科病人术前易发生水、电解质紊乱甚至酸碱平衡失调。

（2）某些特殊疾病，如功能性垂体瘤，可能影响病人的水、电解质情况。

3. 其他

（1）评估病人的重要脏器功能。

（2）对长期服用抗癫痫、利尿、降压、抗心律失常及抗凝药物的病人，术前不能轻易停药。

（3）对外伤病人了解其是否存在饱胃、酗酒和呼吸道梗阻等情况。

（4）对颅内动脉瘤的病人，尽力维持其血流动力血稳定。

（二）麻醉前用药

麻醉前用药应根据病情而定，尤其应注意以不抑制呼吸功能和不增加颅内压为基本原则。

二、麻醉选择

（一）麻醉方法

（1）颅脑手术一般选择全身麻醉为妥。

（2）对于手术操作创伤小、持续时间短暂而病人身体情况又许可的情况，可在局部麻醉下进行。

（二）药物

1. 神经外科病人药物选择的原则

（1）诱导快。

（2）半衰期短、蓄积少，苏醒迅速。

（3）镇静镇痛作用强。

（4）不增加颅内压、脑代谢和脑血流。

（5）不增加脑血流。

（6）不破坏血脑屏障功能。

2. 吸入麻醉药

（1）异氟烷、七氟烷和地氟烷用于颅脑外科手术目前临床上广泛应用。

（2）不推荐使用氧化亚氮。

3. 静脉麻醉药

（1）丙泊酚与麻醉性镇痛药复合组成的全凭静脉麻醉方案，配合肌肉松弛药用于颅脑手术麻醉，是临床上常用的药物。

（2）氯胺酮能增加脑血流和颅内压，对颅脑疾病和外伤病人不利，一般不用于神经外科手术的麻醉。

4. 肌肉松弛药

（1）推荐神经外科病人的麻醉选择非去极化肌肉松弛药，如维库溴铵、顺式阿曲库铵等。

（2）某些特殊部位的神经外科手术（如脑干）及术中需神经电生理监测的手术，除诱导用肌松药外，术中可不用肌松药。

第三节　颅内高压的常见原因和处理

一、概述

1. 定义

颅内压超过 15mmHg 即可定义为颅内高压。

2. 临床表现

（1）头痛、喷射性呕吐和视乳头水肿为颅内高压的三联征。

（2）颅内压持续升高 1 分钟以上具有病理性意义。

3. 颅内压的分级

（1）临床上将颅内高压分为轻、中、重三个等级。

（2）颅内压 15~20mmHg 为轻度颅内高压；20~40mmHg 为中度颅内高压；40mmHg 以上为重度颅内高压。

4. 颅内压增高的后果

（1）颅内压超过 40mmHg 时，将严重损伤脑血管的自动调节机制，可导致大脑中线偏移或形成脑疝。

（2）急性颅内压升高比慢性颅内压升高危害更大。

二、颅内高压的常见原因

1. 颅内因素

（1）颅内占位性病变　如颅内血肿、肿瘤等。

（2）脑组织体积增加　各种颅内原因导致的脑组织水肿、血流量增加。

（3）脑脊液循环障碍。

（4）正常情况下，脑脊液的分泌与吸收处于动态平衡。脑脊液生成增多、循环通路阻塞或蛛网膜绒毛吸收障碍等均可导致颅内压力升高。

2. 颅外因素

（1）颅腔狭小　如先天性狭颅症。

（2）颅外静脉压持续升高　如胸、腹压升高，头低位等。

三、颅内高压的处理

（一）颅内高压治疗的基本原则

（1）对因治疗。

（2）对于威胁生命安全的严重颅内高压，须采取紧急措施以维持脑灌注和脑氧合。

（3）注意掌握降低颅内压的时机。

（二）药物性降颅内压措施

1. 渗透性脱水剂

（1）作用机制　通过提高血浆渗透压，使多余的细胞内水分进入血管，经肾脏而排出体外。代表药物为甘露醇。

（2）用法用量和药代动力学　临床常用其 20% 的甘露醇溶液，现均主张用小剂量，如 0.5g/kg 于 15~45 分钟静脉输注完毕，必要时可 6~8 小时重复一次。输入后 10~15 分钟颅内压开始下降，30~45 分钟达到作用高峰，颅内压可降低 50%~90%，持续 1 小时。

（3）不良反应　可引起一过性血容量增加，对于心功能不全的病人应谨慎。

2. 祥利尿药

（1）作用机制　抑制髓祥升支粗段原尿水分的回吸收，使到达远端肾小管和集合管的尿液增多而产生利尿作用。代表药物为呋塞米。

（2）用法用量和药代动力学　常用的祥利尿药是呋塞米，一般以 20mg 静脉注射，必要时可重复。静脉注射后 30 分钟开始发挥静脉颅内压的作用，可持续 5~7 小时以上。

（3）不良反应　易引起电解质紊乱。

3. 肾上腺皮质激素

（1）作用机制　肾上腺皮质激素能加强和调整血脑屏障功能，降低毛细血管通透性，减少脑脊液的产生。

（2）常用药物和用量用法　治疗脑水肿首选地塞米松，一般 10~30mg 静脉注射或滴注，也可以选择氢化可的松 100~300mg 静脉滴注。

（3）作用特点　适用于脑肿瘤引起的血管源性脑水肿，不建议用于颅脑创伤病人。

（三）生理性降颅内压措施

1. 过度通气

（1）通过过度通气将动脉血二氧化碳分压维持于 25~30mmHg，可有效控制颅内压。

（2）该效应维持时间短，且有可能引起脑血流下降和脑水肿。因此，一般不主张将二氧化碳分压降至 25mmHg 以下，且实施时间不宜过长。

2. 低温疗法

（1）低温可降低代谢率，体温每降低 1℃，脑耗氧量降低约 5%。

（2）脑耗氧量的降低伴随着脑血流量的减少、脑容积缩小和颅内压下降。

（3）低温还可减轻脑水肿。

（4）临床上，低温适用于颅脑外伤病人，在实施时，降温的幅度不宜太大，以 32~35℃ 为准。

3. 脑室外引流

多用于严重急性脑外伤，宜在脑外伤 72 小时以后进行引流。

4. 体位

采用头高足底位，可降低脑组织的静水压和脑灌注压，从而降低脑血流量。

第四节　颅脑手术麻醉的注意事项

颅脑手术麻醉应注意以下事项。

（1）调控颅内压。

（2）选择合适的呼吸方式。

（3）适当进行控制性低血压。

（4）注意体位对术中管理的影响。

（5）密切关注出入液量。

（6）加强麻醉期间的监测。

第五节 常见颅脑手术的麻醉特点

一、急性颅脑损伤

（1）大部分为急诊性质，术前准备的时间短。

（2）病人多为饱胃，误吸风险大。

（3）常伴有颅内压升高和意识障碍。

（4）特殊脑部损伤可能出现呼吸、心跳停止。

（5）可能伴有全身多器官损伤。

（6）常规有创动脉监测，不推荐过度通气。

（7）术中应保持脑灌注压在 60～70mmHg。

（8）手术后是否能拔除气管导管应综合考虑脑损伤的严重程度、是否合并其他部位的损伤和术前的意识状态等（表 20-2）。

二、颅后窝手术

（1）易出现颅内压水平急剧升高，麻醉诱导要求平稳，避免呛咳。

（2）常见体位有坐位、俯卧位和侧卧位，坐位手术有发生气栓的风险。

（3）对涉及脑干部位的肿瘤，可能需要保留自主呼吸。

（4）手术牵拉刺激易引起明显的血流动力学波动。

（5）搬动病人时动作轻柔，保持头位相对固定。

三、脑血管手术

1. 高血压动脉硬化性出血

（1）注意与脑梗死进行鉴别诊断。

（2）术前注意有无饱胃和反流误吸。

（3）麻醉诱导力求平稳，避免呛咳。

（4）术中尽量维持血压平稳，对高血压的降压处理不宜降得过低，一般不推荐采用控制性低血压。

2. 颅内动脉瘤

（1）麻醉诱导力求平稳，避免呛咳。

（2）常要求进行控制性降压，瘤体夹闭后注意及时升压。

（3）当实施暂时阻断部分或全脑血供时，可能需配合使用低温技术。

四、垂体瘤手术

（1）垂体瘤分为功能性垂体瘤和无功能性垂体瘤。

（2）功能性垂体瘤注意激素水平情况及其后果。

（3）功能性垂体瘤（生长激素型垂体瘤）病人有困难气道的风险。

（4）经蝶入路的手术，拔管前注意吸净口鼻腔的血液。

五、脑膜瘤摘除术

（1）在处理肿瘤时常要求控制性低血压。

表 20-2 Glasgow 昏迷评分法

项目	反应	得分
睁眼	自动睁眼	4
	呼唤睁眼	3
	疼痛睁眼	2
	无睁眼	1
语言	正常	5
	有时混淆	4
	语言不确切	3
	语言无法理解意义	2
	无反应	1
体动反应	能按医嘱活动	6
	能对疼痛刺激定位	5
	对疼痛刺激有收缩反应	4
	疼痛刺激引起过屈反应	3
	疼痛刺激引起过伸反应	2
	疼痛刺激无反应	1

注：Glasgow 得分越低表示意识障碍程度越严重，7 分以下可诊断为昏迷。

（2）麻醉过程要求平稳，切忌血压波动太大。

六、功能神经外科麻醉

（1）采用现代立体定向和微侵袭神经外科技术，旨在重建神经组织的正常功能。

（2）通常在局麻和监护下的麻醉控制下进行，以便对病人进行实时评估。

（3）术中常需进行电生理监测，丙泊酚在进行电生理记录前应停止至少 15 分钟。

（4）气道管理和循环控制是这类手术中麻醉医生的重要职责。

第六节　脊髓手术的麻醉特点

脊髓手术麻醉主要有以下特点。

（1）常见需行手术的脊髓疾病包括脊髓外伤、椎管内肿瘤和脊髓血管畸形。

（2）膈神经来源于第 3 到第 5 颈神经前支，该节段损伤可导致膈神经功能障碍而发生呼吸肌麻痹。

（3）常采用侧卧位或俯卧位，呼吸、循环管理的难度大。

（4）颈段脊髓手术的病人禁止使头颈部前倾或后仰。

（5）术中麻醉维持应保证一定的深度，避免呛咳和体动。

◤ 临床案例分析 ◢

病人，男，65 岁，既往健康，无高血压史，1 小时前因"车祸伤"入院，入院时昏迷，CT 提示右额颞硬膜外血肿，拟全麻下行开颅血肿清除术，入室血压 220/115 mmHg，心率 55 次/分。

思考：

1. 根据该病人的临床表现，是否存在颅内高压的情况？有哪些处理措施？

2. 该病人应采用何种诱导方式？原因为何？

3. 术中还有哪些注意事项？

解析：

1. 病人存在颅内高压的情况。处理措施包括：①术前静滴甘露醇，必要时使用呋塞米进行利尿；②术中进行适当过度通气；③术中采用头高脚低位；④必要时进行低温疗法；⑤顽固性颅高压也可采用脑室外引流。

2. 快速顺序气管插管进行诱导。因为该病人可能存在饱胃的情况，有反流误吸的风险。

3. 术中还应注意以下几点。

（1）维持术中血压平稳。

（2）密切关注水、电解质变化。

（3）注意体位时气道压的影响。

（4）密切关注出入液量。

（5）加强麻醉期间的监测。

（车薛华　王英伟）

第二十一章 眼、耳鼻喉科手术的麻醉

重点	眼、耳鼻喉手术麻醉的特点及处理。
难点	眼、耳鼻喉科手术麻醉操作和并发症处理。
考点	眼、术中麻醉管理。

第一节 眼科手术的麻醉

一、眼科手术特点和对麻醉的要求

（一）眼压与麻醉

眼压（IOP）是眼内容物对眼球壁施加的均衡压力，正常眼内压为（16 ± 5）mmHg，高于 22 mmHg 为异常。IOP 的波动主要受房水和血液的影响。围手术期对 IOP 的影响多为一过性的，主要因素包括眼球外部受压、巩膜张力增加和眼内容物改变。

1. 麻醉方法与 IOP

（1）局部麻醉　局部麻醉药物剂量过大导致对眼球直接的压力而 IOP 增高。

（2）全身麻醉　麻醉过浅、血压升高、呛咳、躁动、头低位以及任何引起颅内压增高的情况，均可使 IOP 升高。

2. 麻醉药物与 IOP

所有中枢神经系统抑制药物均有降低 IOP 的作用。非去极化肌松药直接作用是通过松弛眼外肌降低 IOP；去极化肌松药升高眼压。

（二）眼心反射与麻醉

眼心反射（OCR）是指在眼科手术及操作过程中，因刺激眼球或眼部组织导致的一系列心脏不良反应。最常见的临床表现是心动过缓。最常见的诱因是眼球受压和眼肌被牵拉，且与受到刺激的强度及持续时间有关。牵拉眼外肌、压迫眼球和眶内加压操作发生率最高。术前病人焦虑不安、全麻过浅、低氧血症、高二氧化碳血症以及应用拟胆碱药发生率增高。

OCR 预防与处理：维持适宜麻醉深度，保持正常的二氧化碳分压，眼肌相关操作时动作轻柔；发生 OCR 时暂停手术，静脉给予阿托品或局麻药浸润眼外肌。

二、麻醉前评估和麻醉前用药

（一）麻醉前评估

全面了解病史，有些眼部疾病是全身性疾病在眼部的一种表现；老年人易并存冠心病、高血压、糖尿病和慢性呼吸系统疾病；小儿可能并存先天性疾病。病人近期使用的眼科局部用药或全身用药都可能对麻醉手术产生影响，应了解用药情况，并确定术前是否停用。术前合并内科疾病的病人，控制症状后，应了解用药情况，有些药物与麻醉药物相互作用产生不良反应。

（二）麻醉前用药

麻醉前用药以不影响眼内压为原则。抗胆碱药物不选东莨菪碱，影响 IOP 严重。

三、麻醉选择

常用方法包括局部麻醉、监护下麻醉管理（MAC）和全身麻醉，一般眼外手术和简单眼内手术均可以在局部麻醉下完成。

四、麻醉操作及注意事项

1. 局部麻醉

局部麻醉对眼压影响小，术后发生恶心、呕吐少，利于术后康复。

2. MAC

MAC 技术应与局部麻醉配合使用，手术镇痛要靠局麻技术。维持适宜的镇静深度是关键。

3. 全身麻醉

麻醉药物的选择以不影响 IOP 及避免 OCR 发生为主，同时考虑病人的全身情况。麻醉诱导和苏醒期要平稳，术中维持适宜麻醉深度。

五、常见眼科手术麻醉特点

1. 斜视矫正手术

全麻下完成。麻醉特点：①小儿的合并症多；②手术时间短；③OCR 发生率高；④注意眼胃反射；⑤警惕恶性高热。

2. 白内障摘除术

老年人一般在局麻或 MAC 下完成，不能合作的小儿在全麻下完成。麻醉特点：①老年病人合并症多；②小儿常合并有先天性青光眼；③术中眼球制动；④防止术中 IOP 升高；⑤手术时间短，刺激小。

第二节　耳鼻喉科手术的麻醉

一、手术特点及对麻醉要求

1. 复杂气道管理

（1）共用气道　麻醉医师与外科医师常常共用气道，需要和外科医师保持密切沟通，共同应对气道管理难题。

（2）困难气道　耳鼻喉科手术困难气道发生率高，遵循困难气道处理原则。

（3）通气困难　病人术前可存在通气困难，手术创伤加重通气困难。麻醉苏醒期不要轻易拔管。

2. 控制性降压技术

配合手术的同时，保障病人重要脏器的灌注。

3. 心律失常与颈动脉窦反射

注意术中手术医生使用肾上腺素引起的心律失常。喉、颈部手术，注意颈动脉窦反射引起的血压下降和心动过缓，甚至心搏骤停。

4. 笑气（N_2O）与中耳压力

耳科手术时避免使用 N_2O，即使使用，浓度应不超过 50%。因 N_2O 进入中耳腔的速度快于氮气的排出速度，易导致中耳腔压力增高。

5. 气道烧伤风险

预防气道内激光手术造成气道燃烧事件。

6. 声门上气道的应用

喉罩已开始在耳、鼻、咽喉部手术中使用。

二、麻醉前访视和麻醉前用药

1. 麻醉前访视

重点关注病变是否累及气道及是否存在困难气道。过敏性鼻炎的病人常合并支气管哮喘。鼻出血和扁桃体术后出血注意估计失血量。

2. 麻醉前用药

吗啡抑制喉保护性反射，不主张术前应用。镇静药术前慎用。耳科手术易引起恶心、呕吐，术前应预防用止吐药。抗胆碱药正常使用。

三、麻醉选择

1. 局部麻醉

仅适用于时间短、操作简单、能合作的成人病人，包括表面麻醉、局部浸润、神经阻滞麻醉等。

2. 全身麻醉

气管插管方式及插管路径应根据手术部位、手术要求及病人咽部阻塞情况而定。

四、几种常见手术的麻醉处理

（一）耳部手术

耳部手术围麻醉期应注意以下内容。

（1）病人头部摆放，维持术中气道通畅。

（2）避免使用高浓度 N_2O。

（3）适时使用控制性降压技术。

（4）神经监测时减少肌松剂的使用。

（5）实施镫骨植入术或鼓膜成形术的病人，避免苏醒期病人躁动、呛咳及拔管后面罩正压通气。

（二）鼻腔和鼻窦手术

鼻腔手术全麻的麻醉处理要点如下。

（1）预防鼻黏膜收缩药（肾上腺素等）对病人循环的影响。

（2）合并过敏性哮喘病人，术前抗过敏治疗，围手术期注意气道的高反应。

（3）放疗病人预防张口困难等困难气道。

（4）适时使用控制性降压技术。

（5）苏醒平稳，预防术后出血。

（三）咽部手术

咽部手术围手术期麻醉处理要点如下。

（1）儿童手术术前常合并上呼吸道感染，通气阻塞，备好紧急气道处理方案；同时注意术中导管位置变化。

（2）扁桃体手术术后出血再次手术病人，注意胃内积血，防止呕吐误吸。

（3）行悬雍垂腭咽成形术的成人常合并睡眠呼吸暂停和通气困难，术前禁用镇静药，全麻时主张慢诱导，保留自主呼吸，纤维支气管镜或其他可视喉镜气管插管。此类病人常伴高血压、冠心病等内科疾病，术前应进行治疗，术毕延迟拔管，防止不良事件发生。

（4）会厌肿物，声门显露困难者，做好紧急困难气道准备。

（5）预防术后并发症有喉痉挛、气道梗阻、呕吐及误吸等，常见延迟并发症有出血、咽部水肿、疼痛等。

（四）喉部手术

喉部手术麻醉处理要点如下。

（1）因和手术医师共用气道，术中应加强气道保护，谨防导管脱出。

（2）声带手术通常选用小号气管导管，术中防止缺氧和迷走神经反射。保留自主呼吸麻醉，注意恢复期病人保护性反射完全恢复后再拔出气管导管，同时预防喉痉挛。

（3）喉癌切除术，注意颈动脉窦反射，防止因大血管破裂导致的气栓形成。

（4）激光手术注意事项 ①激光物理防护，医务人员戴眼镜，病人遮盖眼睛。②间断使用激光，非靶组织和导管用湿纱布覆盖。③防止气道内燃烧，使用特制导管；若发生燃爆，立即停止使用激光，停止供氧，终止麻醉；更换导管或改用口咽通气道面罩吸入纯氧；采用冷生理盐水冲洗咽部；采取头高位减轻局部水肿；根据灼伤程度决定是否行低位气管造口术，维持器械通气。

（五）支气管异物取出术

支气管异物取出术围手术期麻醉处理要点如下。

（1）大多为急诊小儿手术，术前准备不充分，患儿多存在呼吸困难、缺氧、二氧化碳蓄积，甚至心功能衰竭。同时注意麻醉按饱胃处理。

（2）常规使用抗胆碱药，防止迷走反射，减少分泌物。

（3）小儿合作差，术前需要开放静脉通路。

（4）麻醉药物一般可选择丙泊酚复合氯胺酮或阿片类，吸入麻醉，根据情况可以选择使用肌松药。

（5）可进行表面麻醉，减少气管痉挛。

（6）可通过硬质支气管镜连接高频喷射呼吸机通气，预防二氧化碳蓄积和迷走反射。

（7）术毕，待患儿意识、呼吸、保护性反射完全恢复才返回病房；若术中损伤气道黏膜或气管、支气管黏膜出现水肿，术后应更换导管，维持机械通气，延迟拔管。

临床案例分析

1. 患儿，男，8岁，拟在全麻下行斜视矫正术时，既往无特殊疾病病史，入室，血压103/78 mmHg，心率96次/分。术中心率从85次/分降至50次/分。

思考：

（1）根据该病人的临床表现，发生了什么情况？诱发因素是什么？

（2）发生该情况该如何预防与处理？

（3）术中还有哪些注意事项？

解析：

（1）发生了眼心反射。常见的诱发因素是眼眼球受压和眼肌被牵拉，而且眼心反射的发生与眼球和眼肌受到刺激的强度及持续时间有关。

（2）预防及处理 维持适宜麻醉深度，保持正常的二氧化碳分压；眼肌相关操作时动作轻柔。发生OCR时暂停手术，静脉给予阿托品或局麻药浸润眼外肌。

（3）术中还应注意以下几点。

1）维持术中血压平稳。

2）注意补液量，不宜过快过多。

3）注意气道压变化，及时清理痰液。

4）加强麻醉期间的监测，防止术中小儿体动。

2. 患儿，女，2岁，因"支气管异物"入院，拟行"支气管异物取出术"。体格检查：患儿哭闹，难配合，呼吸急促，右侧肺部听诊呼吸音弱。

思考：

（1）根据病情，请简述麻醉方案。

（2）术中异物位置较深，不易取出，给如何处置？

（3）因异物不易取出，耗时较长，损伤了气道和支气管黏膜。该如何处理？

解析：

（1）小儿合作差，术前需要开放静脉通路；选择丙泊酚氯胺酮麻醉；术毕待患儿意识、呼吸、保护性反射完全恢复返回病房。

（2）使用肌松药，可通过硬质支气管镜连接高频喷射呼吸机通气。术毕进行气管插管，待患儿意识、呼吸、保护性反射完全恢复返回病房。

（3）手术结束后更换合适气管导管，维持机械通气，延迟拔管。同时，采取抗感染、解痉及预防心衰等措施。

（张晓东　李　洪）

第二十二章 口腔颌面外科手术的麻醉

重点	口腔颌面外科手术麻醉的选择与管理；口腔颌面外科手术术后处理。
难点	口腔颌面外科手术麻醉前评估与准备。
考点	口腔颌面外科手术麻醉的特点。

第一节 口腔颌面外科病人与手术的特点

一、口腔颌面外科病人特点

1. 年龄跨度大

（1）小儿 气道变异性大，对麻醉耐受性差。

（2）青壮年 病人气道问题比较特殊，以颌面部外伤、炎症治疗及正颌整复手术居多。

（3）老年 多以各种肿瘤为主。老年病人身体机能减退易合并多种基础疾病，术前应根据具体情况给予改善和纠正。

2. 困难气道十分常见

因病变部位特殊，如口腔巨大肿瘤、小下颌等，给气管内插管带来困难，困难气道十分常见且程度严重。术前应准确评估并选择合适的插管方式。

3. 口腔颌面畸形综合征

口腔颌面畸形综合征病人不仅存在口腔颌面畸形，通常还会合并其他重要器官畸形，麻醉医师应当注意这些缺陷所引起的生理功能紊乱。

4. 心理问题突出

头面部先天性畸形以及手术造成的头面部外观改变使得病人存在明显的心理障碍，麻醉医师应当做好术前访视工作。

二、口腔颌面外科手术的特点

1. 根治性外科与功能性外科

根治手术和整复手术相辅相成，只有在完全根治肿瘤后才有必要实施整复手术。

2. 综合与序列治疗

口腔颌面部的肿瘤病人中应用放疗、化疗等与外科手术合并进行综合治疗十分常见，放疗和化疗可在术前或者术后。术前放疗和化疗病人麻醉时要注意放疗和化疗对病人呼吸道以及全身状况的影响。

3. 牙颌面畸形与正颌外科

由于操作以及止血困难，无论是在截骨还是肿块切除，都存在大出血的可能，同时术后上呼吸道梗阻风险增加。

4. 显微外科技术的广泛应用

显微外科技术已广泛应用于口腔颌面外科的手术中，尤其是小血管吻合游离组织移植修复技术。这种技术操作精细、时间长，对麻醉的要求高，在手术过程中不可使用止血药，需要保持足够的血容量，同时还要注意保温以维持游离组织瓣较高的灌注压，提高其存活率。

◣ 临床案例分析 ◢

病人，男，74岁，46kg，因"自觉咽部异物感1月余"入院。病人有10年糖尿病病史，口服降糖药控制血糖，空腹血糖10～12mmol/L，有高血压病史5年，平素不规律口服降压药血压控制欠佳，入院血压180/110mmHg。实验室检查（血常规、凝血功能）无异常，心电图提示"窦性心律，T波低平"，胸片提示肺无异常。拟在全身麻醉下行"舌癌根治＋双侧颈淋巴结清扫＋前臂游离皮瓣修复术"。

思考：

1. 该病人麻醉手术前应该注意什么？

2. 该病人手术过程中控制血压应该注意什么？

解析：

1. 该病人为老年肿瘤病人，有高血压和糖尿病病史，血糖和血压控制欠佳。血糖和血压术前控制欠佳容易导致手术过程中及术后血糖和血压剧烈波动，血糖和血压剧烈波动不仅影响游离皮瓣存活影响手术效果，而且增加围手术期麻醉手术的风险，所以该病人术前需要加强控制血糖和血压。对于口服降糖药效果欠佳可以改为注射胰岛素控制血糖；而对于高血压可以在心内科医生的帮助下调整降压方案，加强控制血压。

2. 手术过程中血压的控制应在病人可以耐受的基础上主要根据手术的需要进行调节。比如切除肿物或者劈骨时，因为切口止血困难应适当控制性降压减少伤口出血，但是该病人为老年高血压病人，控制性降压幅度不能过大，避免全身重要脏器灌注不足；而在游离皮瓣吻合时，要注意维持足够的灌注压。因为该手术时间长，出入量大，所以麻醉过程中除了要维持适当的容量外，还要注意保温，防止血管痉挛，同时避免使用止血药物。

第二节　麻醉前评估与准备

一、病史和体格检查

除了常规的检查外，重点关注心、肺功能情况。了解病人有无合并其他的先天性畸形等。

二、气道评估

（1）病史　了解有无困难气道病史或者增加困难气道风险的病史。

（2）查体　检查有无困难气道体征。

（3）特殊检查　包括张口度、甲颏间距、颈部活动度、Mallampati试验。

必要时可进行CT、MRI或者鼻咽纤维喉镜检查，了解气道解剖情况。

三、术前准备

（1）小儿病人　注意患儿是否存在急性上呼吸道感染，如有应暂缓手术。

（2）中老年病人　对于合并内科疾病的病人，应了解其脏器功能损害的严重程度，与内科医生共同制定术前治疗方案，予以纠正和改善症状。

（3）阻塞性睡眠呼吸暂停综合征病人　应明确引起上呼吸道阻塞的病因，评估阻塞程度，还应注意其呼吸和循环功能是否出现异常，以采取合理的麻醉处理手段。

临床案例分析

病人，女，56 岁，48kg，因"舌癌根治术后 1 年复发 2 周"入院。病人平素体健，1 年前发现舌体肿物，全身麻醉下行舌肿物切除术，术后病理诊断为"鳞癌"，接受头颈部放疗和化疗。2 周前发现舌部肿物再发而要求手术治疗入院。实验室检查（血常规、生化、凝血功能）无异常，心电图和胸片提示心、肺无异常。拟在全身麻醉下行"舌癌根治＋双侧颈淋巴结清扫＋腓骨游离皮瓣转移修复术"。

思考：

对病人进行术前访视，其病史询问和体格检查应关注哪些问题？

解析：

1. 困难气道相关病史

（1）手术和气道处理病史是困难气道的重要预判指标，其中包括上次麻醉记录的面罩通气情况、喉镜暴露分级或喉罩放置情况等。

（2）头颈部放疗情况，有无头颈部运动障碍等。

（3）头面部外伤、类风湿关节炎、颈椎病等可造成颈椎、下颌关节运动障碍的病史。

（4）鼾症等病史。

2. 上呼吸道感染史

喉炎、咽炎、扁桃体炎可造成局部水肿、上呼吸道解剖异常。

3. 体格检查

（1）张口度　口张开时上下门齿间距，若小于 3cm，可导致喉镜显露困难。

（2）甲颏间距　头部在伸展位时甲状软骨切迹至下颌尖端的距离，若小于 6cm 或小于三横指的宽度，则提示喉镜显露困难。

改良 Mallampati 分级	
分级	观察到的结构
Ⅰ级	可见软腭、咽腔、悬雍垂、咽腭弓
Ⅱ级	可见软腭、咽腔、悬雍垂
Ⅲ级	仅见软腭、悬雍垂基底部
Ⅳ级	看不见软腭

（3）改良 Mallampati 分级　病人坐位，用力张口伸舌至最大限度，不发音。根据能否看到悬雍垂以及咽部的其他结构进行分级，Ⅲ～Ⅳ级提示喉镜显露困难。

第三节　口腔颌面外科麻醉选择与管理

一、麻醉选择

麻醉的选择主要根据手术的要求以及病人的一般情况决定。口腔颌面外科手术的常用麻醉方法包括以下几种。

（1）局部麻醉　适用于配合性好短小手术的病人。

（2）全身麻醉　由于口腔颌面部手术的解剖部位特殊，对于大多数手术而言，气管内插管全身麻醉是最理想的麻醉选择。包括氯胺酮麻醉、全凭静脉麻醉和静吸复合全身麻醉。

（3）全身麻醉与外周神经阻滞联合　在全身麻醉前或者麻醉后实施神经阻滞提供超前及延后镇痛，减少全身麻醉药物的使用。

二、麻醉前用药

对于困难气道病人，术前镇静药的使用要特别谨慎。

三、插管路径和气管导管

插管路径主要包括经鼻插管和经口插管，根据手术需要而定，在确保病人安全的情况下，原则上避免妨碍手术操作，相对而言，经鼻插管在口腔颌面外科手术中更为普遍。

根据不同手术的需要选择合适的气管导管，比较常用的是鼻导管 RAE 导管，能最大限度地暴露手术野。其他的还有可避免导管发生折叠和阻塞的钢丝螺纹加强型导管及能耐受激光的激光手术导管等。

四、插管方式

临床上口腔科麻醉插管方式包括三种。

（1）常规全麻诱导气管内插管。

（2）清醒插管　通常用于严重困难气道病人，特点包括：①保留呼吸；②保留正常的气道反射；③维持原来气道解剖结构；④不需要使用吸入麻醉剂以及肌松药等。但对于颅内高压、冠心病、哮喘病人在选择清醒插管时需特别谨慎。

（3）气管切开后插管　对于一些特殊的困难气道，清醒插管也存在困难时，可以选择气管切开后插管麻醉。

五、术中监测

除常规的监测项目外，根据手术和病人的具体需要还可以进行有创测压、中心压、肺动脉压、心输出量、体温等监测。由于手术操作在头部，气管内导管容易发生移位、打折和脱落等，所以除了术前妥善固定导管外，还需要在手术过程中与外科医师沟通，避免气管内导管意外发生。

六、控制性降压

控制性降压在口腔颌面手术中运用非常普遍，在肿瘤切除或者截骨等出血多的步骤中，控制性降压可以有效减少病人血液丢失，同时也要注意出血量多少，及时补充血容量，维持循环稳定。

> **临床案例分析**
>
> 病人，男，50岁。车祸后，致使上下颌骨粉碎开放骨折，下颌骨上部缺如，舌、口底、咽腔和右侧扁桃体严重撕裂伤，伤后4小时进手术室，病人清醒，不能仰卧，双鼻腔通气不畅，心率163次/分，血压100/85mmHg。拟行清创骨折复位固定和软组织缝合术。
>
> **思考：**
>
> 1. 该病人应当选择何种插管方式？为什么？
>
> 2. 气管插管成功后，血压基本趋于稳定正常后应优先选择哪种麻醉方式？简要说明原因。
>
> 3. 若手术进行3小时，骨折已复位固定，在缝合创伤组织时，病人心率130次/分，查呼吸机工作参数正常，呼吸末二氧化碳为45mmHg，血压为110/88mmHg，请简要分析最可能的原因是什么？
>
> **解析：**
>
> 1. 该病人为急性外伤后上下颌骨粉碎开放骨折，所以不适合常规全麻诱导气管内插管；双鼻腔通气不畅，舌、口底、咽腔和右侧扁桃体严重撕裂伤，结构严重改变，同时创面出血影响纤支镜视野，所以清醒插管也存在困难和风险，该病人应该在清除口腔分泌物后采用气管切开插管。
>
> 2. 全身麻醉并控制呼吸。原因：该病人颌面创伤比较大，准备行清创骨折复位固定和软组织缝合术，循环不稳定，休克状态，且病人不能仰卧，双鼻通气不畅，因此选择全身麻醉并控制呼吸是安全的。

3. 手术进行 3 小时，呼吸机工作参数正常，呼吸末二氧化碳为正常值，但是心率偏快，因此暂不考虑呼吸因素。病人血压正常，基本排除交感神经兴奋和疼痛刺激，结合病人术前就存在休克状态，因此，血容量不足可能是该病人发生以上情况的主要原因。

第四节　麻醉后病人处理

一、麻醉后拔管

根据手术情况，评估术后气道条件决定是否拔管，若决定拔管，拔管前应准备好困难气道处理措施，对拔管后病人应注意加强监测，及时发现并处理术后出血、上呼吸道梗阻等。如症状持续加重甚至出现呼吸困难，应考虑再次插管或气管切开。

二、预防性气管切开和留置气管导管

对于有预防性气管切开适应证的病人，需要在术后行预防性气管切开，保障气道的通畅。但是术后行预防性气管切开也有一定的风险和并发症，如增加肺部感染的风险、影响病人心理康复等。对于不需要术后行预防性气管切开的病人，可以通过短期（术后 1~2 天）留置气管导管维持气道通畅，降低术后气管切开的发生率，但是留置气管导管时应注意：①选择经鼻插管，经鼻插管病人具有较好的耐受性；②给予适当的镇痛镇静，增加病人对留置气管导管耐受性；③加强气管导管护理，避免气管堵塞；④对于长期需要呼吸机治疗的病人应及时气管切开。

三、急性喉痉挛的处理

急性喉痉挛多见于小儿拔管后，十分危险，需要紧急处理。可先持续正压通气或者丙泊酚加深麻醉，如果上述处理无效可考虑使用肌松药重新进行插管。

四、术后恶心呕吐

很多因素包括麻醉和手术的因素，均会造成术后恶心、呕吐，在预防方面除避免恶心、呕吐的诱发因素外，还可以适当使用止呕药。

五、术后镇静和镇痛

适当镇静、镇痛，增加病人对留置气管导管或气管切开的耐受，减少病人躁动，减少术后并发症的发生。

临床案例分析

某唇裂患儿，6 个月，8kg。择期行唇裂修补术。拔管后，发现患儿吸气时伴有鸡鸣音，轻度三凹征，血氧 85%。

思考：

此时的诊断以及处理方案？

解析：

喉痉挛；患儿吸气时伴有鸡鸣音，轻度三凹征是典型的喉痉挛表现。处理措施：密切监护病人（包括 SpO_2、HR、NBP 等），快速清理口腔分泌物后持续正压通气，并且寻找可能的诱因；如果不能缓解，可丙泊酚加深麻醉后持续正压通气；如果上述处理无效可考虑使用肌松药重新进行插管。

速览导引图

口腔颌面外科手术的麻醉

- **病人与手术特点**
  - **病人特点**
    - **病人年龄跨度大**
      - 小儿 气道变异性大，对麻醉耐受差
      - 青壮年 气道问题特殊，以颌面部损伤、炎症治疗等为主
      - 老年人 以肿瘤疾病为主，病人身体机能减退常合并多种基础疾病，术前应予以改善和纠正
    - **困难气道十分常见** 因部位特殊，困难气道常见且严重，应做好术前评估，选择合适的插管方式
    - **口腔颌面畸形与综合征** 口腔颌面畸形可能合并其他器官缺陷，应注意相关的生理功能紊乱
    - **心理问题突出** 注意头面部畸形及外观改变引起的心理障碍，应做好术前访视
  - **手术特点**
    - **根治性外科与功能性外科** 只有在根治手术后实施整复手术，两者相辅相成
    - **综合与序列治疗** 肿瘤病人应用手术辅以放、化疗等综合治疗方式较常见，注意放、化疗对呼吸道及全身状况的影响
    - **显微外科技术的广泛应用** 显微外科技术操作精细、时间长，对麻醉要求高，术中应注意血容量稳定以及保温，以维持游离组织瓣较高的灌注压
- **麻醉前评估与准备**
  - **病史和体格检查** 重点关注心肺功能情况，了解有无合并其他先天畸形
  - **气道评估**
    - **病史** 了解有无困难气道史或相关风险
    - **查体** 检查有无困难气道体征
    - **特殊检查** 包括张口度、甲颏间距、颈部活动度、Mallampati试验等，必要性进行影像学检查
  - **术前准备**
    - **小儿病人** 注意有无急性上呼吸道感染
    - **中老年病人** 若合并内科疾病，应了解相关脏器损害的严重程度，并予以纠正和改善
    - **阻塞性睡眠呼吸暂停综合征病人** 明确上呼吸道阻塞的病因，评估严重程度，注意检查呼吸、循环功能

口腔颌面外科手术的麻醉

- **麻醉选择与管理**
  - **麻醉选择**
    - 局部麻醉 适用于病人配合性好的短小手术
    - 全身麻醉 由于解剖部位特殊，气管内插管全身麻醉是最理想的麻醉方式
    - 全身麻醉与外周神经阻滞联合 实施超前或延后镇痛，可减少全麻药物的使用
  - **麻醉前用药** 对困难气道病人术前使用镇静药需特别谨慎(具体参阅第三章、第二十八章)
  - **插管路径和气管导管**
    - 在确保病人安全的前提下，选择避免妨碍手术操作的插管路径，经鼻插管更常见
    - 根据手术需求选择合适的气管导管，其中鼻导管较常用，其他还有钢丝螺纹加强型导管和激光手术导管等
  - **插管方式**
    - 常规全麻诱导气管内插管
    - 清醒插管 常用于严重困难气道病人
      - 保留呼吸
      - 保留正常的气道反射
      - 维持原来气道解剖结构
      - 不需要使用吸入麻醉药和肌松药
    - 气管切开后插管 适用于清醒插管失败的困难气道
  - **术中监测** 除常规检测外，根据具体情况可添加有创测压、中心压等；避免气管内导管出现移位、打折和脱落等情况
  - **控制性降压** 运用、普遍，可有效减少病人的血液丢失
- **麻醉后病人处理**
  - **麻醉后拔管** 拔管前准备好困难气道处理措施，加强监测，及时发现并处理术后出血、上呼吸道梗阻等并发症
  - **预防性气管切开和留置气管导管**
    - **预防性气管切开** 对有适应症的病人应行预防性气管切开，但会增加肺部感染等并发症的发生率
    - **留置气管导管** 对不需要术后预防性气管切开病人，可通过短期留置气管导管，以维持气道通畅
      - 选择经鼻插管，增加耐受性
      - 给予适当镇痛镇静
      - 加强导管护理，避免堵塞
      - 对长期呼吸机治疗患者应及时行气管切开
  - **急性喉痉挛的处理** 多见于小儿拔管后，可持续正压通气或丙泊酚加深麻醉，无效则使用肌松药重新进行插管
  - **术后恶心、呕吐** 应避免恶心呕吐的诱发因素，适当使用止呕药
  - **术后镇静和镇痛** 适当镇静、镇痛，增加病人对留置气管导管或气管切开的耐受，减少并发症的发生

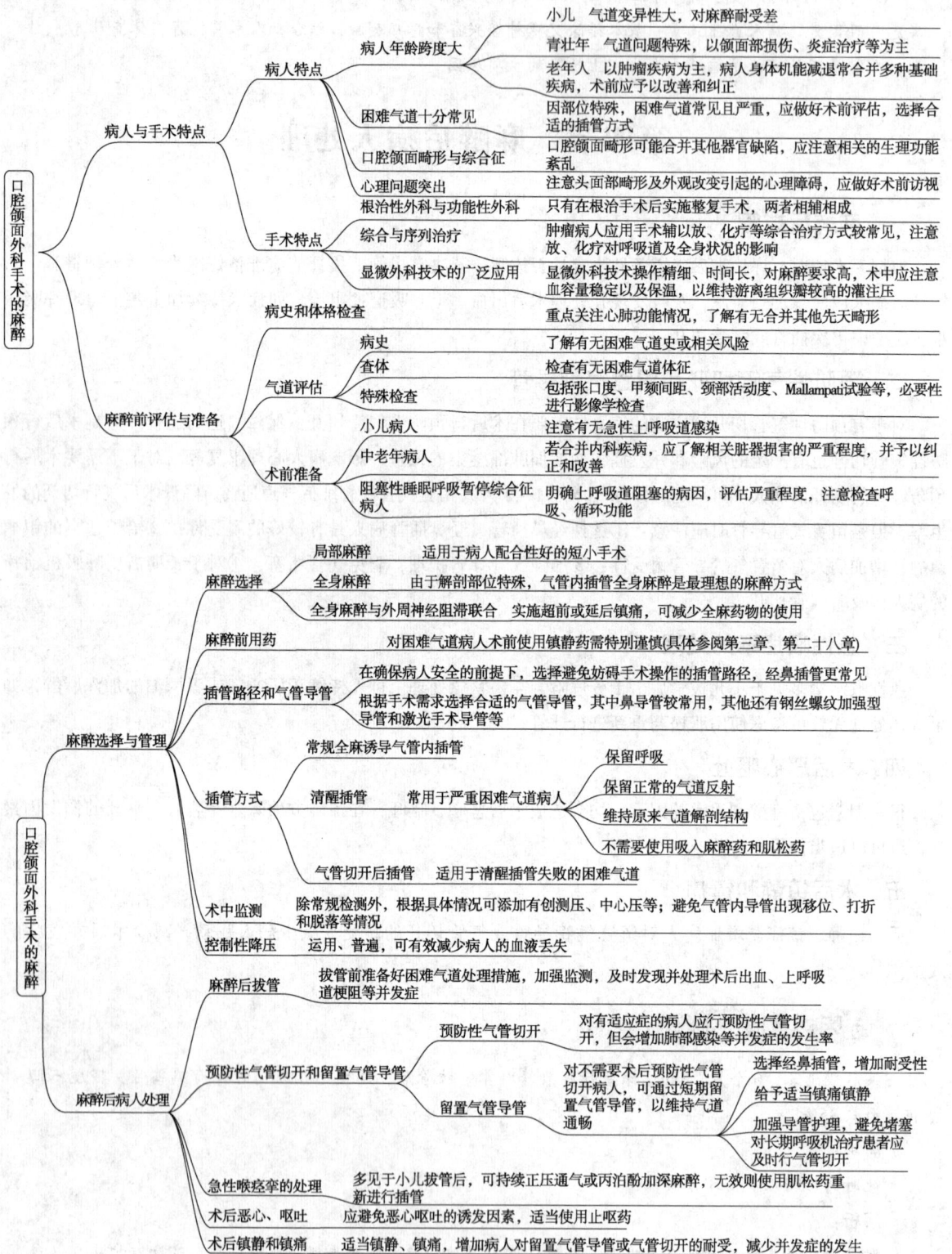

(刘付宁　曹铭辉)

第二十三章　腹部外科与泌尿外科手术的麻醉

重点	常见腹、盆腔手术的麻醉处理。
难点	肝脏手术和急腹症手术的麻醉处理。
考点	腹、盆腔手术的麻醉前准备，麻醉选择及处理原则。

第一节　腹部外科与泌尿外科手术的麻醉前评估及处理

腹部急诊手术中以急腹症多见，术前准备应以控制感染，补充血容量，纠正水、电解质紊乱和治疗休克为主。

呕吐或反流误吸是腹、盆腔手术常见的并发症和死亡原因。饱胃病人在创伤、疼痛、焦虑、紧张的情况下，胃排空显著延迟，麻醉前应采取预防措施，如胃肠减压、抗酸药物抑制胃液分泌等。

肠蠕动异常或肠梗阻、呕吐、腹泻及机械性肠道准备，均会导致电解质（Na^+、K^+）紊乱、酸碱平衡失调、液体负平衡、低血容量。术前应根据血气、生化结果，纠正体液、电解质、酸碱失衡，补液可首选晶体溶液。

消化道肿瘤、溃疡及食管胃底静脉曲张的病人，常伴随消化液丢失、血液浓缩导致的血红蛋白、血细胞比容等指标假性正常。麻醉前应及时纠正贫血和低蛋白血症，补充血容量，维护与改善肝、肾、心、肺等重要器官的功能。

术前评估时，重点询问心血管系统和呼吸系统合并症。

需联合椎管内麻醉的病人术前应排除区域麻醉禁忌证；考虑行术后镇痛的病人，术前应被告知镇痛方式及风险，并签署镇痛治疗同意书。

第二节　腹、盆腔手术常用的麻醉方法

一、局部麻醉

局部麻醉适用于下腹部的中小手术。方法有局部浸润麻醉、区域阻滞麻醉和神经阻滞麻醉等。采用0.25% ~1%利多卡因、0.25% ~0.5%左旋比卡因或0.25% ~0.5%罗哌卡因，应注意其安全使用剂量。

二、椎管内麻醉

（1）蛛网膜下隙阻滞　用于下腹、肛门及会阴手术，多用0.5% ~0.75%布比卡因，注意各局麻药的腰麻安全使用剂量（单次腰麻布比卡因的剂量为9 ~15mg）。

（2）连续硬膜外阻滞　最常用的麻醉方法，对阻滞不同神经节段的药量而言，腰部多、胸部少、骶部用量最大，但会随年龄增长而减少，60岁以上病人平均用量为3岁的1/3 ~1/2，因此，老年人要降低浓度并减小剂量。

（3）腰硬联合麻醉　综合腰麻和硬膜外阻滞的优点，在下腹部手术中广泛采用。

三、全身麻醉

全麻常用方法有吸入全麻、全凭静脉麻醉和静吸复合麻醉，也可采用全麻联合硬膜外阻滞。急症饱胃者，为防止误吸可选用按压环状软骨条件下快速诱导插管或清醒插管。

第三节　常见腹、盆腔手术的麻醉处理

一、胃肠手术麻醉

1. 胃肠手术病人的特点与麻醉前准备

术前应纠正严重贫血及低蛋白血症，尽量使血红蛋白达100g/L、血浆总蛋白达60g/L以上。适当补充水、电解质并调整酸碱平衡，纠正休克，注意肌松药与某些抗生素协同可导致自主呼吸恢复延迟。

2. 麻醉选择及处理原则

常规手术宜选择全麻，部分可选硬膜外阻滞，平面控制在T_4以下，可应用局麻药行神经阻滞或使用适量镇痛、镇静药物，消除内脏牵拉反应。会阴部手术可选择鞍麻、骶麻、腰硬联合麻醉（穿刺间隙为L_{3-4}）。除常规监测项目外，休克病人可行有创动脉压（ABP）、中心静脉压、血气分析、尿量、体温等监测。术前无贫血的病人，术中出血量在许可范围内应采用等量血浆代用品或3～4倍于失血量的晶体溶液补充。

二、胆道手术麻醉

1. 胆道手术病人的特点与麻醉前准备

（1）病人病情和体质差异大。反复炎性发作和有梗阻性黄疸的胆总管结石病人，常伴有不同程度的肝功能损害和血内胆红素、胆酸增多。

（2）急性胆囊炎可影响冠脉血流，使心绞痛症状加重。术前了解病人心脏情况，充分评估并做出相应处理。

（3）胆道蛔虫症可出现恶心、呕吐，全麻诱导或拔管时可有蛔虫吐出，堵塞气道引起窒息。

（4）术前常有水、电解质紊乱及酸碱平衡失调、贫血、低蛋白血症等，应全面纠正。

2. 麻醉选择及处理原则

提倡首选全身麻醉。胆囊切除、胆道探查手术可在硬膜外阻滞下进行，经T_{8-9}或T_{9-10}间隙穿刺，向头侧置管，平面控制在T_4以下。术中应注意对迷走神经反射的防治，应观察出凝血变化，遇有异常渗血时检测纤维蛋白原、血小板等，有适应证时给予抗纤溶药物处理。伴肝损害者禁用对肝、肾有损害的药物。

三、胰腺手术麻醉

1. 胰腺手术病人的特点与麻醉前准备

胰头癌和十二指肠壶腹癌病人多伴有阻塞性黄疸和肝功能损害、体质衰弱及营养不良。术前应行加强支持治疗，给予高蛋白、糖、低脂饮食，纠正水、电解质紊乱和酸碱平衡失调；伴有贫血及血容量不足时，应少量多次输血。有凝血功能障碍者，使用新鲜冰冻血浆5～6ml/kg，并进行维生素K治疗，有适应证时用抗纤溶药物，使凝血酶原时间接近正常。

2. 麻醉选择及处理原则

首选全身麻醉，也可考虑全麻复合硬膜外阻滞（T_{10-11}间隙穿刺）。注意急性坏死型胰腺炎可引起呕吐、误吸，其脂肪组织分解可引起血清钙偏低，还可释放心肌抑制因子（MDF），抑制心肌收缩力。加强术中监测，及时发现血流动力学变化及其他并发症，补充血容量，强心，利尿，应用血管活性药物、皮质激素等并补充电解质和纠正酸碱失衡，积极抗休克。胰岛肿瘤以β细胞瘤为多见，表现为反复发作的低血糖，手术切除是唯一治疗手段。术中加强血糖监测，当血糖降至2.8mmol/L时需应用葡萄糖治疗。

四、肝脏手术的麻醉

1. 肝脏手术病人的特点与麻醉前准备

控制失血和保护肝功能是关键。肝功能不全者，术前应给予高糖、高热量、低脂肪及多种维生素营养饮食，增加肝糖原合成，改善肝功能。对腹水病人注意纠正低蛋白血症、贫血和电解质紊乱。有凝血功能障碍者术前 2 周开始补充维生素 K，必要时术前输新鲜冰冻血浆补充凝血因子。

2. 麻醉选择及处理原则

首选全身麻醉，要求镇痛完全，肌松满意，防止长时间低血压及缺氧，保护肝功能免受药物损害。原则上诱导以静脉麻醉为主，维持以吸入麻醉为主。麻醉药选择及用量以对肝功能损害最小为原则。避免使用有肝损害作用的氟烷。肌松药宜选择经肝代谢少的药物，首选顺阿曲库铵。

3. 肝脏手术中麻醉处理的注意事项。

（1）麻醉要求镇痛完善，肌肉松弛满意。

（2）注意充分给氧和防治低血压。常温下阻断肝门的时间不宜超过 30 分钟。阻断前充分补液，阻断后如血压严重下降，应调整阻断钳位置，加快输血、输液，或静脉泵注多巴胺 2 ~ 10μg/（kg·min）维持循环稳定，若仍不能使血压回升应停手术。开放肝门时，应逐步缓慢开放阻断钳，避免心衰。术中加强保温，行有创动脉压、中心静脉压、血气分析、血糖及尿量等监测。

（3）术前应备好足量血源，开放充足的静脉通路，术中可能需要快速扩容治疗。

（4）肝脏切除术时，维持较低的中心静脉压可明显减少输血量。

（5）肝包虫病手术时，包囊破裂可造成腹腔污染，甚至即刻发生过敏性休克。可先抽吸囊液然后注入 3% 过氧化氢溶液，既可杀死致病胞芽，又能防止变态反应发生。

五、门脉高压症和脾切除术麻醉

1. 门脉高压症和脾切除术病人的特点与麻醉前准备

门静脉压力超过 25cmH_2O（2.45kPa）时可表现出门脉高压症，病理生理改变为：①肝硬化及肝功能损害；②容量负荷及心脏负荷增加；③出血倾向和凝血障碍；④发生低蛋白血症，易出现腹水和电解质紊乱；⑤脾大、脾亢，全血细胞减少；⑥重症门脉高压症常并发肾功能障碍；⑦侧支循环形成，出现食管胃底静脉曲张，破裂出血可致严重休克。术前应评估病人贫血程度，检查肝功能及血小板计数，尽量改善肝功能；有出血倾向者予维生素 K，必要时输新鲜冰冻血浆；腹水多者应纠正低蛋白血症、利尿、补钾、并限制入量，纠正水、电解质与酸碱平衡紊乱。

手术麻醉适应证主要取决于肝损害程度、腹水程度、食管静脉曲张程度及有无出血或凝血障碍等，关键问题是肝损害的程度。按照肝功能分级（表 23 - 1），肝功能Ⅲ级的病人死亡率极高，不宜手术。糖耐量试验中若 90 ~ 120 分钟值高于 60 分钟值，提示肝细胞的储备力明显低下，死亡率增高。

表 23 - 1　Child 肝功能分级

		肝功能分级	
	I	II	III
血清白蛋白（g/L）	≥35	26 ~ 34	≤25
凝血酶原时间（min）	1 ~ 4	4 ~ 6	>6
谷丙转氨酶　金氏法（U）	<100	100 ~ 200	>200
赖氏法（U）	<40	40 ~ 80	>80
腹水	无	少量，易控制	大量，不易控制
肝性脑病	无	无	有

2. 麻醉选择及处理原则

多数采用气管内插管全身麻醉，血压应维持在 80mmHg 以上才能保证肝脏不丧失自动调节能力和不加重肝细胞损害。避免应用乙醚和氟烷，肌松药首选顺阿曲库铵，常用的镇痛、镇静药物应酌情减量。注意气管内插管和中心静脉穿刺时，凝血功能障碍者可能因反复插管造成咽喉出血、颈部血肿等。

麻醉管理的关键是避免肝缺氧、缺血，应给予高浓度氧气吸入，并积极防治低血压。长期服用糖皮质激素的病人，术中如发生急性肾上腺皮质功能不全，应考虑糖皮质激素静脉注射，必要时重复。禁忌一次性大量放腹水，以防发生休克或肝性脑病。可采用低中心静脉压技术减少术中出血，但一定要具有快速扩容条件及快速输注系统（RIS）。病肝分离期，中心静脉压可控制在 $3 \sim 5cmH_2O$。

六、肾、输尿管手术麻醉

1. 肾、输尿管手术病人的特点与麻醉前准备

术前除常规检查外，应注意病人的肾功能，是否有伴发的肾性贫血和高血压、糖尿病，明确疾病的病理性质，肿瘤是否已有肺脑转移等。注意特殊体位对呼吸循环的影响，对外周神经的牵拉，及对眼、耳、生殖器等重要器官的压迫，提前做好准备及保护措施。

2. 麻醉选择及处理原则

（1）一般手术可考虑硬膜外麻醉，宜选择 T_{10-11} 间隙穿刺，向头端置管，使阻滞范围达 $T_5 \sim L_2$。药物多选择 1.5% 利多卡因或 0.75% ~1% 罗哌卡因，辅以适量镇痛、镇静药物。

（2）对复杂手术，老年、合并严重心肺疾患或经皮肾镜碎石术的病人，宜选择气管内插管全麻。术前建立通畅的静脉通路预防大出血；围手术期低氧血症多因手术导致的气胸、液气胸引起，注意观察手术情况及病人呼吸状况；加强心电图监护，警惕肾癌特别是右侧肾癌手术时，易发生癌栓脱落、肺动脉梗死导致心脏停搏。

（3）膀胱镜手术通常可在局麻下完成，若全麻可选择喉罩通气。输尿管镜检查和经尿道前列腺切除术通常可行椎管内麻醉。

七、盆腔手术麻醉

1. 盆腔手术病人的特点与麻醉前准备

盆腔手术要求麻醉要镇痛充分和肌松良好。妇科病人因其生理特点，对麻醉药耐受性比成年男性低，术前用药和麻醉药物应酌情减少。

2. 麻醉选择及处理原则

（1）腰硬联合阻滞或连续腰麻可满足下腹、盆腔操作的要求。当阻滞平面不理想时，不要盲目追加局麻药，以防局麻药中毒。术中要注意特殊体位对呼吸循环功能的影响，注意预防周围神经和肌肉的压迫性损伤。凡有心脏疾病、高血压或肺功能不全的病人，应避免头低位。

（2）大手术宜选用气管内插管全麻，备好通畅的静脉通路，注意失血量。

（3）经尿道前列腺切除术（TURP）可能发生水中毒、低温寒战、膀胱穿孔等并发症，麻醉者应全面观察，早期发现，及时提醒术者并协同处理。

八、急腹症病人手术麻醉

1. 急腹症病人的特点与麻醉前准备

急腹症手术的特点是病情紧急而又危重复杂，术前常无充裕的时间进行全面检查和麻醉前准备，麻醉危险性大，并发症发生率高。应争取在短时间内对病情和重要生命脏器作全面评估和准备。饱胃及其他部分病人麻醉前必须进行有效的胃肠减压。休克病人需待休克改善后再麻醉，若病情发展迅速，应在抗休克同时紧急麻醉、手术。对伴有血容量不足、脱水、血液浓缩、电解质及酸碱失衡或伴严重合并症及继发病理生理改变者，应予以适当纠正。

2. 麻醉选择及处理原则

（1）胃、十二指肠溃疡穿孔　多选择气管内插管全身麻醉，以保证充分给氧，有利于休克治疗。对严重营养不良、低蛋白血症或贫血者，术前宜适量补全血、白蛋白或血浆。麻醉中继续纠正脱水、血液浓缩和代谢性酸中毒，防治内脏牵拉反应和使用抑制胃酸分泌药物。

（2）上消化道大出血　麻醉前应补足血容量，使血细胞比容提高到 $25\% \sim 30\%$。预防误吸，应在按压环状软骨后快速麻醉诱导或清醒慢诱导气管内插管。麻醉中密切监测，维持有效循环血量，避免缺氧和 CO_2 蓄积，纠正酸碱失衡，使尿量在 $1 \sim 2ml/(kg \cdot h)$ 以上。

（3）急性肠梗阻或肠坏死　麻醉前对休克、酸碱失衡与水、电解质紊乱给予处理。多数选择气管内插管全麻，防止误吸，常规施行胃肠减压，用甲氧氯普胺刺激胃排空，用 H_2 受体阻滞剂或抗酸药升高胃液 pH。补液以平衡液为主，可给血浆代用品维持血流动力学稳定和重要器官功能。麻醉后待病人完全清醒、呼吸正常、循环稳定、血气分析正常，才可停止呼吸治疗。

（4）急性坏死性胰腺炎　多选用全身麻醉。麻醉处理要点：①纠正血容量不足，水、电解质紊乱和酸碱平衡失调；②注意低钙血症，补充氯化钙；③使用乌司他丁或参附注射液进行预防性心肌保护；④应在血流动力学监测下，输入血浆代用品、血浆或全血，以恢复有效循环血量；⑤加强呼吸管理，维护肝功能，防治ARDS、肾功能不全，注意生长抑制肽类的使用。

（5）宫外孕　以输卵管妊娠最为常见，破裂可发生严重出血甚至休克。应在迅速补充血容量的同时实施麻醉，立即准备手术。首选全身麻醉，紧急情况下可行局部浸润加静脉复合麻醉。陈旧性宫外孕（失血量在 $500 \sim 600ml$）且病情较稳定者，可考虑硬膜外阻滞或腰硬联合麻醉。

九、加速康复外科技术

加速康复外科（ERAS）理念的核心是减少创伤和应激，主要是在围手术期各个阶段，通过各项措施，减少手术病人心理和生理的应激反应，缩短住院时间，减少并发症的发生，降低再入院风险，降低死亡率和医疗费用等，已广泛应用于普外科、泌尿外科、骨科等手术中。

（汪　欢　刘学胜）

第二十四章 烧伤病人的麻醉

重点	烧伤病人的术中管理和常用麻醉。
难点	烧伤病人的病理生理变化。
考点	烧伤病人的早期救治、麻醉前评估及管理、麻醉药物的选择。

第一节 烧伤病人的早期救治

一、现场急救

迅速终止烧伤过程，用15℃左右温水冲洗20～30分钟。

二、初步诊察及治疗

（一）初步诊察

1. 气道和颈椎

可疑气道损伤往往并非源于烧伤，而是昏迷导致气道不通畅；有创伤史者，颈椎忌制动，应保持气道通畅。

2. 人工气道和控制呼吸

需注意，吸入一氧化碳造成严重缺氧病人的COHb水平增高时，血气分析不准确。检查气管位置，排除张力性气胸。吸入性损伤是火灾现场及入院后病人死亡的最常见原因。一旦发现气道受累，应立即实施气管插管术，保持呼吸道通畅。注意选择管径较大的气管导管，以方便分泌物吸引和纤维支气管镜检查。

3. 判断意识水平、控制出血和循环管理

进行急救治疗时，应迅速对病人的意识状态和循环状况进行判断，有低血容量休克表现者，需排除其他并发损伤，同时迅速建立静脉通路。存在低血容量休克时，应寻找病因，同时输注加温的乳酸林格液，如生命体征平稳，此阶段补液应减慢，直到烧伤面积计算完成。

4. 烧伤面积、烧伤深度和烧伤严重程度评估

中国九分法：将全身表面积划分为若干9%等份。成人头颈部9%，双上肢2×9%，躯干（2×13%）及会阴（1%）3×9%，臀部及双下肢达5×9%＋1%。小儿头大下肢小，头颈部9%＋（12－年龄)%，双下肢46%－(12－年龄)%。烧伤深度根据三度四分法分为Ⅰ度、Ⅱ度（浅Ⅱ度和深Ⅱ度）、Ⅲ度。烧伤程度根据烧伤面积多少分为轻度、中度、重度和特重烧伤。

（二）液体治疗

成人伤后第1个24小时补液总量＝烧伤面积（Ⅱ、Ⅲ度之和）（%）×体重（kg）×1.5ml＋2000ml，补液晶体液：胶体液＝2:1，重者1:1。儿童公式中1.5ml改为2ml。伤后前8小时输入总量的1/2，后2个8小时各输入总量的1/4。根据中心静脉压、血压、脉搏、尿量及时调整液体量。

第二节 烧伤病人的麻醉

一、烧伤病人全身病理生理改变

大量体液转移、房室容积改变、低蛋白血症等影响药物药动学特性，影响麻醉药物需要量和效应。

1. 气道损伤和低氧血症

烧伤病人可因急性热烧伤导致进行性软组织肿胀，出现上呼吸道梗阻。如吸入大量特殊物质，可导致下呼吸道损伤，发生炎症、黏膜糜烂、气道激惹和全身炎症反应综合征（SIRS）。严重吸入损伤可在较短时间致肺内大量渗出、支气管痉挛和急性呼吸窘迫综合征（ARDS）。

烧伤病人可发生气道损伤和低氧血症，吸入烟雾剧毒成分可作用于细胞呼吸链，加重低氧血症，且气道高反应性可持续数月，故维持气道通畅至为重要。

2. 低血容量和组织低灌注

烧伤破坏毛细血管通透性、促进多种介质释放，以及低蛋白血症、SIRS、脓毒症激活等均可导致广泛的血管渗出和全身水肿。病人心血管系统可出现"高排低阻"表现，即心排血量增加、血管扩张。

3. 神经肌接头功能改变

烧伤损害肌肉，导致结构发生改变，乙酰胆碱受体密度增加，神经肌肉接头功能改变。同时，可损伤心肌，导致心肌功能障碍和心律失常。

4. 肾功能损害

肌肉损害导致肌红蛋白释放并沉积于肾小管，损害肾功能。低血容量和低灌注状态，使肾脏功能受损。

二、麻醉前评估与准备

1. 烧伤面积、深度和严重程度

烧伤面积越大、越严重，伴随的循环和呼吸病理生理改变越剧烈，麻醉处理难易程度取决于烧伤面积大小和烧伤深度，故对此需评估。

2. 烧伤部位

烧伤部位影响麻醉选择和处理。需明确手术体位，肢体烧伤可影响血压等监测，头颈部烧伤可致麻醉建立气道困难。

3. 烧伤病程

烧伤分为体液渗出期、感染期和恢复期。大面积烧伤体液渗出期可引起休克，因此，此期重在补充血容量、纠正水和电解质紊乱、防治肾功能不全、镇痛和保暖等。感染期防御能力下降，易出现感染，但此期需进行多次手术，术中渗血较多。

4. 是否有合并症

是否有合并疾病及其种类和严重程度可成为烧伤病人麻醉主要风险，如冠心病、高血压、糖尿病、哮喘及肝、肾功能不全等。

5. 循环功能评估

评估病人是否存在休克。烧伤48小时后，病人处于高代谢及高血流动力学状态，故应同时评估病人是否合并心血管系统疾病。

6. 呼吸功能评估

术前评估病人呼吸功能是非常重要的方面。需辨别病人有无中枢性和外周性通气障碍，有助于围术期麻醉管理。明确有无吸入性损伤、头颈部水肿、焦痂及瘢痕等引起的困难气道，如不能建立、无自主呼吸，必要时行气管切开。

7. 其他脏器功能评估

大面积烧伤病人尤其是并发严重感染病人，易出现多脏器功能障碍，引起肝、肾、脑功能损害和内环境紊乱。

8. 麻醉前准备

（1）早期及时进行液体复苏，纠正内环境紊乱。

（2）保证通气治疗。

（3）提供足够热量，可通过管饲补充。

（4）碱化尿液。

（5）镇静治疗。

（6）注意转运安全和保温。

三、麻醉药物选择

1. 麻醉诱导与维持

丙泊酚或依托咪酯联合阿片类镇痛药物是目前临床常用的诱导方案。

2. 镇痛

烧伤初期，阿片类药物仍是目前使用的主要镇痛药物。复苏治疗后，若存在背景疼痛和操作疼痛，可静脉注射或口服镇痛药物。采用静脉滴定给药较为安全。由于烧伤病人均有可能发生肾功能不全和应激性溃疡，应谨慎使用非甾体类抗炎药。

3. 肌松药

烧伤后 48 小时内可使用琥珀胆碱进行气管插管。大面积烧伤 48 小时后，注射琥珀胆碱可能引起潜在致命的高血钾。研究表明，烧伤后最早第 9 天可发生高血钾，进而导致的心搏骤停最早出现在烧伤后第 21 天，可持续到烧伤后第 10 周。有建议烧伤后 1 年内均应避免应用琥珀胆碱。

对于非去极化肌肉松弛药有抵抗现象，确切机制不明确。血浆胆碱酯酶水平降低，导致米库氯铵药效延长。

4. 局部麻醉药和其他药物

局部麻醉药使用可为创面和供皮部位提供镇痛作用。烧伤病人静息状态下血中的儿茶酚胺浓度升高，使用肾上腺素减少创面失血时，需警惕心血管副作用。

四、麻醉管理

小面积烧伤病人麻醉管理无特殊，严重烧伤病人给麻醉带来很大困难。

1. 建立有效输液通道

严重烧伤病人手术创面大、渗血多、止血困难，需有足够有效静脉通路，保证容量补充。深静脉穿刺置管常是建立静脉通路的有效方法。

2. 呼吸管理

对于无气道损伤，怀疑有气道问题者，应准备清醒或纤维支气管镜气管插管，保证通气，并评估气道损伤。已插管病人，保证围手术期固定好导管。喉罩可应用于围手术期不需要变换体位的病人。

气道烧伤或大面积烧伤病人需人工通气，由于基础代谢率增加、气体交换可能受损，需给予较大分钟通气量。由于无效腔增加，$P_{ET}CO_2$ 可能并不反映动脉血 CO_2 水平，需根据血气分析调整通气参数。烟雾吸入和随后的 ARDS 形成可使病人十分依赖于 PEEP。

3. 循环管理

烧伤病人术中输液需在血压、尿量、中心静脉压等有效循环功能监测下进行。烧伤病人常需进行清创术，可快速造成大量血液丢失，导致低血容量。估计切开1%烧伤面积，可丢失循环总血量的3%～4%，采用止血带也仍可达20ml。同时，需注意术中纱布和肾上腺素纱布的应用，判断失血量，根据循环监测进行液体管理，避免液体过负荷引起腹腔间隔综合征和肺部并发症。

4. 保温

烧伤病人体温调节功能丧失，液体进出和大范围体表暴露易造成术中低温，术中可通过升高室温、输液加温、使用保温毯等方式保温。

5. 病人体位

变换病人体位前需纠正血容量不足，维持病人循环稳定，保证有效监测。

五、术中监测

术中常规监测ECG、SpO_2、$P_{ET}CO_2$、CVP、尿量和有创血压。监测困难，如ECG可应用皮针电极，SpO_2可应用口唇或舌体替代。

六、烧伤常用麻醉方法

1. 氯胺酮静脉麻醉

首次注射1～2 mg/kg，0.1%～0.2%氯胺酮静脉滴注维持，用量为2～5 mg/（kg·h）。低龄儿童也可肌内注射麻醉诱导，剂量通常为6～8 mg/kg。可复合其他麻醉药物使用，减少用量，减少不良反应。

2. 丙泊酚静脉麻醉

丙泊酚镇痛弱、循环抑制强，故常复合阿片类镇痛药或小剂量氯胺酮。必须保证气道通畅的前提下才能单独使用丙泊酚。

3. 静吸复合麻醉

静脉全麻诱导、联合吸入麻醉药物维持是目前常用全麻方法之一，术中间断给予肌松药和阿片类镇痛药。

4. 局部和区域麻醉

注意小面积烧伤病人采用局部麻醉时药物的安全剂量，皮肤完好可采用神经阻滞。椎管内麻醉较少应用。

▷临床案例分析◁

39岁女性，体重45kg，因"醉酒后电炉热力烧伤后2小时"入院，体温36.8℃，心率122次/分，呼吸25次/分，血压73/48 mmHg。I度烧伤面积10%，II度烧伤面积20%，III度烧伤是30%。拟急诊下行双下肢大腿根部以下截肢术。

思考：

作为一名麻醉医生，对此病人如何进行针对性治疗、麻醉准备和管理？

解析：

病人入室后，通过生命体征可诊断病人已发生休克。所以，①在监测生命体征的同时，利用血管活性药物和输液进行抗休克治疗，合理掌握病人液体丢失量和需要量。第一个24小时补液量为1.5×（20＋30）×45＋2000＝5375ml，第一个8小时输入的液体为5375/2＝2688ml。同时，根据病人生命体征和手术情况进行补液和输血。②麻醉准备和管理：评估病人有无插管困难；通过询问家属病史排除有无合并其他疾病；评估循环功能，病人已处于休克，所以应进行有创动脉和中心静脉压的监测，建立有效的输液通道，积极抗休克治疗。同时，病人拟进行双下肢大腿根部以下截肢术，不能利用止血带止血，且病人此时处于高血流动力学状态，大量液体的丢失使血气分析并不准确，需提前准备输血，避免循环衰竭。烧伤病人存在水、电解质酸碱平衡紊乱，所以需积极治疗，纠正内环境紊乱，同时注意保温。③麻醉和药物选择：静脉全麻诱导、联合吸入麻醉药物维持，因为其是目前常用全麻方法之一，术中间断给予肌松药（诱导和术中避免使用琥珀胆碱）和阿片类镇痛药（舒芬太尼）。

速览导引图

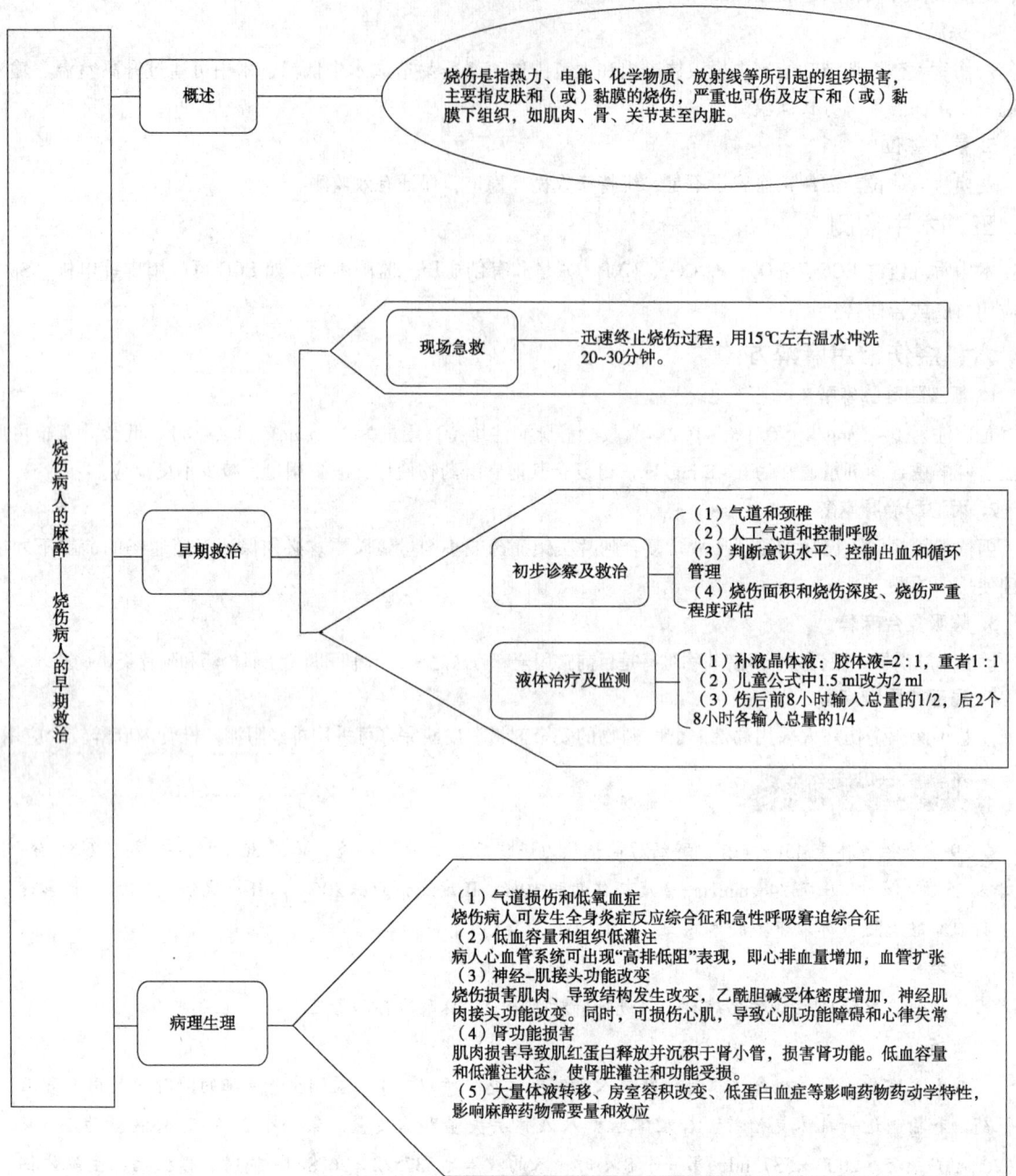

概述 —— 烧伤是指热力、电能、化学物质、放射线等所引起的组织损害，主要指皮肤和（或）黏膜的烧伤，严重也可伤及皮下和（或）黏膜下组织，如肌肉、骨、关节甚至内脏。

烧伤病人的麻醉——烧伤病人的早期救治

早期救治

现场急救 —— 迅速终止烧伤过程，用15℃左右温水冲洗20~30分钟。

初步诊察及救治 ——
（1）气道和颈椎
（2）人工气道和控制呼吸
（3）判断意识水平、控制出血和循环管理
（4）烧伤面积和烧伤深度、烧伤严重程度评估

液体治疗及监测 ——
（1）补液晶体液：胶体液=2：1，重者1：1
（2）儿童公式中1.5 ml改为2 ml
（3）伤后前8小时输入总量的1/2，后2个8小时各输入总量的1/4

病理生理 ——
（1）气道损伤和低氧血症
烧伤病人可发生全身炎症反应综合征和急性呼吸窘迫综合征
（2）低血容量和组织低灌注
病人心血管系统可出现"高排低阻"表现，即心排血量增加，血管扩张
（3）神经–肌接头功能改变
烧伤损害肌肉、导致结构发生改变，乙酰胆碱受体密度增加，神经肌肉接头功能改变。同时，可损伤心肌，导致心肌功能障碍和心律失常
（4）肾功能损害
肌肉损害导致肌红蛋白释放并沉积于肾小管，损害肾功能。低血容量和低灌注状态，使肾脏灌注和功能受损。
（5）大量体液转移、房室容积改变、低蛋白血症等影响药物药动学特性，影响麻醉药物需要量和效应

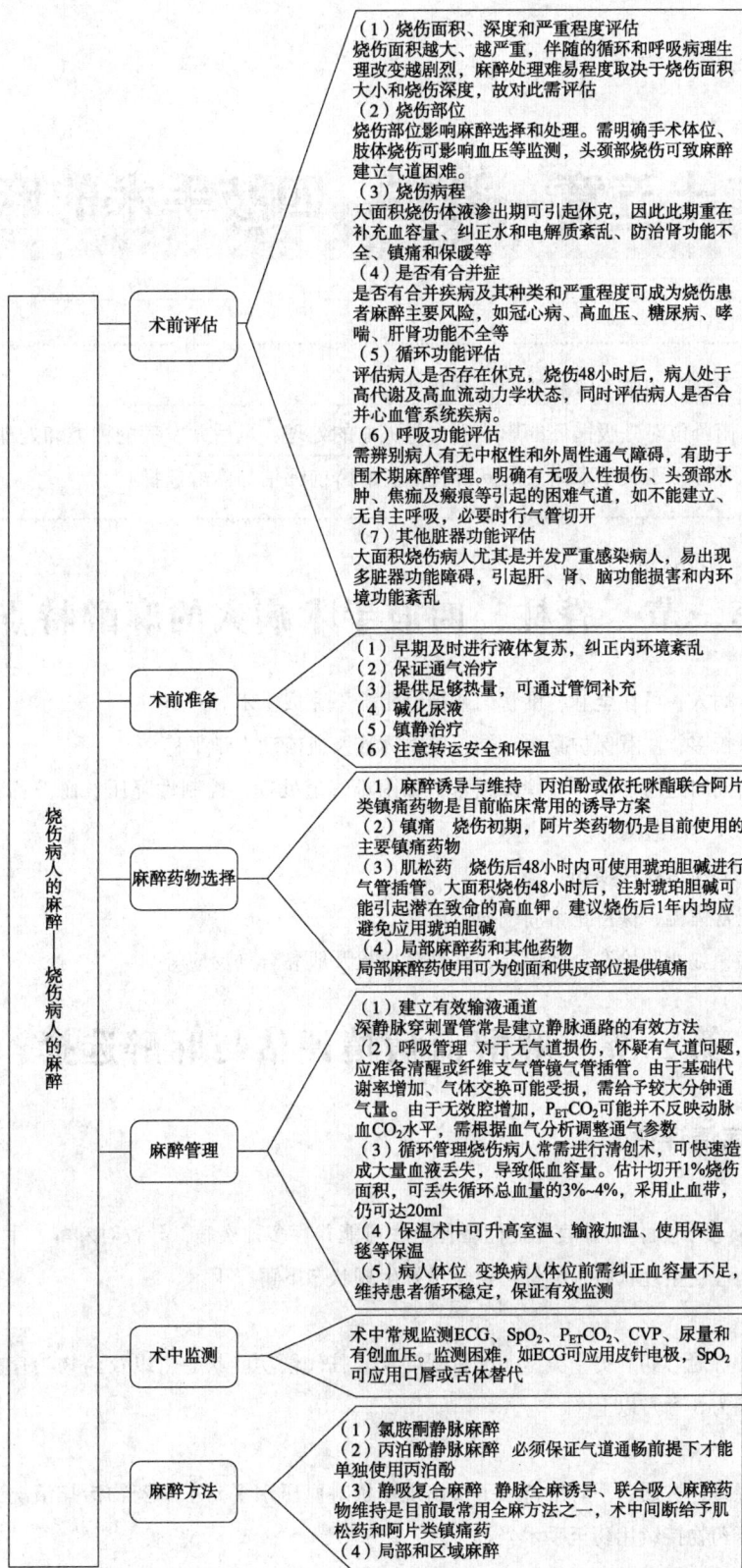

术前评估

（1）烧伤面积、深度和严重程度评估
烧伤面积越大、越严重，伴随的循环和呼吸病理生理改变越剧烈，麻醉处理难易程度取决于烧伤面积大小和烧伤深度，故对此需评估
（2）烧伤部位
烧伤部位影响麻醉选择和处理。需明确手术体位、肢体烧伤可影响血压等监测，头颈部烧伤可致麻醉建立气道困难。
（3）烧伤病程
大面积烧伤体液渗出期可引起休克，因此期重在补充血容量、纠正水和电解质紊乱、防治肾功能不全、镇痛和保暖等
（4）是否有合并症
是否有合并疾病及其种类和严重程度可成为烧伤患者麻醉主要风险，如冠心病、高血压、糖尿病、哮喘、肝肾功能不全等
（5）循环功能评估
评估病人是否存在休克，烧伤48小时后，病人处于高代谢及高血流动力学状态，同时评估病人是否合并心血管系统疾病
（6）呼吸功能评估
需辨别病人有无中枢性和外周性通气障碍，有助于围术期麻醉管理。明确有无吸入性损伤、头颈部水肿、焦痂及瘢痕等引起的困难气道，如不能建立、无自主呼吸，必要时行气管切开
（7）其他脏器功能评估
大面积烧伤病人尤其是并发严重感染病人，易出现多脏器功能障碍，引起肝、肾、脑功能损害和内环境功能紊乱

术前准备

（1）早期及时进行液体复苏，纠正内环境紊乱
（2）保证通气治疗
（3）提供足够热量，可通过管饲补充
（4）碱化尿液
（5）镇静治疗
（6）注意转运安全和保温

麻醉药物选择

（1）麻醉诱导与维持 丙泊酚或依托咪酯联合阿片类镇痛药物是目前临床常用的诱导方案
（2）镇痛 烧伤初期，阿片类药物仍是目前使用的主要镇痛药物
（3）肌松药 烧伤后48小时内可使用琥珀胆碱进行气管插管。大面积烧伤48小时后，注射琥珀胆碱可能引起潜在致命的高血钾。建议烧伤后1年内均应避免应用琥珀胆碱
（4）局部麻醉药和其他药物
局部麻醉药使用可为创面和供皮部位提供镇痛

麻醉管理

（1）建立有效输液通道
深静脉穿刺置管常是建立静脉通路的有效方法
（2）呼吸管理 对于无气道损伤，怀疑有气道问题，应准备清醒或纤维支气管镜气管插管。由于基础代谢率增加、气体交换可能受损，需给予较大分钟通气量。由于无效腔增加，$P_{ET}CO_2$可能并不反映动脉血CO_2水平，需根据血气分析调整通气参数
（3）循环管理烧伤病人常需进行清创术，可快速造成大量血液丢失，导致低血容量。估计切开1%烧伤面积，可丢失循环总血量的3%~4%，采用止血带，仍可达20ml
（4）保温术中可升高室温、输液加温、使用保温毯等保温
（5）病人体位 变换病人体位前需纠正血容量不足，维持患者循环稳定，保证有效监测

术中监测

术中常规监测ECG、SpO_2、$P_{ET}CO_2$、CVP、尿量和有创血压。监测困难，如ECG可应用皮针电极，SpO_2可应用口唇或舌体替代

麻醉方法

（1）氯胺酮静脉麻醉
（2）丙泊酚静脉麻醉 必须保证气道通畅前提下才能单独使用丙泊酚
（3）静吸复合麻醉 静脉全麻诱导、联合吸入麻醉药物维持是目前最常用全麻方法之一，术中间断给予肌松药和阿片类镇痛药
（4）局部和区域麻醉

（左侧主干）烧伤病人的麻醉——烧伤病人的麻醉

（王 袁 王海英）

第二十五章 脊柱、四肢手术的麻醉

重点	脊柱、四肢手术麻醉的特点及处理。
难点	俯卧位对呼吸循环的影响；大量失血的处理；术后并发症的种类和处理。
考点	脊柱、四肢手术病人的麻醉特点、麻醉前评估与麻醉选择。

第一节 脊柱、四肢手术病人的麻醉特点

可见于任何年龄病人，可在全麻、椎管内或神经阻滞下完成手术。

术中往往失血量较多，注意保护凝血功能、维持体液及血流动力学平稳。

掌握常规麻醉的同时还需熟悉一些特殊技术，如困难气道处理、控制性降压、血液稀释、术中自体血回收、有创动静脉监测及 BIS 监测等。

术中注意体位，避免潜在性损伤。

术中注意维持正常体温，保持正常周围血管灌注。

注意严重并发症，如脂肪栓塞、肺栓塞、深静脉血栓及股黏合剂反应等。

第二节 麻醉前病情评估与麻醉选择

一、麻醉前病情评估

1. 老年病人

老年人（大于 65 岁）机体各器官功能储备低下，可能并存多种疾病，导致对麻醉、手术耐受力降低。术前应全面评估病人病理、生理状态，尽量纠正至最好生理状态下再行手术。

2. 冠心病病人

麻醉前应详细了解冠心病病史、类型、严重程度及心脏代偿功能状态，以及药物治疗史。心肌梗死与手术间隔时间最安全期为 6 个月以上。

3. 高血压病人

常规了解病情经过、进展、平时维持水平及出现症状时血压水平。了解药物治疗情况，尽量控制至满意水平，术前抗高血压药物持续用药至手术当日。

4. 类风湿关节炎病人

类风湿关节炎是不明原因引起的累及多器官的自身免疫性关节滑膜疾病，多接受激素治疗，可使心脏事件发生率增高。

5. 脊柱、四肢创伤病人

因疼痛应用阿片类药物可使胃排空延迟，应视为饱胃病人。不稳定颈椎损伤或合并高位截瘫者注意保护并保证气道通畅，高位脊髓损伤者气管反射异常，易出现心动过缓，可致心搏骤停，慎重气管内吸引。

6. 手术麻醉史及家族史

了解病史，凝血机制障碍者避免椎管内麻醉。了解特殊家族史。

7. 气道评估

做好困难气道准备，注意穿刺部位感染和解剖异常，评估有无关节活动受限和体位摆放异常。

二、麻醉方法选择

（1）区域阻滞　对呼吸循环抑制轻，利于患肢血供，减少静脉血栓形成的可能，便于安放体位，术后镇痛效果佳。

（2）区域阻滞复合全身麻醉　确保气道通畅、充分镇静。

（3）椎管内麻醉　有效镇痛，一定肌松，辅助用药提供镇静、遗忘。

术前全量使用抗凝剂是区域麻醉的禁忌证：使用常规剂量的低分子肝素后与实行椎管内阻滞的间隔时间应为 12 小时，拔除硬膜外导管应在最后一次使用肝素后至少 8 小时及下次使用肝素前 1~2 小时进行。

第三节　四肢手术的麻醉

一、肩部和上肢手术的麻醉

1. 肩部手术的麻醉

肩关节由 $C_5 \sim C_6$ 脊神经支配，可在肌间沟臂丛神经阻滞下完成手术，如涉及肩胛骨，补加局部皮肤的浸润麻醉或辅助静脉麻醉。特殊"沙滩椅位"注意潜在神经损伤。侧卧位选全身麻醉。术中不能使用止血带，注意术中监测 Hb 或 Hct，指导输血。

2. 上肢手术的麻醉

原则是不同手术部位选择不同部位的臂丛神经阻滞：上臂中上 1/3 交界处以下选锁骨上臂丛神经阻滞；上臂中下 1/3 以下手术选肌间沟臂丛神经阻滞；肘部手术可选锁骨上或锁骨下入路的臂丛神经阻滞，以阻滞正中神经、尺神经、桡神经和肌皮神经；肘关节以下部位手术可选腋路臂丛神经阻滞。锁骨上和锁骨下入路有气胸可能，术后 6~12 小时出现症状。

（1）桡神经阻滞　手背、虎口处小手术。

（2）正中神经阻滞　手掌桡侧小手术，可选肘部或腕部阻滞。

（3）尺神经阻滞　小指或小鱼际部位手术，可选肘部阻滞或腕部阻滞。

二、下肢手术的麻醉

下肢手术选用全麻及椎管内麻醉均可。

1. 下肢手术常用麻醉方法

（1）腰丛阻滞　与近端坐骨神经阻滞复合可完成髋部远端整个小腿的复杂手术。

（2）坐骨神经阻滞　适用于小腿、足部手术。

（3）股神经阻滞　L_{2-4} 组成，适用于下肢前内侧手术、髌骨骨折切开复位、内踝骨折复位等。

（4）股外侧皮神经阻滞　髂前上棘下方约 1.5cm，腹股沟韧带下方进针点。

（5）趾神经阻滞　趾根两侧进针。

2. 股骨颈骨折内固定术的麻醉

（1）特点　老年人多发，术前多有低血容量，创伤、应激引起的血流动力学改变，多高凝状态。

（2）麻醉方法与注意事项　椎管内麻醉镇痛效果好，减少术后深静脉血栓发生。术前血液高凝状态是引起血栓形成和肺栓塞的重要原因，术中应行适当血液稀释。

3. 全髋关节置换术的麻醉

（1）特点　病人活动能力受损，心、肺功能难于评估，老年病人多合并系统性疾病。

（2）麻醉方法与注意事项　首选椎管内麻醉，有禁忌证者可选择全身麻醉。手术选择侧卧体位，注意肺血流/通气比例失常的可能，若有骨水泥反应成栓塞发生，应及时处理。

4. 膝关节、踝关节手术麻醉

（1）特点　仰卧体位。

（2）麻醉方法及注意事项　可采用椎管内麻醉，腰硬联合阻滞效果更理想。

三、断肢（指）再植术的麻醉

1. 断肢（指）再植术病人的手术特点

多为创伤病人，合并多处创伤，应注意对全身的检查和处理。

术中常用抗凝药，吻合血管两端时要用肝素液冲洗，在吻合小血管时需全身肝素化，加强病人凝血功能监测。

预防寒冷、疼痛和手术刺激引起的血管痉挛。

改善微循环，避免发生低血压，收缩压不低于 100 mmHg。手术开始前行适当血液稀释，以降低血液黏稠度，以利于恢复组织的血运。同时，应监测吻合口血流情况。

2. 麻醉选择

上肢（指）再植术，选用臂丛神经阻滞。复杂的长时间的手术，可选用连续臂丛阻滞

下肢断肢再植术可选用腰段连续硬膜外阻滞或腰硬联合阻滞。

伴有多处伤或休克的病人，以及不能合作者，应选用全身麻醉。

3. 术后处理

术后要使再植组织复温，要求室温在 25℃以上。但要防止温度过高。

预防术后血管平滑肌痉挛的措施：保温，补充血容量，维持血压，稀释血液，充分镇痛。

第四节　脊柱手术的麻醉

一、脊髓外伤

（一）脊髓外伤病人的特点

（1）呼吸系统　若损伤位于 C_{2-3} 水平，因呼吸肌麻痹而出现呼吸困难，随时有死亡的可能；若损伤在 C_{4-5} 水平，膈肌部分麻痹，肋间肌受累，通气功能明显减少；若损伤在 C_6 以下，肋间肌受累，通气量也减少。若合并肺水肿或血气胸，则可发生呼吸衰竭，应保证有效通气。

（2）循环系统　早期血压可升高，之后表现为低血压、心动过缓、心律失常。

（3）其他方面　脊髓损伤的病人应做全面检查，对其他系统的可能损伤做出评估习题。急性脊髓损伤病人可出现呼吸性酸中毒。脊髓损伤72小时后可出现高钾血症。截瘫病人的肢体呈变温状态。

（4）手术部位与体位　了解手术部位及采用何种体位。估计气管插管的难度，术前强迫头位的病人颈部不可过度后仰。

（二）麻醉管理

（1）麻醉选择　首选全身麻醉。

（2）麻醉诱导　若存在潜在困难气道，保留自主呼吸完成气管插管。若无明显呼吸功能不全，无强迫头位，或是胸段以下的脊髓病变，可快速诱导下行气管插管。

（3）麻醉维持　可选用吸入全身麻醉、静脉全身麻醉或静吸复合麻醉等方法，以短效麻醉药为主，避免使用琥珀胆碱，可选用非去极化类肌松药。

（4）麻醉操作中的注意事项　急性的高位颈髓损伤绝对禁止头过度后仰。

（5）术中呼吸管理　在手术中注意通气量与 $PaCO_2$ 的变化，并及时纠正。

（6）维持循环功能稳定　急性脊髓损伤病人易出现循环功能的紊乱，术中应严密监测病人的动脉压、中心静脉压和尿量。为保证脊髓的灌注，舒张压不应低于 70mmHg。避免过度通气。根据需要给予血管收缩药、血管扩张药或正性肌力药治疗。

（7）控制体温　脊髓损伤平面以下体温随环境温度而变化，需注意保温。

（8）术中特殊监测　脊髓病人术中除常规指标外，还应监测与脊髓功能相关的项目。

二、脊柱侧凸

（1）呼吸功能　脊柱侧凸病人呼吸统功能明显受损，肺活量常降低 60% 以上，术后需行呼吸支持。注意术后 7~10 天可发生呼吸功能急性损害。

（2）心血管功能　常合并右心室肥厚，肺血管高血压性改变。还可伴有先天性心脏疾患。

（3）术前评估　主要了解并存的心、肺疾患和病变程度。了解有无气管插管困难。

（4）麻醉选择　静吸复合麻醉的方法。

（5）术中监测　监测项目有血流动力学、血气、脊髓功能（躯体感觉诱发电位和运动诱发电位）、尿量、体温、Hb。

（6）术中注意事项

1）控制性低血压可减少术中出血，但平均动脉压不能低于 60 mmHg。

2）减少出血和输血的措施包括合适体位、术中自体血回收、术中血液稀释，合理使用止血药物。

3）静脉气栓是脊柱手术严重并发症之一，表现为无法解释的低血压、呼气末氮气水平升高。应立即将伤口注以生理盐水覆盖，避免使用 N_2O 吸入及应用血管收缩药。大量气栓则需将病人平卧，行心肺复苏术。

（7）术后处理　术后应强化呼吸治疗，还应注意有无出血，同时还应密切监测神经功能的变化，预防出血或组织水肿导致脊髓受压。

三、退行性脊柱疾患

（1）体位　颈部椎板切除术可在俯卧位、侧卧位或坐位下手术，而胸腰部椎板切除术在俯卧位完成。颈部椎板切除术术中要求麻醉平稳，维持头部稳定，避免病人移动。

坐位时术中血压不宜维持过低，注意静脉气栓发生，术中应监测呼气末二氧化碳分压，术前行中心静脉穿刺。

（2）麻醉选择　选用全身麻醉。

四、脊柱再次手术的椎管内麻醉

接受过脊柱手术的病人是椎管内麻醉的相对禁忌证。

第五节　手术后并发症

一、止血带问题

止血带可减少出血，防止恶性细胞、脂肪栓子和骨水泥扩散。

1. 止血带充气时的局部反应

止血带充气后 8 分钟，可引起无氧代谢。30~60 分钟，可产生细胞内酸中毒，导致肌红蛋白及细胞内酶和钾离子释放。超过 60 分钟，血管内皮受损，产生组织水肿。

2. 放止血带的全身反应

放止血带后，肢体得到灌注，代谢产物进入血循环。静脉氧饱和度在 30~60 秒内下降 20%，中心体温在 90 秒内降低 0.7℃，呼气末二氧化碳分压明显增高。

3. 血流动力学反应

（1）充气时　回心血量增多，外周血管阻力增加，临床上表现为中心静脉压或动脉压轻微增高。

（2）放气时　中心静脉压和动脉压降低，发生原因包括外周血管阻力突然下降、急性失血以及代谢产物对循环的抑制。

（3）持续充气期　全身麻醉时持续充气 45~60 分钟可引起高血压。

4. 止血带疼痛

蛛网膜下腔或硬膜外阻滞时，止血带超过 1 小时，可感到远端肢体疼痛或烧灼感。等比重较高比重麻醉药行腰麻时发生止血带疼痛的概率小。

5. 神经损伤

止血带使用超过 2 小时或压力过大会产生神经损害。每 90~120 分钟应放松并重新充气。止血带和收缩压之间的压力梯度为 150mmHg，这样既可以完全阻断肢体血流，也减轻了对神经的压迫损伤。

二、脂肪栓塞

脂肪栓塞表现为低氧血症、心动过速、意识改变以及在结膜、腋下、上胸部有出血点。胸片显示肺浸润。

严重的脂肪栓塞常发生于股骨和胫骨骨折术后，延迟骨折固定和大幅度扩髓可增加其发病率和严重性。脂肪栓子可通过未闭的卵圆孔或肺循环进入体循环，导致心脑血管栓塞。

麻醉处理包括及早发现、充分供氧和控制输液量。短期内应用大剂量激素可减轻临床症状。

三、深静脉栓塞

骨科手术常发生深静脉栓塞，肺栓塞是造成术后死亡的主要原因。

血栓可在手术时的血流淤滞期形成，预防措施包括缩短手术时间、增加下肢血流量、给予抗凝药物等。

术后预防深静脉血栓形成的措施有间歇气体压迫下肢、活动足部和早期下床活动，对于高危病人，可术前安置腔静脉过滤器。

临床案例分析

病人，女，77 岁，因"左侧股骨头坏死"拟行左髋关节置换术。术前一般情况良好。入室血压 160/90mmHg，心率 90 次/分，$SpO_2$98%。予病人行静吸复合全身麻醉，术中病人右侧卧位，手术顺利，情况平稳。术中补液 1500ml（含胶体液 500ml）。手术进行至 1 小时 40 分钟填充骨水泥，2 分钟后心率骤减至 44 次/分，血压降至 80/40mmHg，经静脉注射麻黄素无效，心电监护显示室扑，SpO_2 降至 60%，立即将病人置于平卧位抢救。

思考：

1. 病人术中在骨水泥填充后出现血压下降原因有哪些？

2. 骨水泥植入手术的麻醉管理有哪些？

解析：

1. 术中病人在骨水泥填充后出现严重低血压，低氧血症，心律失常原因如下。

（1）骨水泥单体的毒性作用 骨水泥中的 PMMA 可渗透入血，高浓度的 PMMA 具有心肌抑制的毒副作用，并可直接扩张血管，导致血压下降。

（2）骨髓腔内高压所致的肺栓塞 骨水泥植入可引起骨髓腔内压力升高使得骨髓腔中的空气、脂肪、血栓栓子挤压进入静脉系统导致肺内血栓形成。此外，骨水泥可激活凝血酶原形成凝血酶诱发 DIC，导致肺内弥漫性微血栓形成。

（3）诱发机体和组织发生过敏反应 植入的骨水泥被吸收入血，诱发机体和组织发生过敏反应，组胺和 PGE_2 等多种血管活性物质释放，病人表现为血压明显下降。

2. 骨水泥植入手术的麻醉管理措施如下。

（1）术前应用 H_1、H_2 受体阻滞剂。

（2）术中严密监测血流动力变化。

（3）水中常规给氧提高氧分压。

（4）应用骨水泥前相对扩容，并预先使用缩血管药物。

（5）一旦发生心搏骤停，应立即心肺复苏。

（吴 洁 李金宝）

第二十六章　内分泌病人手术的麻醉

重点	甲状腺功能亢进病人的手术麻醉管理；嗜铬细胞瘤切除术的麻醉管理；原发性醛固酮增多症的手术麻醉；甲状腺功能低下的手术麻醉。
难点	嗜铬细胞瘤切除术的麻醉管理；原发性醛固酮增多症的手术麻醉。
考点	甲状腺功能亢进病人的手术麻醉管理；嗜铬细胞瘤切除术的术前准备；嗜铬细胞瘤切除术的麻醉管理；原发性醛固酮增多症的手术麻醉；甲状腺功能低下的手术麻醉；糖尿病病人的麻醉处理。

第一节　甲状腺功能亢进症手术的麻醉处理

一、手术前准备

甲亢病人围术期最大的危险是发生甲亢危象。根据病人的体征、精神状态、心率和心律的变化、体重、甲状腺的局部变化、化验检查和治疗情况进行估计。

选择手术的时机：①基础代谢率下降，在 ±20% 内；②体重增加，或稳定不减轻；③心率减慢至 80 次/分左右，脉压减小；④全身症状改善，情绪稳定；⑤血甲状腺激素水平降至正常。

术前抗甲亢药物的治疗：包括抗甲状腺药物和碘剂治疗。β 受体阻滞剂心得安也可用于术前准备。

术前对病人进行细致的气道评估，对于有巨大甲状腺肿和呼吸道梗阻的病人麻醉前行 X 线、CT 等检查，评估气道受压情况及有无气管软化，测定狭窄处管径，估计其至切牙的长度。

甲亢合并妊娠需接受手术治疗者可选择妊娠的 4~6 月进行。放射性碘治疗是绝对禁忌。

二、麻醉前用药

适当镇静（咪唑安定或哌替啶），可使用抗胆碱药（东莨菪碱）。

三、麻醉方式

（1）局部麻醉　适用于症状轻、病程短、药物治疗后病情稳定、甲状腺体积小且无气管压迫、可以合作的病人。

（2）颈丛或硬膜外阻滞　颈丛阻滞可获得较完善的麻醉，必要时可补充局麻或重新阻滞。硬膜外阻滞可保持病人的脉搏平稳，对术前准备不够充分的病人有一定的优点。但两者均不便对呼吸道进行管理。

（3）气管内插管全身麻醉　适用于甲状腺明显肿大、胸骨后甲状腺肿、有气管压迫症状及甲亢症状控制不理想者。

四、围术期意外及并发症的防治

1. 甲亢危象

为甲亢手术严重的并发症，多由于术前准备不充分、甲亢症状控制不理想而发生；其他因素还包括精神紧张、创伤、手术刺激、急性感染、麻醉等。

病人表现为不安、精神激动、体温升高（40度）、心率增快（140次/分）、血压增高、心律失常，常伴有呕吐和腹泻，晚期出现昏迷、虚脱，可死于心衰、肺水肿或电解质紊乱。

处理：①经胃管鼻饲丙硫氧嘧啶（PTU）300～400mg、复方碘溶液30滴或经静脉注射3～4ml/d；②对症治疗，包括吸氧、物理降温、镇静冬眠疗法、使用降压药物和β受体阻滞剂等。

2. 出血

早期病人伤口突然肿胀、渗血、呼吸困难进行性加剧，应考虑出血，及时松解伤口，清除血肿，止血，必要时行气管插管。

床旁应备气管插管及气管切开装置。

3. 呼吸道梗阻

原因：腺体太大压迫气管、全麻诱导时或局麻下手术时体位不当、气管软化引起的塌陷、喉返神经麻痹或损伤、喉水肿、术后早期的伤口严重出血。

（1）气管软化　最好选择气管内插管全麻，采用带螺旋钢条的气管导管，拔管时应注意有无气管塌陷的可能，备插管及气管切开装置。

（2）喉返神经麻痹与损伤

1）原因　手术、局麻药作用。

不主张同时双侧颈深丛阻滞。

2）处理　全麻下不易发现喉返神经损伤，术后拔管时出现症状，应及时准确判断，立即插管或行气管切开术。

（3）喉水肿

1）原因　插管粗暴、导管过粗、手术牵拉挤压。

2）处理　超声雾化吸入激素，必要时行气管切开。

第二节　嗜铬细胞瘤切除术的麻醉处理

嗜铬细胞瘤基本病理生理变化为内源性儿茶酚胺分泌过多。

一、术前准备

（1）应用α受体阻滞剂（酚苄明、酚妥拉明）。

（2）出现心动过速及心律失常时，可使用β受体阻滞剂（普萘洛尔、艾司洛尔）。

（3）纠正血容量不足　多数嗜铬细胞瘤以分泌去甲肾上腺素为主，常合并严重高血压，循环血容量比正常减少20%～50%，临床表现为血液浓缩、血细胞比容及血红蛋白增加。

（4）术前用药　吗啡和东莨菪碱。

二、麻醉管理

1. 麻醉选择

（1）硬膜外麻醉　适于腹部手术、肿瘤位置明确及合作的病人。

（2）全身麻醉　适于精神紧张及不能合作病人或肿瘤位于颅腔、胸腔和需要探查的手术。

2. 监测

入室后常规监测 ECG、脉搏氧饱和度及无创血压，麻醉开始前需局麻下建立有创动脉测压、中心静脉穿刺置管。

3. 麻醉药物选择

丙泊酚、苯二氮䓬类药物、依托咪酯均可用于嗜铬细胞瘤病人的麻醉诱导，阿片类药物推荐芬太尼和舒芬太尼；吸入麻醉常用于术中维持，避免使用氟烷，因氟烷在血儿茶酚胺浓度较高时易诱发心律失常。

三、麻醉处理

（一）高血压危象的处理

（1）定义　高血压危象为收缩压高于 33.3kPa（约 250mmHg），持续 1 分钟以上的高血压状况。

（2）原因　①麻醉诱导期用药不适当及麻醉实施过程中的不良刺激；②手术期分离、牵拉、挤压肿瘤及周围组织；③病人合并严重缺氧、CO_2 蓄积。

（3）处理　①术中严密观察，血压超过原水平的 1/3 或达到 26.7kPa（200mmHg）时，除分析、排除诱因外，应采取紧急降压措施，使用酚妥拉明或硝普钠进行降压。硝酸甘油、乌拉地尔、拉贝洛尔也可用于控制血压。②合并心率增快时，根据情况考虑使用 β 受体阻滞剂，艾司洛尔、普萘洛尔、利多卡因等抗心律失常药也可以使用。③避免麻醉深度不足、缺氧和 CO_2 蓄积。

（二）肿瘤切除后低血压的处理

（1）原因　①肿瘤切除后儿茶酚胺分泌降低；②麻醉药物的影响；③心脏代偿功能不全；④肾上腺素能阻滞药的应用。

（2）处理　①在监测心功能的情况下尽量在肿瘤切除前均匀"逾量"补充，一般多余丢失量 500 ~ 1000ml；术中血压偏高者还可在血管扩张药的帮助下进行"逾量"补充。②必要时可使用去甲肾上腺素。

（三）低血糖的处理

（1）原因　①肿瘤切除后儿茶酚胺分泌量急剧减少，糖原和脂肪分解下降；②胰岛素分泌升高。

（2）处理　疑有低血糖发生时立即行快速血糖测定，必要时输入含糖溶液。对已确定合并糖尿病的嗜铬细胞瘤病人，必须使用胰岛素时，在围术期的用量应减半，同时加强血糖监测。

第三节　皮质醇增多症手术的麻醉处理

一、术前准备

1. 病因及特征

（1）病因　双侧肾上腺皮质增生，伴或不伴垂体肿瘤。

肾上腺皮质瘤约占 1/4，多属良性，单侧单发多见，多在青壮年发病，女性多见。

（2）体征　向心性肥胖、满月脸、水牛背、多血质、痤疮及腹部皮肤紫纹。

（3）症状表现　高血压、高血糖、高血钠、低血钾、骨质疏松、肌萎缩无力，少数病人可表现精神症状和代谢亢进。

2. 麻醉前的准备

（1）纠正机体的代谢紊乱，治疗合并症。

（2）术前、术中及术后应适当补充肾上腺皮质激素。

（3）麻醉前用药应减量（正常的 1/3 ~ 1/2），病情严重者可免用。

二、麻醉管理

1. 麻醉选择

（1）全身麻醉 用于小儿及不能合作者，便于呼吸道管理，易于维持循环稳定。

（2）硬膜外麻醉 对肾上腺皮质功能干扰小，可满足手术要求。但对精神紧张、穿刺部位有感染或合并心血管疾患及呼吸功能明显降低者，则不宜使用。

2. 麻醉用药

目前常用于全身麻醉中的静脉药、吸入药、肌肉松弛药均没有绝对禁忌，但氟烷、甲氧氟烷及依托咪酯（长期使用时）对肾上腺皮质功能有抑制作用。

3. 注意事项

①皮质醇增多症病人面颊肥胖、颈部短粗，可能发生插管困难，氧储备能力低，易出现低氧血症；②术中严密监测血糖和电解质，避免出现并及时纠正低血糖、严重高血糖及电解质紊乱；③对于术前血压控制不佳的严重高血压病人行有创动脉测压；④诱导期易发生呕吐、误吸等严重呼吸系统合并症；⑤麻醉恢复期拔管时因肥胖和肌力减弱，易出现呼吸道梗阻、缺氧、发绀，即使正确手法托下颌也难以维持呼吸道通畅者，需准备并置入口咽、鼻咽通气道；⑥有明显肌无力病人考虑适当减少肌松药物用量，尽量选择短效药；⑦术后转运至恢复室，待完全恢复后返回病房。

4. 麻醉管理

（1）呼吸管理 保持呼吸道通畅及足够的通气量。

（2）循环管理 病人对失血耐受较差，应适时补充血容量。出现肾上腺皮质功能不全表现时，除对症处理外，还应及时补充氢化可的松。

（3）其他 注意皮肤和肢体的保护，预防感染。

第四节 糖尿病病人的麻醉处理

胰岛素相对或绝对缺乏的主要特点为激素水平变化诱发的多种代谢异常、广泛的微血管病变、长期血糖异常导致的靶器官病变。

临床分为：1型糖尿病（与自身免疫性疾病有关，胰岛素缺乏，易出现酮症酸中毒）和2型糖尿病（与遗传因素有关，胰岛素抵抗，不易出现酮症酸中毒）。

一、生理学

（1）正常成年人胰岛 β 细胞每天大约分泌 50 单位胰岛素。

（2）胰岛素生理作用是增加糖原的合成代谢。葡萄糖和钾转移至肌肉和脂肪细胞内，增加糖原、蛋白质和脂肪酸的合成，降低肝糖原分解、糖异生、酮体生成、脂肪分解及蛋白质分解代谢。

二、糖尿病的临床表现

（1）主要表现 胰岛素绝对或相对缺乏引起的糖代谢紊乱，导致高血糖和糖尿。

（2）诊断 空腹血浆葡萄糖水平超过 7mmol/L，或糖化血红蛋白（HbA1c）水平超过 6.5%。

全血葡萄糖水平比血浆葡萄糖水平低 12% ~ 15%。

（3）糖尿病病人长期并发症包括视网膜病变、肾脏疾病、高血压、冠状血管疾病、外周及脑血管病变、外周神经病变。可危及生命的三种并发症为糖尿病酮症酸中毒、高渗性非酮症糖尿病昏迷和低血糖症。

1）糖尿病酮症酸中毒

①常见诱因 感染。

②临床表现 呼吸加快、腹痛、恶心、呕吐、意识改变。

③治疗 输注等渗液体、含钾溶液和胰岛素，密切监测血糖和血钾水平。

血糖下降速度建议控制在 4.17~5.56mmol/L 或每小时降低 10%。

2）高渗性非酮症糖尿病昏迷

①发生原因 脱水、高渗状态。

②治疗 生理盐水扩容，相对小剂量胰岛素治疗，补钾治疗。

严重的高血糖还会导致隐性低钠血症，血糖每升高 5.56mmol/L 会使血钠降低 1.6mmol/L。

3）低血糖症

①发生原因 胰岛素补充过多。

②主要症状 精神症状（焦虑、头晕、神志不清、抽搐、昏迷）及全身表现（大汗、心动过速、精神紧张）。

③治疗 口服葡萄糖或蔗糖、静脉补充 50% 的葡萄糖溶液。

每毫升 50% 葡萄糖溶液可使 70kg 的成人血糖水平上升约 0.1mmol/L。

三、术前准备

1. 术前评估

（1）术前详细了解病人糖尿病类型，是否有低血糖、酮症酸中毒、高渗性非酮症昏迷等病史；了解病程长短、血糖最高水平、现在控制血糖方法及所用药物剂量。

（2）判断有无糖尿病的并发症及对全身脏器的影响，评估有无水电解质紊乱及酸碱失衡。

（3）合并高血压者，血压应控制在 130/80mmHg 内。

（4）合并自主神经病变者，易出现围术期心律失常、低血压、胃轻瘫及无症状低血糖。

（5）合并关节强直综合征者，在实施麻醉前应仔细评估颈部活动情况及气道分级，发现可疑困难气道，及早准备困难气道设备。

（6）合并肾功能不良者，需减少胰岛素用量。

（7）合并酮症酸中毒及高渗性昏迷者，禁止择期手术。

2. 手术前糖尿病病人控制标准

空腹血糖在 8.3mmol/L 以下，最高不超过 11.1mmol/L 或餐后血糖不超过 13.9mmol/L；尿糖阴性，24 小时尿糖在 0.5g/dL 以下；尿酮体阴性。

术前口服降糖药者，接受短小手术术前可不停降糖药，较大手术术前 24~48 小时停降糖药，改常规胰岛素。

控制良好的 2 型糖尿病病人做小手术时不用胰岛素；控制不佳的 2 型糖尿病和所有 1 型糖尿病病人（即使小手术）以及行大手术的糖尿病病人均需使用胰岛素。

术前已使用长效或中效胰岛素的病人，最好术前 1~3 天改常规胰岛素。常用胰岛素制品的作用时间见表 26-1。

四、麻醉管理

（1）麻醉选择 ①根据手术要求，全身麻醉对机体的代谢影响大，局麻、神经阻滞和椎管内阻滞对代谢影响小；②椎管内阻滞应注意无菌操作、用药剂量和肾上腺素的使用，区域阻滞麻醉有可能增加外周神经病变。

（2）全麻药物对糖代谢的影响 ①静脉麻醉药，苯二氮䓬类（如咪达唑仑）可减少胰岛素分泌，依托咪酯可抑制肾上腺皮质激素分泌从而减弱机体围术期的血糖调节；②吸入麻醉药，恩氟烷、异氟烷等可抑制机体对胰岛素的敏感性；阿片类药物可抑制围术期代谢类激素的分泌，有利于血糖控制。

（3）术中血糖控制目标 血糖低于 10mmol/L，同时避免低血糖。

对于普通成年病人（不包括代谢异常，如脓毒血症、发热者），1 个单位胰岛素大约可使血浆葡萄糖浓度降低 1.39~1.67mmol/L。

术中应加强血糖监测，依据监测结果给予相应处理。

五、麻醉后处理

术后病人仍需严密监测血糖水平。

表 26-1　常用胰岛素制品的作用时间

	胰岛素种类	起效时间	达峰时间	持续时间
短效	赖脯人胰岛素	10~20 分钟	30~90 分钟	4~6 小时
	普通胰岛素	15~30 分钟	1~3 小时	5~7 小时
	速效胰岛素锌悬液制剂	30~60 分钟	4~6 小时	12~16 小时
中效	NPH	2~4 小时	8~10 小时	18~24 小时
	中效胰岛素锌悬液制剂			
长效	甘精胰岛素	4~5 小时	8~14 小时	25~36 小时
	超慢胰岛素			

临床案例分析

病人，男，60 岁，身高 165cm，体重 59kg，ASA 分级 III 级。常规体检发现肌酸酐升高（2.5mg/dl），核磁共振发现右肾上腺肿物，拟行肾上腺切除术。该病人有不稳定高血压伴心绞痛服硝酸甘油缓解的病史，病人焦虑，不断颤抖，尤其手部。心电检查：窦性心律，存在室性早搏，左心室肥大，非特异性 ST-T 改变。心脏彩超射血分数 79%，左心室肥厚。实验室检查：Hb 13g/dl K$^+$ 3.3mmol/L。

入手术室，血压 180/105mmHg，观察 2 小时，微汗、轻微颤抖（病人自述对自己属正常）。有创动静脉穿刺，血压降低为 160/95mmHg，脉搏 90 次/分，面罩吸纯氧，随之诱导，静脉注射芬太尼 100μg、利多卡因 100mg、丙泊酚 200mg、罗库溴铵 60mg。准备插管置入喉镜时，血压开始快速升高，达到 200/110mmHg，加大异氟烷吸入浓度，静脉注射丙泊酚 100mg、芬太尼 150μg 和艾司洛尔 50mg。血压持续增加至 300/150mmHg。病人未插管，持续面罩控制呼吸，以免插管所致的进一步刺激。持续输注硝酸甘油 1μg/（kg·min）、硝普钠 3μg/（kg·min），快速推注硝酸甘油 100μg 和拉贝洛尔 100mg 无效，怀疑为嗜铬细胞瘤，快速推注 5mg 酚妥拉明，2 分钟内血压下降至基础水平 180/95mmHg。暂停手术，气管插管送到 ICU，严密监测下滴注酚妥拉明，几小时后病人拔除气管导管。离开 ICU 时口服酚苄明代替酚妥拉明静脉给药。继续服药 3 周后再次行肾上腺切除术，因术前准备充分，手术过程平稳。

思考：

1. 嗜铬细胞瘤病人应该如何做术前准备？

2. 针对术前未及时发现或隐匿的嗜铬细胞瘤，麻醉诱导后应该如何处理？

3. 嗜铬细胞瘤病人术中的管理目标是什么？肿瘤切除后的关注要点？

解析：

1. 口服长效 α 受体阻滞剂酚苄明 2 周左右，监测血压，降低幅度以日常活动不受限，无头晕、心悸等不适情况下，尽可能控制在正常血压范围（140/90mmHg）为宜。术前 3 天开始输入晶体和胶体液来适当补充血容量。将血细胞比容下降 5%，体重逐步增加作为补充液体有效的指标。

术前准备充分条件判定：①术前 24 小时内没有血压 >160/90mmHg 情况；②没有因血压 <80/45mmHg 引起的体位性低血压情况；③术前 1 周心电图上无 ST 或 T 波改变；④没有室性期前收缩 >5 次/分情况。

2. 阵发性高血压或者持续性高血压阵发性加剧是嗜铬细胞瘤病人高血压的典型表现。对于术前未及时发现或隐匿的嗜铬细胞瘤，术中出现严重的高血压，要避免把 β 受体阻滞剂作为首要的治疗。可以从以上病例借鉴，尝试性地应用酚妥拉明等 α 受体阻滞剂，也有助于诊断嗜铬细胞瘤。

3. 术中管理的目标是预防和处理交感神经兴奋。肿瘤切除后要重点防治低血压的发生。内源性儿茶酚胺的缺失和麻醉引起的交感神经抑制会导致体内血管的舒张，引起低血压。要及时补充血容量和应用外周血管收缩药（如去甲肾上腺素或去氧肾上腺素）。

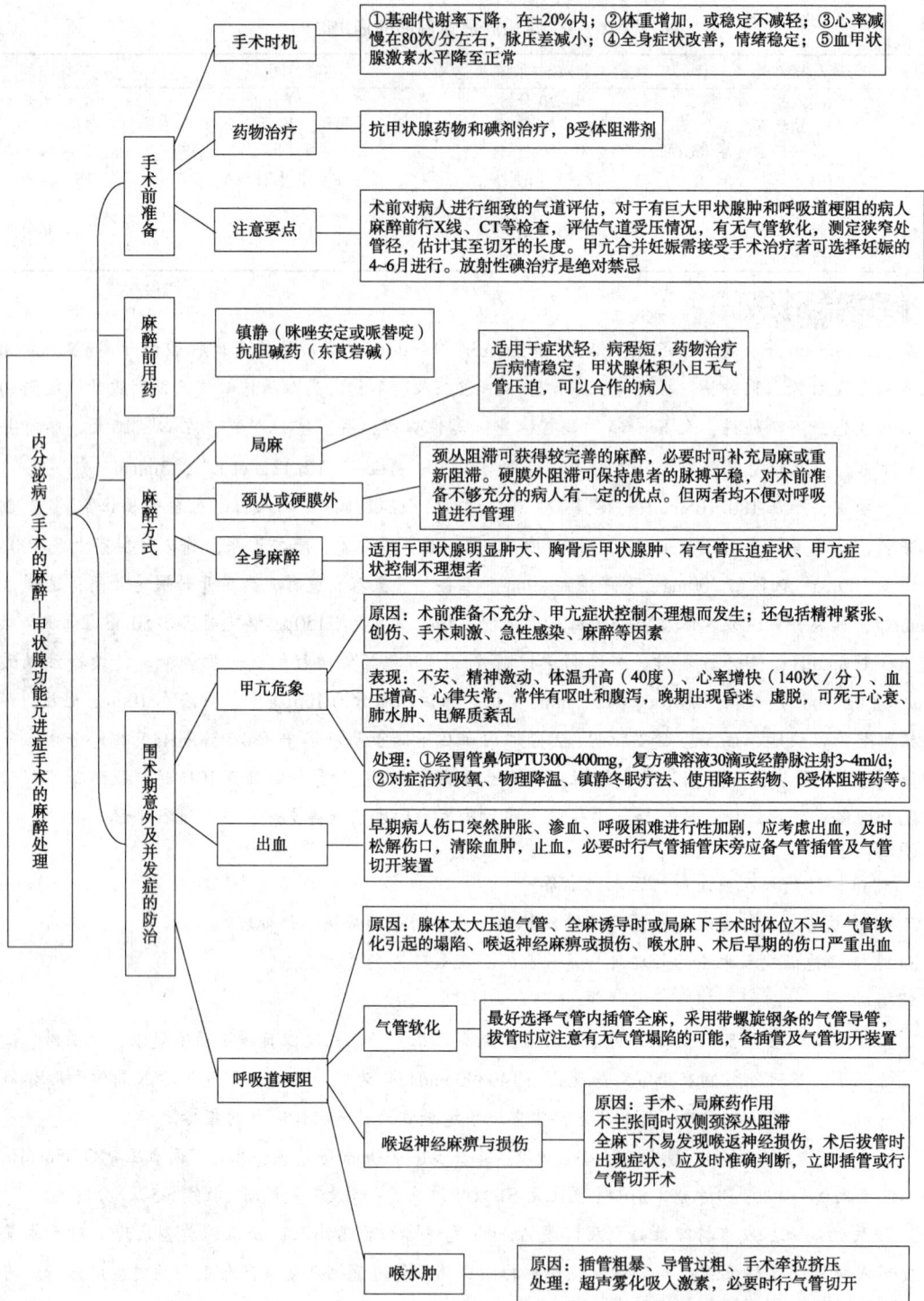

速览导引图

内分泌病人手术的麻醉—甲状腺功能亢进症手术的麻醉处理

- **手术前准备**
  - **手术时机** — ①基础代谢率下降，在±20%内；②体重增加，或稳定不减轻；③心率减慢在80次/分左右，脉压差减小；④全身症状改善，情绪稳定；⑤血甲状腺激素水平降至正常
  - **药物治疗** — 抗甲状腺药物和碘剂治疗，β受体阻滞剂
  - **注意要点** — 术前对病人进行细致的气道评估，对于有巨大甲状腺肿和呼吸道梗阻的病人麻醉前行X线、CT等检查，评估气道受压情况，有无气管软化，测定狭窄处管径，估计其至切牙的长度。甲亢合并妊娠需接受手术治疗者可选择妊娠的4~6月进行。放射性碘治疗是绝对禁忌

- **麻醉前用药** — 镇静（咪唑安定或哌替啶）抗胆碱药（东莨菪碱）

- **麻醉方式**
  - **局麻** — 适用于症状轻，病程短，药物治疗后病情稳定，甲状腺体积小且无气管压迫，可以合作的病人
  - **颈丛或硬膜外** — 颈丛阻滞可获得较完善的麻醉，必要时可补充局麻或重新阻滞。硬膜外阻滞可保持患者的脉搏平稳，对术前准备不够充分的病人有一定的优点。但两者均不便对呼吸道进行管理
  - **全身麻醉** — 适用于甲状腺明显肿大、胸骨后甲状腺肿、有气管压迫症状、甲亢症状控制不理想者

- **围术期意外及并发症的防治**
  - **甲亢危象**
    - 原因：术前准备不充分、甲亢症状控制不理想而发生；还包括精神紧张、创伤、手术刺激、急性感染、麻醉等因素
    - 表现：不安、精神激动、体温升高（40度）、心率增快（140次/分）、血压增高、心律失常，常伴有呕吐和腹泻，晚期出现昏迷、虚脱，可死于心衰、肺水肿、电解质紊乱
    - 处理：①经胃管鼻饲PTU300~400mg，复方碘溶液30滴或经静脉注射3~4ml/d；②对症治疗吸氧、物理降温、镇静冬眠疗法、使用降压药物、β受体阻滞药等。
  - **出血** — 早期病人伤口突然肿胀、渗血、呼吸困难进行性加剧，应考虑出血，及时松解伤口，清除血肿，止血，必要时行气管插管床旁应备气管插管及气管切开装置
  - **呼吸道梗阻**
    - 原因：腺体太大压迫气管、全麻诱导时或局麻下手术时体位不当、气管软化引起的塌陷、喉返神经麻痹或损伤、喉水肿、术后早期的伤口严重出血
    - **气管软化** — 最好选择气管内插管全麻，采用带螺旋钢条的气管导管，拔管时应注意有无气管塌陷的可能，备插管及气管切开装置
    - **喉返神经麻痹与损伤** — 原因：手术、局麻药作用 不主张同时双侧颈深丛阻滞 全麻下不易发现喉返神经损伤，术后拔管时出现症状，应及时准确判断，立即插管或行气管切开术
    - **喉水肿** — 原因：插管粗暴、导管过粗、手术牵拉挤压 处理：超声雾化吸入激素，必要时行气管切开

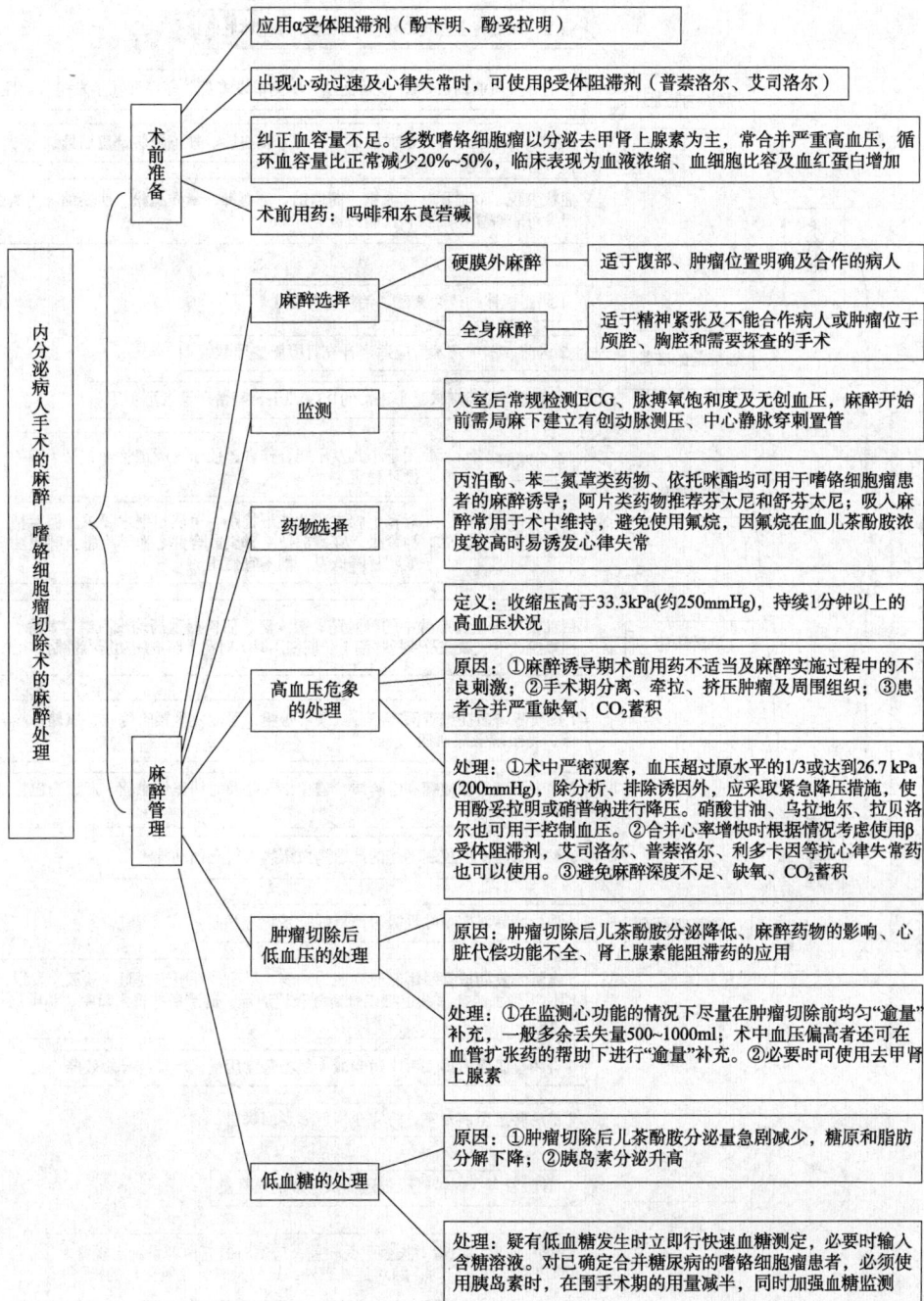

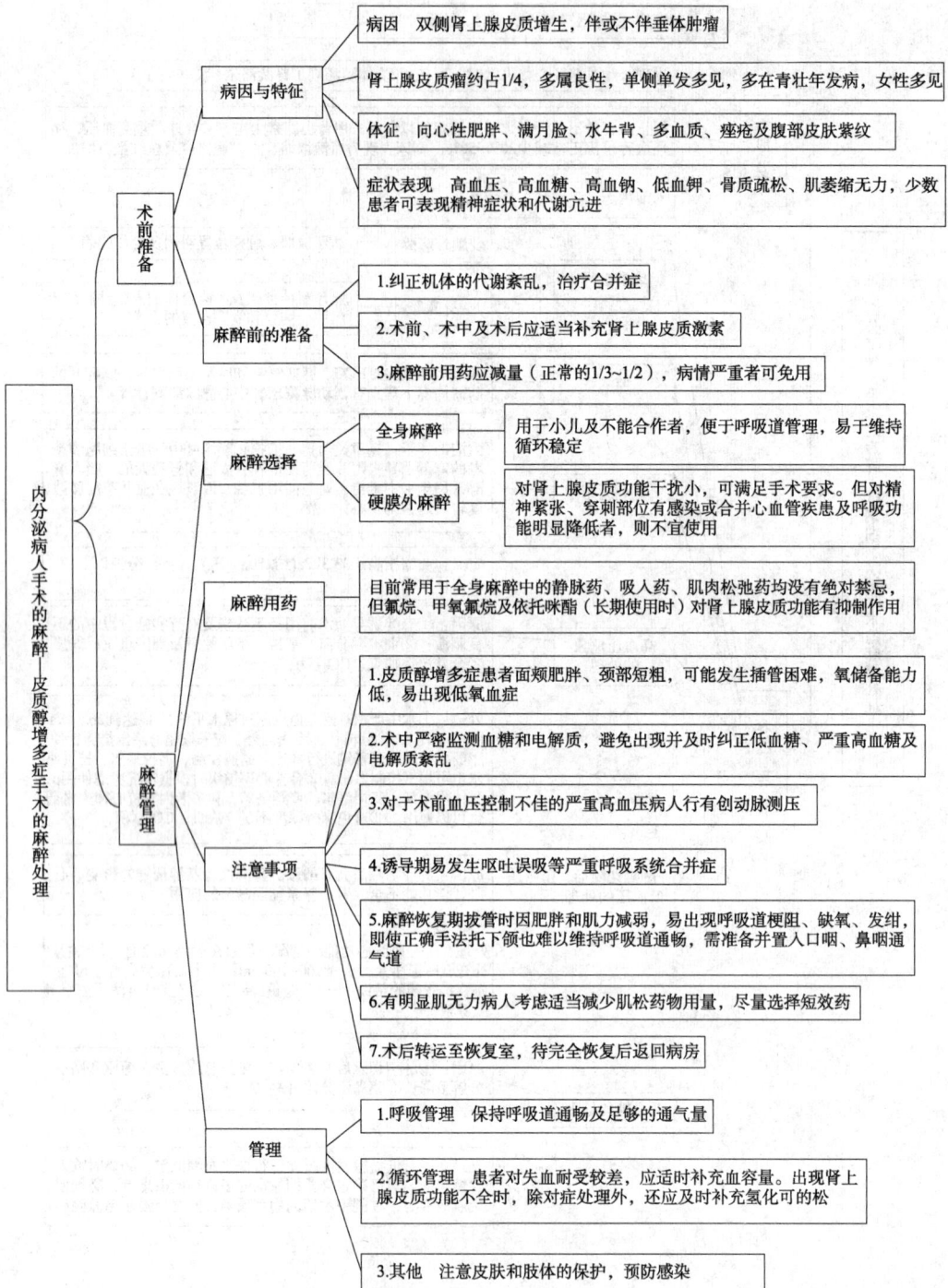

内分泌病人手术的麻醉—糖尿病病人的麻醉处理

- 基础
  - 胰岛素相对或绝对缺乏
  - 主要特点：胰岛素水平变化诱发的多种代谢异常、广泛的微血管病变、长期血糖异常导致的靶器官病变
  - 临床分型
    - 1型糖尿病(自身免疫性疾病有关，胰岛素缺乏，易出现酮症酸中毒)
    - 2型糖尿病(与遗传因素有关，胰岛素抵抗，不易出现酮症酸中毒)

- 生理学
  - 正常成年人胰岛β细胞每天大约分泌50单位胰岛素
  - 胰岛素生理作用：增加糖原的合成代谢。葡萄糖和钾转移至肌肉和脂肪细胞内，增加糖原、蛋白质和脂肪酸的合成，降低肝糖原分解、糖异生、酮体生成、脂肪分解及蛋白质分解代谢

- 临床表现
  - 主要表现：胰岛素绝对或相对缺乏引起的糖代谢紊乱、高血糖和糖尿
  - 诊断：空腹血浆葡萄糖水平超过7mmol/L，或糖化血红蛋白（HbA1c）水平超过6.5%
  - 长期并发症：视网膜病变、肾脏疾病、高血压、冠状血管疾病、外周及脑血管病变、外周神经病变
  - 危及生命的三种并发症
    - 糖尿病酮症酸中毒
      - 常见诱因：感染
      - 临床表现：呼吸加快、腹痛、恶心、呕吐、意识改变
      - 治疗：输注等渗液体、含钾液和胰岛素，密切监测血糖和血钾水平
    - 高渗性非酮症糖尿病昏迷
      - 治疗：生理盐水扩容、相对小剂量胰岛素治疗、补钾治疗
    - 低血糖症
      - 发生原因：胰岛素补充过多
      - 主要症状：精神症状（焦虑、头晕、神志不清、抽搐、昏迷）及全身表现（大汗、心动过速、精神紧张）
      - 治疗：口服葡萄糖或蔗糖、静脉补充50%的葡萄糖溶液

- 术前准备
  - 评估
    - 控制标准：空腹血糖在8.3mmol/L以下，最高不超过11.1mmol/L或餐后血糖不超过13.9mmol/L；尿糖阴性，24小时尿糖在0.5g/dL以下；尿酮体阴性
    - ①术前详细了解病人糖尿病类型、是否有低血糖、酮症酸中毒、高渗性非酮症昏迷等病史；了解病程长短、血糖最高水平、现在控制血糖方法及所用药物剂量。②判断有无糖尿病的并发症及对全身脏器的影响，有无水电解质紊乱及酸碱失衡。③合并高血压者，血压应控制在130/80mmHg内。④合并自主神经病变者易出现围术期心律失常和低血压、胃轻瘫及无症状低血糖。⑤伴有关节僵直综合征者在实施麻醉前应仔细评估颈部活动情况及气道分级，发现可疑困难气道，及早准备困难气道设备。⑥合并肾功能不良病人需减少胰岛素用量。⑦合并酮症酸中毒及高渗性昏迷者禁止择期手术
  - 术前口服降糖药者接受短小手术前可不停降糖药，较大手术术前24~48小时停降糖药，改常规胰岛素。控制良好的2型糖尿病病人做小手术时不用胰岛素；控制不佳的2型糖尿病和所有1型糖尿病病人（即使小手术）以及行大手术的糖尿病病人均需使用胰岛素。术前已使用长效或中效胰岛素的病人，最好术前1~3天改常规胰岛素

- 麻醉管理
  - 方法选择
    - ①根据手术要求，全身麻醉对机体的代谢影响大，局麻、神经阻滞和椎管内阻滞对代谢影响小；②椎管内阻滞应注意无菌操作、用药剂量和肾上腺素的使用，区域阻滞麻醉有可能增加外周神经病变
  - 全麻药物对糖代谢的影响　①静脉麻醉药，苯二氮䓬类(如咪达唑仑)可减少胰岛素分泌，依托咪酯抑制肾上腺皮质激素分泌从而减弱机体围术期的血糖调节；②吸入麻醉药，恩氟烷、异氟烷等可抑制机体对胰岛素的敏感性；阿片类药物可抑制围术期代谢类激素的分泌，有利于血糖控制
  - 术中血糖控制目标　血糖低于10mmol/L，同时避免低血糖。术中应加强血糖监测，依据监测结果给予相应处理。对于普通成年人（不包括代谢异常如脓毒血症、发热者），1个单位胰岛素大约可使血浆葡萄糖浓度降低1.39~1.67mmol/L

- 麻醉后处理
  - 术后病人仍需严密监测血糖水平

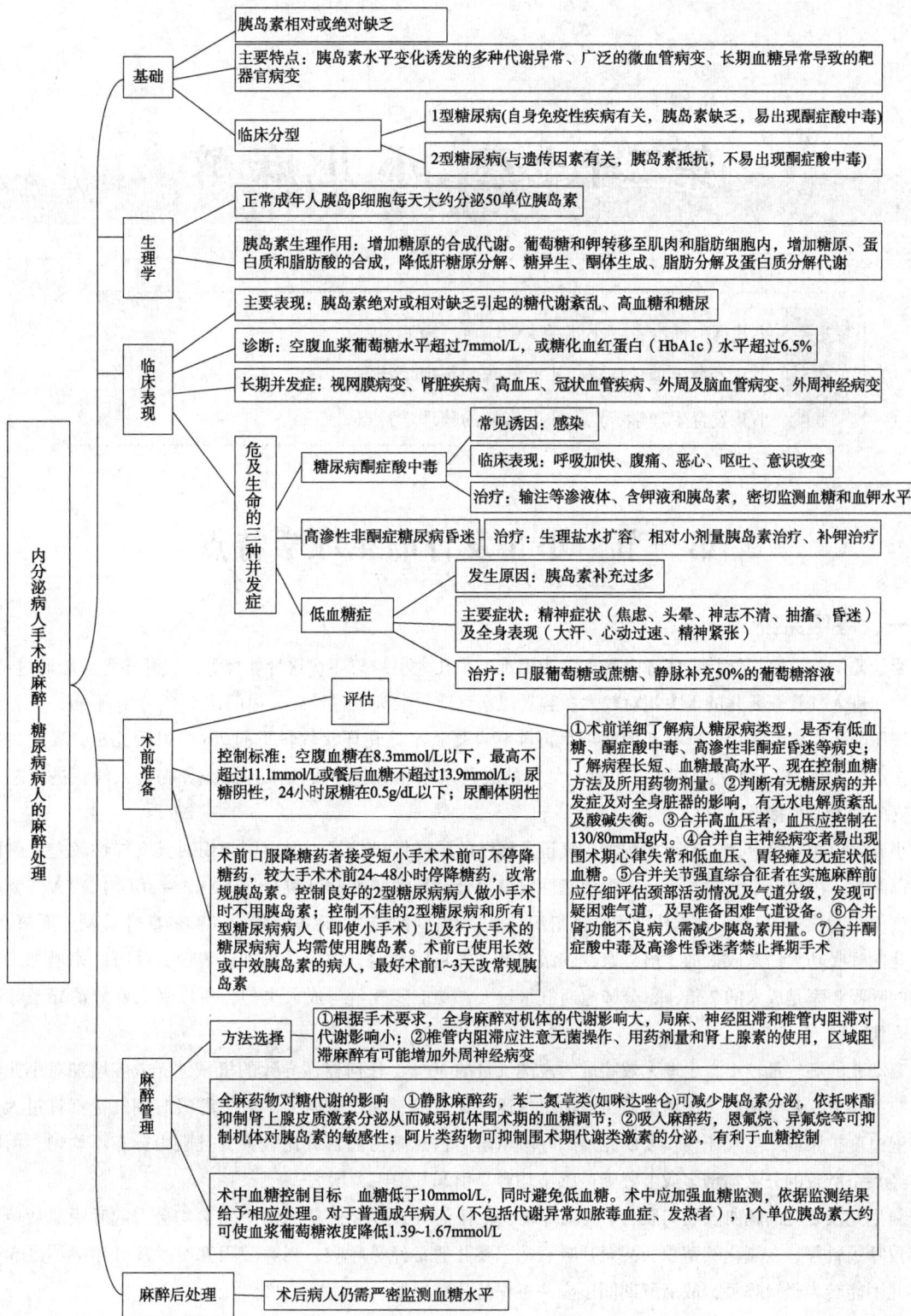

（李粮辉　吴晓丹）

第二十七章 小儿麻醉

重点	小儿麻醉前准备；小儿手术中输血、输液。
难点	小儿发育生理学特点；小儿麻醉的药理学特点。
考点	小儿发育生理学特点；小儿麻醉的药理学特点。

第一节 小儿发育的生理学特点

一、呼吸系统

婴幼儿的气道解剖学特点使呼吸管理尤为困难。鼻孔大小约与环状软骨处相等，气管导管如能通过鼻孔，一般均能进入气管。婴儿的舌头相对较大，容易阻塞气道。喉头位置较高，声门位于 $C_3 \sim C_4$ 平面，气管插管时可按压喉头以便暴露声门。婴儿的喉部呈漏斗状，最狭窄处在环状软骨平面。6 岁以后儿童，喉头最狭窄部位在声门。3 岁以下小儿双侧主支气管与气管的成角基本相等，导管插入过深或异物进入时，进入左或右侧主支气管的概率接近。

小儿气道相对狭窄，气道阻力增大。气道及胸壁的顺应性虽较好，但周围组织对其支撑性较差，胸内负压难以维持。因此，小儿呼气末易发生功能性气道闭合，导致肺泡动脉氧分压差（ $A - aDO_2$ ）较大。婴幼儿肺泡表面积为成人的 1/3，基础代谢率高，组织耗氧量高，呼吸功能储备有限，围麻醉期容易发生低氧血症。早产儿的呼吸功大约是成人的 3 倍，寒冷刺激或部分气道阻塞时，呼吸功增加，表现为呼吸频率增加，正常婴儿的呼吸频率是成人的 2 倍，每分肺泡通气量较大。功能残气量与成人类似，所以吸入麻醉诱导及苏醒均较成人快。

婴幼儿的潮气量较小，生理无效腔量约占潮气量的 30%，任何器械导致的机械性无效腔增加对小儿呼吸的影响都很大。麻醉期间，应尽量避免增加机械通气无效腔量和气道阻力。人工呼吸时潮气量不宜过大，以免肺泡过度扩张或产生气压伤。婴幼儿外周呼吸道阻力占总阻力的百分比较大，且阻力分布不均匀。由胆碱能神经兴奋所致的分泌物增多或上呼吸道感染均容易引起气道阻力增大。

新生儿及婴儿的膈肌及肋间肌含 I 型肌纤维少，任何导致呼吸做功增加的因素均会引起呼吸肌疲劳，从而导致呼吸暂停、二氧化碳蓄积，甚至呼吸衰竭。婴儿通常经鼻呼吸，当鼻腔阻塞时，部分年龄不足 5 个月的婴儿不能转为经口呼吸，故麻醉期间还应注意保持鼻腔通畅。

二、循环系统

新生儿出生后，肺循环建立，体循环压力迅速增加超过肺循环。体、肺循环间的分流通道首先发生功能上闭合，右向左分流停止。但是，应急情况下，婴儿可迅速转回胎儿式循环，表现为肺动脉压增高，超过体循环压力，使血液通过未闭的卵圆孔分流至肺循环，或动脉导管重新开放，血流在导管水平分流，引起严重的低氧血症。早产、感染、酸中毒、缺氧、二氧化碳蓄积、低温以及先天性心脏畸形是胎儿循环重新形成或持续存在的原因。

婴儿的心肌结构发育不完善，心室的顺应性较差。不成熟的心肌对容量治疗敏感，但不能耐受后负荷明显增高。由于代谢率高，心排血量大，所以婴儿的心率较快，心脏对心率增快的耐受较好，心率达200次/分也不会导致心排血量下降。缺氧或迷走神经刺激时，常出现心动过缓，需给氧或用阿托品紧急处理。新生儿外周血管阻力较低，动脉血压较低（约80/50mmHg）；数月后达90/60mmHg；16岁达成人水平，约120/70mmHg。

婴儿的血容量在出生时约为90ml/kg，逐渐减少至80ml/kg，6～8岁时达75ml/kg。大多数小儿能耐受占血容量20%以内的失血量。血细胞比容25%是避免输血的最低水平。新生儿大部分血红蛋白是胎儿型（HbF），HbF比成人型血红蛋白（HbA）有较高的氧亲和力，使氧解离曲线左移。6个月后HbF由HbA替代，血红蛋白也降至110g/L，故6个月以内的婴儿，血红蛋白携氧能力显著下降。

三、肾脏及液体平衡

新生儿的肾功能未完善，出生后5月肾小球滤过功能及肾小管的重吸收功能才逐渐发育成熟，肾脏功能完全成熟需至2岁左右。由于新生儿肾功能发育不完全，通过肾脏分泌药物的半衰期可能延长。

早产儿体液占体重的比例较大，其细胞外液比细胞内液多，随着年龄增长，此比例逐渐降低。小儿水转换率比成人大，婴儿转换率达100ml/（kg·d），故婴儿容易脱水。

四、肝脏

新生儿肝脏功能尚未成熟，与药物代谢有关的酶系统虽已存在，但药物的酶诱导作用不足，随着年龄增长，肝血流增加，酶系统发育完全，肝脏代谢药物的能力迅速增强。药物降解能力较差，药物清除半衰期较长。

早产儿肝脏糖原储备少，且处理蛋白的能力差，故早产儿有低血糖和酸中毒倾向。新生儿比婴儿血浆中蛋白含量低，清蛋白浓度低时蛋白结合力低，致使血浆中游离药物的浓度高。

五、体温调节

新生儿体温调节机制发育不全，皮下脂肪少，体表面积相对较大，热量容易散发，需加强保温。早产儿需室温34℃，新生儿32℃，热量丢失及能量消耗较少。不足3个月的婴儿在寒冷的环境中，不能通过寒战反应产生热量，而依赖于非寒战性产热，主要通过增加棕色脂肪代谢产生热量，这种代谢受交感神经支配。全身麻醉可影响棕色脂肪代谢，导致术中体温降低。体温降低时全身麻醉易加深，易引起呼吸及循环抑制、药物代谢延长，增加术后通气不足、反流及误吸的危险。所以手术时需要采取相应措施维持体温，如电热毯或加温输液。

六、中枢神经系统

新生儿的神经元在出生时已发育，传导痛觉的神经末梢存在，但髓鞘不完整。新生儿对疼痛刺激存在生理及生化反应，故手术时要采取完善的麻醉及镇痛措施。新生儿的血脑屏障通透性强，使用阿片类药物时应注意减量。由于代谢率高，中枢神经系统相对未成熟，使小儿的吸入麻醉药最低有效肺泡浓度增加。

第二节　小儿麻醉的药理学特点

婴幼儿对药物的反应受很多因素影响，如身体组成成分（脂肪、肌肉及水的比例）、蛋白结合、体温、心排血量的分布、血脑屏障成熟度、肝肾相对大小及成熟度。随着年龄增长，身体组成成分不断发生变化。出生时，体液总量相对较高，脂肪和肌肉含量相对较低。水溶性药物分布容积较大，需较大剂量方能达到所需的血药浓度（如琥珀胆碱）。新生儿及婴儿由于脂肪含量少，依赖于脂肪再分布来终止其作用的药物，故作用时间延长（硫喷妥钠）。同样，再分布至肌肉的药物，作用时间也延长（芬太尼）。新生儿出生时血脑脊液屏障未发育完善，故许多药物在脑内的浓度比成人高。婴幼儿未成熟的肝、肾功能及较低的蛋白结合率均可导致药物代谢延迟。早产、营养不良、败血症及充血性心力衰竭也影响药动学及药效学。

新生儿肝药酶活性较低，在肝脏代谢的药物（如地西泮、苯妥英钠、洋地黄毒苷等）半衰期延长，因此，新生儿及幼儿期应慎用或减量使用。

一、吸入麻醉药

小儿肺泡通气量相对较大，且血管丰富，吸入麻醉药在肺泡及大脑中的浓度迅速升高，吸入麻醉起效快。由于血药浓度迅速升高，可能导致动脉血压及心排血量显著性降低，吸入麻醉药的麻醉效应与呼吸循环抑制之间的治疗范围较小，术中须密切监测，谨慎使用。

1. 七氟烷

七氟烷（sevoflurane）具有特殊芳香味，对呼吸道无刺激性，诱导快且平稳，易为小儿所接受，是小儿麻醉常用吸入麻醉药。由于血/气分配系数低，不仅起效快，而且恢复也快。七氟烷的麻醉效能较低，MAC在小儿为2.45，故小儿麻醉诱导时吸入浓度较高，6岁以上儿童吸入8%七氟烷可进行平稳且迅速的诱导。对呼吸和循环系统的其他作用均与异氟烷相似。七氟烷的代谢产物化合物A有强大的肾毒性，但低于引起肾毒性的阈值。

2. 地氟烷

地氟烷（desflurane）的血/气分配系数极低，对呼吸道有较强的刺激性，不适合用于小儿麻醉诱导，而适合予氟烷及七氟烷或静脉麻醉诱导后的麻醉维持。

二、静脉麻醉药

1. 丙泊酚

丙泊酚（propofol）脂溶性强，迅速在血管丰富的器官中进行分布及再分布，故起效快、恢复也快，适合于麻醉诱导。鉴于小儿中央室分布容积大，且清除快，故小儿丙泊酚剂量比成人大，需2.5~3mg/kg达到诱导效果。丙泊酚抑制气道反射，利于进行气管插管，并在恢复期保持良好的气道状态。使用丙泊酚加肌松药气管插管时的高血压反应少。丙泊酚在小儿使用时易引起注射疼痛，可选用较大的静脉给药；或在丙泊酚内加入1%利多卡因，可有效减轻注射痛。由于使用丙泊酚苏醒快，且苏醒质量高，常用于日间短小手术的麻醉。

2. 氯胺酮

氯胺酮（ketamine）是具有镇静、镇痛和麻醉作用的静脉麻醉药。可产生强大的镇痛、意识消失、木僵状态和遗忘作用。静脉注射剂量为1~2mg/kg，肌内注射为4~10mg/kg。静脉诱导给药后，可能出现呼吸抑制、屏气，严重者可出现血氧饱和度降低，应及时给予辅助呼吸。氯胺酮能增加呼吸道分泌物，应注意预防性使用抗胆碱药及清理呼吸道，以免发生气道梗阻。氯胺酮对支气管平滑肌有松弛作用，可用于哮喘的患儿。

氯胺酮有强大的镇痛作用，适合于烧伤换药等体表手术的病人。应用氯胺酮后可引起的精神异常，合并应用镇静药物可减少此并发症。氯胺酮可引起颅内压升高，术前有颅内高压的患儿禁用。

3. 依托咪酯

依托咪酯（etomidate）起效快，不抑制呼吸循环，但引起注射疼痛及呛咳。由于代谢快，常用作全凭静脉麻醉的药物,因麻醉深度不容易控制且输注容量较大,很少用于小儿麻醉。

4. 咪达唑仑

咪达唑仑(midazolam)为水溶性,用于小儿麻醉前用药、内镜检查时镇静和全身麻醉。给药后能很快吸收,且清除半衰期较短(约2小时),对呼吸、循环影响较少,适合于小儿镇静。

三、阿片类镇痛药物

吗啡是μ受体激动药的典型代表药物,镇痛作用强,常用于术中及术后镇痛。小儿的血-脑屏障更易透过,故小儿对吗啡的耐量小。吗啡在新生儿的蛋白结合率为18%~22%,显著低于成人(30%~35%),易引起血药浓度增高。新生儿对吗啡的通气抑制作用较敏感。停药后血药浓度下降可能在小婴儿产生延迟作用。1岁以内的婴儿应避免应用吗啡。

芬太尼是婴幼儿最常用的镇痛药物。起效快,作用时间中等,效价是吗啡的50~100倍。临床剂量心血管反应小,但大剂量芬太尼作用时间延长。3个月以上的婴儿对通气抑制敏感性低,且药物代谢更迅速,应用芬太尼时呼吸暂停发生率比成人低。芬太尼可致心动过缓,需要给予阿托品等药物。

阿芬太尼的清除时间比芬太尼短,其药动学与剂量相关,剂量愈大,清除愈多,所以应用更为安全。阿芬太尼作用恢复非常迅速且完全。小儿的清除率可比成人更高。对新生儿及肝功能损害的患儿,阿芬太尼的药动学及药效学有很大的个体差异。

舒芬太尼对心血管功能影响小,对通气功能抑制微弱。主要用于小儿心脏手术麻醉,其药动学与年龄有关,小儿对舒芬太尼的清除能力比成人强。在婴儿心血管手术中,大剂量舒芬太尼可抑制手术引发的代谢和内分泌反应。

瑞芬太尼是一超短效的阿片类药物,是新型阿片类药物代表,可持续输注。静注负荷剂量为0.5~2.0μg/kg,维持剂量为0.05~2.0μg/(kg·min)。瑞芬太尼的代谢动力学比较特殊,其消除半衰期3~10分钟,与剂量和注射时间无关,通过与组织中的非特异性酯酶结合后水解而失效。其作用强度与芬太尼相似。瑞芬太尼的副作用与其他阿片类药物相似,如心动过缓、呼吸暂停、胸壁僵直和呕吐等。

四、肌肉松弛药

新生儿对非去极化肌松药敏感,对肌松药的反应性也有很大的个体差异。术毕肌松效应残留可能与酸碱失衡或温度过低有关,纠正这些异常可助于肌张力恢复正常。

顺式阿曲库铵为阿曲库铵的光学异构体,肌松作用为阿曲库铵的4倍。不引起组胺释放,无心血管不良反应。建议插管剂量为0.15~0.2mg/kg。和阿曲库铵一样,通过Hofmann消除,不为血浆胆碱酯酶水解。

维库溴铵为中时效的非去极化肌松药,剂量0.1mg/kg,起效时间及作用时间类似于阿曲库铵,无明显心血管副作用,尤其适用于持续20~30分钟的手术,过敏反应较少见。

罗库溴铵为中时效的非去极化肌松药,主要优点为起效迅速,适合予小儿麻醉诱导及短小的手术,插管剂量0.6mg/kg。心血管副作用及组胺释放反应罕见。

第三节　麻醉前准备

一、术前访视

手术前应进行访视,对患儿及家属进行详细的解释,以减少患儿的心理恐惧。尚需了解患儿的病史及进行有关的体格检查。病史包括患儿变态反应史及有无先天性畸形、出血倾向、呼吸困难、缺氧发作史,还应了解小儿特殊用药史及手术麻醉史。

体格检查注意牙齿有无松动、扁桃体有无肿大、心肺功能情况以及有无发热、脱水等症状。小儿上呼吸道感染非常常见，若呼吸道有脓性分泌物，不宜施行择期手术。术前应了解各种辅助检查结果，尤其是有无贫血、低血糖、低血钙及低血钾等情况，注意有无凝血障碍、有无急性感染等。

根据术前访视结果，即患儿的病史、体格检查及实验室检查资料，结合麻醉手术的危险程度，进行综合性分析，对患儿的全身情况和麻醉耐受力做出较准确的估计。

二、术前禁食

术前禁食的目的是减少术中胃内容物反流、误吸。小儿术中胃内容物误吸的发生率并不高，而长时间的禁食可能导致脱水及低血糖，尤其是代谢率较高的婴儿，所以小儿应尽量缩短禁食时间（表27-1）。

表 27-1　小儿术前禁食时间（小时）

	固体食物	糖水、果汁
6 个月以下	4	2
6~36 个月	6	3
超过 36 个月	8	3

三、麻醉前用药

麻醉前用药目的是产生术前镇静和抗焦虑、抑制呼吸道黏膜分泌、阻断迷走神经反射以及减少全麻药需要量。给药途径包括口服、鼻内、肌内注射及直肠给药。但每一途径均有其缺点：口服起效慢；鼻腔给药尽管吸收快，但刺激鼻黏膜，小儿常感不适；肌内注射存在注射疼痛；直肠给药操作不便，患儿有不适感，目前应用较少。6 个月以下的婴儿通常不给予镇静药。

第四节　麻　醉　管　理

一、麻醉诱导

1. 诱导方法

目前面罩吸入七氟烷麻醉诱导在小儿麻醉中常用。合作的小儿在入手术室后面罩吸入氧气（1~2L/min）加七氟烷，逐步升高七氟烷的吸入浓度（最大浓度为8%），直至患儿睫毛反射消失，维持浓度控制在4%以下。紧张或不合作患儿可坐位或抱着进行面罩吸入，开始即吸入高浓度的麻醉药（氧气6~8L/min + 80%的七氟烷），一旦意识消失即可改平卧位进行静脉通路开放和完成麻醉诱导。诱导期间，患儿常有屏气，在进行加压辅助通气之前，须明确有无气道阻塞及喉痉挛存在。若患儿吸入麻醉诱导期间出现了严重的呛咳和喉痉挛，应给予肌肉松弛药。

静脉诱导是最可靠、最快速的方法。通常适用于年龄较大、已开放静脉通道或因饱胃须行快速诱导的患儿。静脉诱导的最大问题是静脉通道开放和维持困难，尤其是对予年龄较小和不合作的患儿。

2. 饱胃患儿的处理

饱胃患儿行麻醉诱导时，处理原则与成人相似。由于小儿的氧耗量相对较大，快速诱导时，氧饱和度迅速下降，诱导前需充分吸氧去氮。意识消失后，可按压环状软骨，以防止胃内容物反流。为避免引起胃内压力增高，快诱导气管插管时，禁忌按压上腹部，肌肉松弛药的选择以非去极化肌松药为宜。

3. 困难气道的处理

由于头面部及呼吸道解剖结构的特殊性，小儿困难气管插管的发生率较高。对严重困难气道的小儿，可选择光导纤维喉镜辅助插管，也可使用喉罩通气或经喉罩插管。会厌炎、气管支气管炎、喉内异物常表现为吸气喘鸣，激惹或哭闹时可能导致气道塌陷，从而加重气道梗阻，导致低氧血症及呼吸衰竭。困难气道患儿，经面罩吸入七氟烷保留自主呼吸是比较安全的麻醉诱导方法。

4. 气管导管的选择

适当的导管口径是以能通过声门及声门下区的最粗导管为准，加压呼吸时，允许导管周围有轻度的漏气。

1岁以上小儿还可用下述经验公式计算出导管口径及导管插入深度：

$$导管口径（F）=年龄（岁）+18$$

$$导管内径（ID，mm）=年龄（岁）/4+4$$

$$导管插入深度（从中切牙至气管中段距离，cm）=年龄（岁）/2+12$$

二、小儿通气装置

婴儿因气道阻力相对较大，一旦气管插管，最好选择控制呼吸。短小手术可选用喉罩通气。婴幼儿的生理无效腔量较小，麻醉环路中无效腔量增加，会使整个呼吸环路的无效腔量大为增加，导致环路中呼吸气体的大量重吸入。理想的小儿麻醉装置应具备重量轻、呼吸阻力低、无效腔量少、顺应性低等特点，适合于自主、辅助或控制呼吸。

目前绝大多数麻醉机都可以用于小儿。定容型及定压型呼吸机均可用于小儿通气。体重10kg以下的小儿常用定压型呼吸模式，尤其是气道阻力较高的患儿更适合选用此模式，以避免气压伤。

三、小儿区域麻醉

在合理应用基础麻醉时，小儿也可在区域麻醉下进行手术。区域麻醉包括椎管内阻滞及各种神经阻滞，常用药物有利多卡因、丁卡因、布比卡因及罗哌卡因。施行小儿区域阻滞时，应准备麻醉机、氧气及急救用品。

四、麻醉监测

术中最简单也是最重要的监测就是麻醉医师的密切观察。麻醉期间应持续观察患儿的皮肤黏膜颜色是否发绀或苍白，注意呼吸幅度、呼吸节律以及脉搏强弱等。心电图可反映有无心律失常、传导阻滞及心肌缺血，是麻醉中不可缺少的监测项目。麻醉期间均应监测血压，袖带宽度应为患儿上臂长度的2/3。直接动脉测压用于大手术或预计出血量较多的手术。中心静脉压监测可通过颈内静脉或锁骨下静脉置管，操作时应避免损伤邻近组织。小儿锁骨下静脉穿刺气胸发生率较成人高。麻醉期间应连续监测体温，长时间手术应监测中心温度，可选择鼻咽部、直肠、食管或鼓膜等部位。脉搏氧饱和度、呼气末二氧化碳浓度已成为小儿麻醉中常用的监测手段；大手术及危重患儿应监测尿量及动脉血气分析。

五、围术期液体管理

表面积相对较大、代谢率高，每消耗418.4J（100cal）热量需消耗100ml水。估算小儿的液体需要量时，需考虑代谢因素。基于体重考虑，各年龄组每天液体维持量有所不同（表27-2）。

表27-2　小儿液体维持量的估算

体重（kg）	每小时液体需要量	每天液体需要量
<10	4ml/kg	100ml/kg
11~20	40+2［体重（kg）-10］（ml）	1000+50［体重（kg）-10］（ml）
>20	60+［体重（kg）-20］（ml）	1500+20［体重（kg）-20］（ml）

上述为小儿正常液体维持量。围术期输液尚应包括术前丧失量及术中损失量。术前丧失量主要由禁食所

致，其估计量为：禁食时间×每小时液体维持量。术前丧失量的50%应在第1小时内补充，第2~3小时内各补充25%。术中损失量包括麻醉及手术创伤引起的损失量。麻醉引起的损失量与麻醉装置有关。高流量麻醉、吸入气体无加温加湿，经呼吸道损失液体较多。手术引起的液体损失量与手术部位、手术时间及出血情况有关，从1ml/（kg·h）至15ml/（kg·h）不等。

输入的液体种类也非常重要。所有的损失量应补充平衡盐溶液（如乳酸林格液），正常维持量以5%葡萄糖加入生理盐水中输入，这样可最低限度地减少血糖水平异常。

对于小儿术中是否需要输血，应考虑失血量占总血容量的比例。通常早产儿的总血容量估计为100~120ml/kg，足月儿为90ml/kg，3~12个月为80ml/kg，1岁以上为70ml/kg，可根据下列公式推算出最大允许失血量（MABL）：

$$MABL = \frac{估计血容量（EBV）×（初始血细胞比容 - 可耐受的血细胞比容）}{初始血细胞比容}$$

在呼吸循环功能正常的情况下，患儿能耐受的血细胞比容为25%~30%；对于3个月以内的婴儿，其血细胞比容应保持在35%以上。根据MABL决定输液的选择，失血量<1/3MABL，输平衡液即可；失血量>1/3MABL，需补充胶体液；失血量>1MABL，需要进行输血。输注平衡液量与失血量之比应为3:1，输注胶体液量与失血量之比为1:1。

如患儿有先天性凝血因子缺乏或手术创面异常渗血且PT超过15秒或APTT超过60秒，需输注新鲜冰冻血浆束补充凝血因子。如患儿术前合并特发性血小板减少性紫癜或化疗等原因使血小板计数降至$1.5×10^9$/L以下，或由于术中血液稀释使血小板计数降至$5×10^9$/L以下时，需外源性补充血小板。

第五节　麻醉后处理

手术麻醉结束后，患儿的呼吸功能逐渐恢复，应充分清理呼吸道分泌物，待完全清醒后，拔除气管导管，送至恢复室进行密切观察。主要监测项目包括呼吸、循环及体温。

缺氧是小儿麻醉后苏醒期最常见的并发症。上呼吸道梗阻、通气不足导致缺氧和二氧化碳蓄积。舌后坠是术后呼吸道梗阻主要原因。垫高患儿肩部并使头偏向一侧，有利于解除梗阻，也可将患儿置于侧卧位或放置口咽通气道。术后切口疼痛、限制患儿呼吸以及术后胃肠胀气，均可导致术后通气不足，应引起注意。喉痉挛是引起上呼吸道梗阻的常见原因，多见于吸入麻醉后，分泌物、血液及异物刺激声门引起。轻度的喉痉挛应托下颌给予面罩加压纯氧通气。如缺氧症状不能缓解，应重新加深麻醉后迅速气管插管，待小儿完全清醒后拔管。拔管前应充分清理呼吸道，可减少喉痉挛的危险。

临床案例分析

患儿，2岁余，13kg，患先天性唇裂，术前无体温升高，血常规正常，胸片正常，两肺听诊无异常，拟于9点全身麻醉下唇裂修复术。手术预计2个小时完成。

思考：

1. 术前如何禁食？

2. 患儿拟行气管插管全身麻醉，如何选择导管型号和插入深度？

3. 术中如何输液？

临床案例分析

解析：

1、患儿2岁，根据术前禁食原则，禁食固体食物6小时，禁饮3个小时，所以禁食时间是凌晨3点，早上6点前可以进食开水（4ml/kg）。

2、患儿拟行气管插管，根据公式，导管内径（ID，mm）＝年龄（岁）/4＋4，导管内径为4.5号不带囊气管导管。导管插入深度（从中切牙至气管中段距离，cm）＝年龄（岁）/2＋12＝13cm。

3、围术期输液尚包括术前丧失量及术中损失量。患儿13kg，液体维持量为每小时〔40＋2（13－10）〕＝46ml，术前禁食6小时，术前丧失量为6×46＝276ml，第1小时补充一半是138ml，第2～3小时内各补充25%。术中损失量包括术中液体维持量及手术损失量。术中一小时液体维持量为46ml，手术损失量小手术为2ml/（kg·h），中手术为4ml/（kg·h），大手术为6ml/（kg·h）。

第1小时输液量138＋46＋2×13＝216ml。

第2小时输液量276/4＋46＋2×13＝141ml。

（朱智瑞　胡智勇）

第二十八章　妇产科麻醉

重点	妇科和产科手术麻醉特点、麻醉选择及处理。
难点	麻醉药对母体与胎儿的影响。
考点	高危妊娠病人的麻醉特点；新生儿复苏。

第一节　妇科手术的麻醉

一、妇科手术麻醉的特点

（1）妇科手术主要经由下腹、阴道或外阴操作，生殖器官在盆腔内位置较深，手术视野狭小，而增大的子宫和卵巢又影响手术操作，因此，要达到手术野显露良好需要极佳的肌肉松弛和置病人于特殊的体位。注意特殊体位对呼吸和血流动力学的影响，预防神经压迫和深静脉血栓的发生。

（2）麻醉前应积极治疗高血压等合并症和并发症如贫血等。

（3）腹腔镜下妇科手术应考虑术中二氧化碳气腹对呼吸和血流动力学的影响，宫腔镜下妇科手术应注意有无液体超负荷和水中毒的问题。

二、麻醉选择

妇科手术一般选用椎管内麻醉（连续硬膜外阻滞、腰麻和腰麻–硬膜外联合阻滞）或全身麻醉。

三、常见妇科手术的麻醉

1. 子宫及附件切除术

应重视慢性贫血对各重要器官造成的不同程度损害，并于麻醉前予以纠正。血红蛋白达到80g/L，方可麻醉。经腹手术一般选用连续硬膜外阻滞、腰麻–硬膜外联合阻滞或者腰麻。腹腔镜下妇科手术应选用全身麻醉，宫颈癌根治术和卵巢癌根治术等建议选用全身麻醉联合连续硬膜外麻醉。

2. 巨大卵巢肿瘤切除术

麻醉的难易度与肿瘤大小有直接关系。巨大肿瘤可导致肺通气功能受限，压迫下腔静脉和腹主动脉，麻醉前应常规检查肺功能、动脉血气分析、心电图和超声心动图。下腔静脉受压可致硬膜外间隙血管丛扩张淤血，硬膜外阻滞穿刺置管应注意避免血管损伤，用药量应相对减少。

麻醉方法与药物选择应根据心、肺功能代偿情况全面权衡。在脐以下中等大小肿瘤，多选用连续硬膜外阻滞和腰麻–硬膜外联合阻滞。巨大肿瘤可选用连续硬膜外麻醉复合全身麻醉。术中要准确判断心脏前后负荷的增减，及时调整容量平衡。

3. 宫外孕破裂

麻醉前要判断病人的失血量和全身情况，做好输血输液的充分准备。休克前期和轻度休克可在扩容和血管活性药物的基础上，选用椎管内麻醉（但需要注意麻醉平面和起效的控制）；中重度以上的休克，应选用全身麻醉。饱胃病人麻醉诱导时要防止呕吐、误吸，术中根据失血量进行输血补液。

4. 宫腔镜检查和手术麻醉的特点

宫腔镜检查和手术过程中要使用膨宫介质，它能膨胀宫腔，使视野清晰，减少子宫出血和便于操作。常用的介质分为导电介质和非导电介质，低黏度液体和高黏度液体。

宫腔镜检查和手术可依病人情况选用麻醉方式，以静脉全身麻醉为多。对于宫颈明显狭窄和心动过缓者尤应注意预防迷走神经紧张综合征。

术中应注意预防膨宫介质的不良反应和可能发生的并发症。

第二节　产科麻醉

一、麻醉药对母体和胎儿的影响

1. 麻醉性镇痛药

吗啡、哌替啶、芬太尼等都极易透过胎盘，对胎儿产生一定的抑制。

2. 非阿片类中枢性镇痛药

曲马多血浆蛋白结合率仅约4%，可通过胎盘，但治疗剂量不抑制宫缩、产程和呼吸，可用于产科麻醉。

3. 非巴比妥类镇静安定药

地西泮易于透过胎盘，用药剂量的大小对新生儿Apgar评分和神经行为评分有一定影响。

咪达唑仑血浆蛋白结合率达94%，其透过胎盘量较地西泮少，对呼吸的抑制作用与剂量有关，产期应慎用。

氟哌利多对子宫张力无影响，过量可产生中枢抑制，临产妇应慎用，可影响新生儿Apgar评分和神经行为评分。

4. 巴比妥类镇静药

巴比妥类药可迅速通过胎盘。

硫喷妥钠不影响子宫收缩，用于剖宫产麻醉诱导时不引起新生儿睡眠，而对早产儿、宫内窘迫窒息缺氧者应慎用。

5. 局部麻醉药

局部麻醉药透过胎盘的移行速度受蛋白结合度、分子量、脂质溶解度和在胎盘中的分解代谢有关。

罗哌卡因低浓度时能产生明显的运动阻滞和感觉阻滞分离现象，是目前椎管内分娩镇痛的常用药物。

6. 全身麻醉药

氯胺酮分子量小，脂溶性高，可迅速通过胎盘，有明显镇痛作用，禁用于有精神病史、妊娠期高血压或先兆子痫、子宫破裂的孕妇。

羟丁酸钠禁用于严重妊娠期高血压、先兆子痫和低钾血症的孕妇。

丙泊酚起效快，维持时间短，苏醒迅速，可迅速通过胎盘。

七氟烷与地氟烷的血液溶解度较低，诱导迅速，苏醒迅速，行剖宫产麻醉和分娩镇痛时不会对新生儿Apgar评分产生明显影响。

7. 肌肉松弛药

琥珀胆碱起效快，作用迅速、完善且时效短，可作为产科麻醉诱导的首选。

非去极化肌肉松弛药高水溶性，不易透过胎盘。罗库溴铵起效快，有取代琥珀胆碱的趋势。

二、生理屏障对麻醉药的影响

1. 胎盘的运输功能

根据物质的性质和胎儿的需要，物质运输方式包括单纯弥散、易化扩散、主动转运、细胞吞饮和渗漏。

2. 胎儿及新生儿药物代谢特点

胎儿及新生儿血脑屏障的通透性较高，药物较易通过。肾小球滤过率低，药物排泄能力低，巴比妥类药排泄尤其缓慢。肝酶活性低，某些药物的消除半衰期延长，应减量或不用。

三、产科手术的麻醉

（一）术前准备及注意事项

多数产科手术属急症手术，麻醉医师首先应详细了解产程经过，对母胎的情况做出全面评估。

麻醉前严格禁食 6 小时以上，禁饮（无渣饮料）2 小时以上，防止呕吐和误吸的发生，饱胃者首选清醒插管。

对妊娠期高血压、先兆子痫、子痫及有大出血可能的产妇，麻醉前总结术前治疗用药情况、做好急救和异常出血的准备。

麻醉方法的选择应根据产妇和胎儿情况，麻醉医师技术熟练程度及设备条件而定。注意预防仰卧位低血压综合征。

（二）剖宫产手术的麻醉

（1）局部浸润麻醉　主要适用于突发的、严重的、持续性胎儿宫内窘迫或疑为子宫破裂需要立即处理的产妇。

（2）腰麻　具有操作简单、易于掌握、成功率高、起效快、镇痛完全、局麻药用量少等优点。

（3）腰麻 – 硬膜外联合阻滞　麻醉阻滞平面和血压较于调控，阻滞范围不超过 T_8，可解除宫缩痛而对胎儿呼吸循环无不良影响。

（4）硬膜外阻滞　低血压和术后头痛的发生率低，且硬膜外留置导管可以根据手术需要延长麻醉时间、便于术后镇痛。

（5）全身麻醉　具有诱导快、心血管系统稳定、能保持呼吸道通畅并控制通气等优点。对并存上呼吸道感染、支气管哮喘、肥胖、恶性高热或困难气道的产妇应谨慎选择。

（三）仰卧位低血压综合征的防治

仰卧位低血压综合征的主要临床表现是产妇在仰卧位时出现血压急骤下降，伴随头晕、恶心、胸闷、出冷汗、打哈欠、脉率加快、面色苍白等症状。

预防的方法首先是要加强血压监测，尽量采用左侧倾斜15°～30°体位，或垫高产妇右髋部，也可以将子宫推向身体左侧。常规开放上肢静脉进行预防性输液扩容，必要时给予血管活性药。严重时应避免使用腰麻。

（四）高危妊娠产科麻醉

1. 前置胎盘与胎盘早剥的麻醉

（1）麻醉前准备　应注意评估循环功能状态和贫血程度，重视血小板计数、纤维蛋白原定量、凝血酶原时间和凝血酶原激活时间检查，并做弥散性血管内凝血过筛试验。警惕 DIC 和急性肾衰竭的发生，并予以防治。

（2）麻醉选择的原则　应依病情轻重、胎心情况等综合考虑。母体情况尚好而胎儿宫内窘迫时，可选椎管内麻醉。母体有活动性出血、明确的凝血功能异常时，全身麻醉是唯一选择。

（3）麻醉操作和管理　全身麻醉进行快速顺序诱导，做好抢救凝血异常和大出血的准备，防治急性肾衰竭和 DIC 等。

2. 妊娠期高血压疾病剖宫产的麻醉

妊娠期高血压疾病的基本病理生理改变为全身小动脉痉挛。小动脉痉挛导致心、脑、肾、肝等重要脏器相应变化和凝血活性的改变。

（1）妊娠期高血压疾病合并心力衰竭的麻醉。

1）麻醉选择　椎管内麻醉为首选，全身麻醉应选择对心脏无明显抑制作用的药物。

2）麻醉管理　麻醉前应积极治疗急性左心衰竭和肺水肿，快速洋地黄化，脱水利尿，酌情使用吗啡和降压。

（2）重度妊娠期高血压疾病的麻醉。

1）麻醉前准备　详细了解治疗用药，积极予以硫酸镁对症治疗，术前不宜停用降压药，了解麻醉前病人的 24 小时出入量。

2）麻醉选择　麻醉选择的原则应依相关脏器的损害情况，妊娠期高血压疾病的病理生理改变和母婴安全来考虑。对无凝血异常、无 DIC、无昏迷和休克的产妇应首选连续硬膜外阻滞。

3）麻醉管理　麻醉力求平稳，维护心、肾、肺功能，积极处理并发症，做好新生儿窒息的抢救准备。

3. 多胎妊娠的麻醉

（1）麻醉选择　椎管内麻醉为首选。

（2）麻醉管理　主要问题是腹内压升高引起的限制性通气困难。麻醉前适度扩容，麻醉中吸氧，维持呼吸循环的稳定，做好新生儿复苏的准备。

四、新生儿窒息和急救

（一）新生儿窒息的评估

（1）症状　出生后无规律自主呼吸。

（2）Apgar 评分如表 28 - 1。

表 28 - 1　新生儿 Apgar 评分表

体征	评分标准		
	0分	1分	2分
呼吸	无	慢，不规则	正常，哭声响
心率（次/分）	无	小于100	大于100
皮肤颜色	青紫或苍白	身体红、四肢青紫	全身红
肌张力	松弛	四肢略屈曲	四肢活动
弹足底或插鼻管反应	无反应	有些动作，如皱眉	哭、喷嚏

满 10 分者为正常新生儿，评分 7 分以下的新生儿考虑患有轻度窒息，评分在 4 分以下考虑患有重度窒息。大部分新生儿的评分多在 7~10 分之间，根据评分予以相应的处理。轻度窒息的新生儿一般经清理呼吸道、吸氧等措施后会很快好转，预后良好。一般新生儿出生后，分别做 1 分钟、5 分钟及 10 分钟的 Apgar 评分，以便观察新生儿窒息情况的有无及其变化，以此决定是否需要做处理，以及做相应处理后，评价新生儿的恢复情况。

（3）血气分析　通过新生儿 pH 值、血氧分压、CO_2 分压可了解缺氧和酸中毒的程度。

（二）新生儿复苏术

复苏步骤如图 28-1。

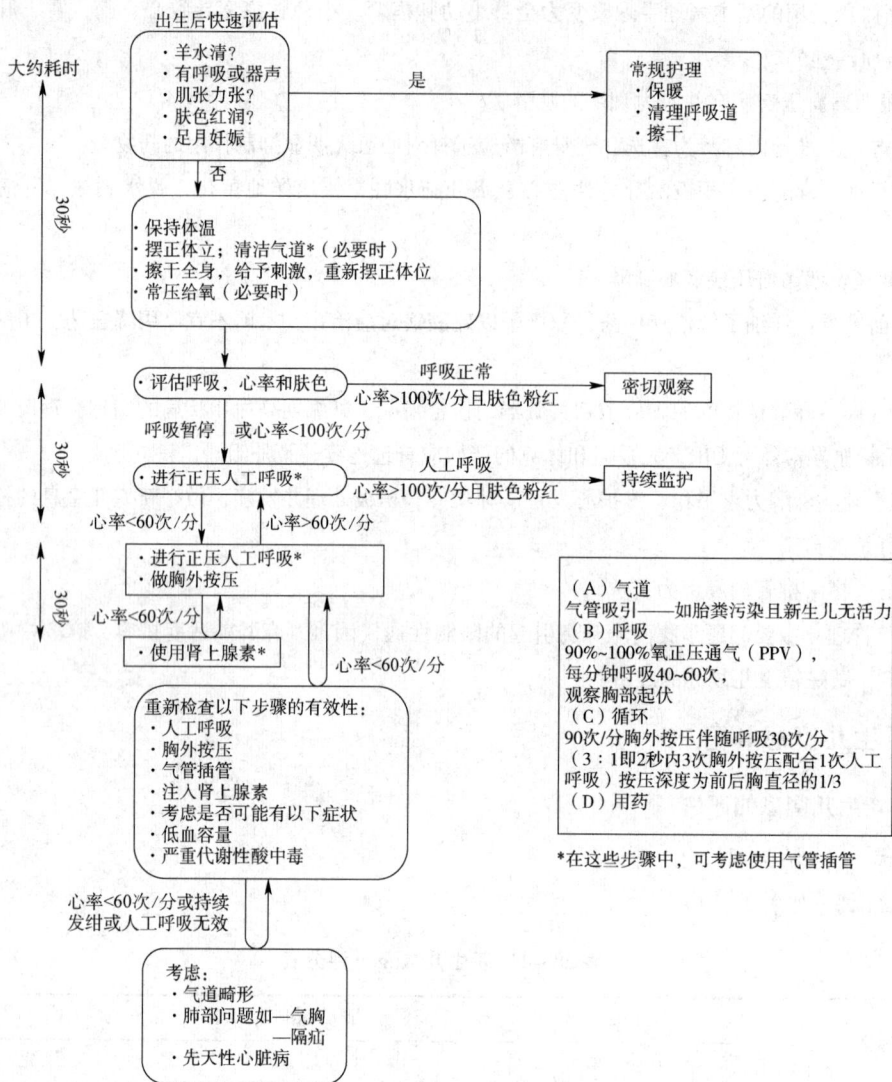

大约耗时

出生后快速评估
- 羊水清?
- 有呼吸或器声
- 肌张力张?
- 肤色红润?
- 足月妊娠

→ 是 →

常规护理
- 保暖
- 清理呼吸道
- 擦干

否 ↓

保持体温
- 摆正体立；清洁气道*（必要时）
- 擦干全身，给予刺激，重新摆正体位
- 常压给氧（必要时）

30秒

↓

评估呼吸，心率和肤色 → 呼吸正常 心率>100次/分且肤色粉红 → 密切观察

呼吸暂停 或心率<100次/分

30秒

↓

进行正压人工呼吸* → 人工呼吸 心率>100次/分且肤色粉红 → 持续监护

心率<60次/分   心率>60次/分

↓

进行正压人工呼吸*
- 做胸外按压

30秒

心率<60次/分   心率<60次/分

↓

使用肾上腺素*

重新检查以下步骤的有效性：
- 人工呼吸
- 胸外按压
- 气管插管
- 注入肾上腺素
- 考虑是否可能有以下症状
- 低血容量
- 严重代谢性酸中毒

（A）气道
气管吸引——如胎粪污染且新生儿无活力
（B）呼吸
90%~100%氧正压通气（PPV），
每分钟呼吸40~60次，
观察胸部起伏
（C）循环
90次/分胸外按压伴随呼吸30次/分
（3∶1即2秒内3次胸外按压配合1次人工
呼吸）按压深度为前后胸直径的1/3
（D）用药

*在这些步骤中，可考虑使用气管插管

心率<60次/分或持续
发绀或人工呼吸无效

↓

考虑：
- 气道畸形
- 肺部问题如——气胸
          ——隔疝
- 先天性心脏病

图 28-1　新生儿复苏术

（徐丽丽　陈新忠）

第二十九章　老年病人手术的麻醉

第一节　老年生理及药理特点

世界卫生组织（WHO）的划分标准规定49～59岁为中年，60～74岁为较老年，75～89岁为老年，90岁以上为长寿老年。相同年龄的老年人之间生理功能情况和对麻醉手术的耐受力常有很大的差异，因而更需强调麻醉处理的个别化。

一、生理特点

衰老是器官功能储备低下、机体活力降低及易损性增加。几乎所有衰老发生的器官系统改变都与麻醉相关，但是循环系统、呼吸系统和中枢神经系统显得尤为重要。

1. 循环系统

老年性心血管系统改变包括血管和心脏顺应性及自主反应能力下降。迷走神经张力升高及肾上腺素能受体敏感性下降，导致心率减慢、心脏传导系统纤维化和窦房结功能下降，增加心律失常的风险。老年人心室顺应性下降、充盈压升高，易引发心室舒张障碍。心脏储备减少，在麻醉期间极易出现血压的剧烈波动。血浆生化成分的变化使老年病人围术期发生心脑血管意外的可能性增加。同时，老年人的心血管功能还常受到各种疾病的影响，如高血压、冠心病和脑血管硬化等。

2. 呼吸系统

高龄通常引起呼吸系统功能明显的改变，表现为残气量和功能残气量增加，最大通气量减少。由于呼吸功能储备减少、肺活量减少、气体交换受限，任何增加呼吸肌负担或降低其能量供应的因素均可使老年人受到呼吸衰竭的威胁。

3. 神经系统

老年人常伴有脑萎缩，与其认知功能障碍相关。自主神经的兴奋性下降，对循环系统的调节减弱。反射活动亦明显迟钝，如保护性喉反射。周围神经纤维也有退化和萎缩。这些改变使老年人对手术和麻醉应激的适应能力下降，对麻醉药的敏感性升高。

4. 肝脏与肾脏

老年人肝脏合成蛋白质的能力下降，脂肪肝、肝硬化的发生率较高，血浆胆碱酯酶活性降低，肝血流量减少和血浆白蛋白含量低。对于经肝脏代谢的药物可能出现药效增强或作用时间延长现象。肾脏发生萎缩，肾单位呈进行性下降，肾浓缩功能降低，水、电解质平衡的维持更为困难，经肾排泄的药物半衰期延长。

5. 内分泌系统

老年人糖耐量降低，易并存糖尿病。肾素浓度/活性降低，导致血浆醛固酮浓度降低。老年人尤其女性，甲状腺功能减退发生率较高，甲状旁腺素升高，降钙素降低，骨质疏松发生率高。偶尔有肾上腺皮质功能低下者，其机体免疫和应激能力减弱，易出现低血压、心动过缓或心动无力。甲状腺功能减退和交感系统活性下降，基础代谢率较低，体温调节能力也降低。

6. 凝血与抗凝系统

随着年龄的增加，动脉粥样硬化、静脉血管内膜粗糙、静脉瓣萎缩、血小板质量发生明显变化、血浆纤维蛋白原含量升高，这些因素可能使得老年人血管内皮损伤，血管内皮受损可使抗凝血酶Ⅲ合成与分泌减少，若合并慢性隐性弥散性血管内凝血，抗凝血酶Ⅲ会消耗过多，使得静脉血栓形成的可能性大大增高。老年人全血黏度和血浆黏度升高，血浆蛋白和血脂成分的异常造成红细胞变形能力低下，容易堵塞微循环。严重的肝脏疾病和长期慢性疾病状态也可导致凝血因子合成减少，引起获得性凝血功能障碍。

二、药理特点

老年人胃肠吸收功能变化小，药物口服吸收影响小。药物消除半衰期延长，血浆蛋白质与药物的结合率减低，使药物非结合（游离）分子增加。老年人肝、肾功能降低，药物的代谢和排泄减慢、作用时间延长。一般而言，老年人对兴奋性药物的反应性较差，而对抑制性药物相对比较敏感。老年人药效学的变化主要由于神经系统的改变引起，神经系统的退行性改变使中枢神经系统对全麻药物的敏感性增高，药效增强。

1. 吸入麻醉药

老年人功能残气量增加，使吸入麻醉加深较慢，苏醒时间延长。吸入麻醉药最低肺泡有效浓度随年龄增长逐渐降低，使作用于中枢神经系统的麻醉抑制效应增强。如氟烷、恩氟烷及异氟烷的 MAC 在年轻人分别为 0.84%、1.68% 及 1.15%，而老年人分别降至 0.6%、1.2% 及 0.8%。

2. 静脉麻醉药及阿片类药

老年人对静脉麻醉药的敏感性增加，消除半衰期延长，清除率也降低，故维持用量宜减少。老年人较慢的循环使静脉麻醉药和肌松药到达靶器官的速度减慢，血管功能的减退使较小剂量的静脉麻醉药即可引起血压明显下降。呼吸中枢的改变使老年人对静脉麻醉药引起的呼吸抑制更加敏感。

3. 局部麻醉药

由于细胞膜通透性改变、脱水、局部血流减少和结缔组织疏松等使药物易于扩散，老年人局麻药用量宜适当减少。硬膜外阻滞时，因药液不易向椎间孔外泄而易于在椎管内扩散，故硬膜外局麻药液需要量减少。

4. 肌肉松弛药

如果药物依靠肝、肾代谢，则其作用时间延长，如维库溴铵、泮库溴铵、罗库溴铵。然而不经肝、肾代谢的药物其药动学和药效学应当不受年龄影响，如阿曲库铵、顺式阿曲库铵为 Hofmann 消除。值得注意的是，高龄需用肌松药拮抗药时不应减少剂量，但要防治其副作用，原有心血管疾病的老年病人应用长效抗胆碱能药，如格隆溴铵。

第二节　老年病人的麻醉特点

麻醉前必须对病情及并存病给以足够的评估及治疗，麻醉中给以充分的监测及妥善的处理，术后积极防治可能发生的并发症，是老年病人麻醉及手术安全的重要保证。

一、麻醉前准备及评估

（一）老年人麻醉手术的风险因素

老年人围术期并发症的发生率和病死率高于青壮年，麻醉手术风险的因素需要考虑生理年龄，而非单纯时间年龄。ASA分级及病人年龄可以初步预测围术期死亡率（表29-1）。年龄大于80岁的老年病人接受大中型非心脏手术时，年龄每增加1岁，围术期死亡率增加5%。

表29-1　ASA分级与围术期死亡率的关系

ASA分级	Ⅰ	Ⅱ	Ⅲ	Ⅳ	Ⅴ
围术期死亡率	0.06%~0.08%	0.27%~0.40%	1.82%~4.30%	7.8%~23.0%	9.4%~50.7%

（二）老年人麻醉前病情评估和准备

除一般检查外，还应重点评估老年人重要脏器的功能状态及其代偿情况。老年人术中安全威胁最大的情况好发于心血管系统、呼吸系统及内分泌系统疾病。术前评估和准备应着重于这几个方面。

1. 心血管系统的评估和准备

冠心病是老年人麻醉中最常见的合并症，术中心肌缺血与心率过快、血压波动及冠状血管痉挛有关。冠心病病人麻醉前用药应消除疼痛和焦虑，必要时给予吸氧、硝酸甘油含服。原来应用的降压药、抗心律失常药和抗心绞痛药均不宜突然停用。

高血压病人最重要的是评估血压控制程度及靶器官功能受损程度。围术期血压易于波动，麻醉中血管扩张或心肌抑制时容易引起低血压，在浅麻醉下气管插管或受其他刺激时容易升高血压。舒张压达14.6kPa（110mmHg）应延期施行计划性手术。抗高血压治疗应持续到麻醉前。

老年人多有心动过缓，如术前心率经常低于60次/分者，应行阿托品试验了解窦房结功能。病窦综合征病人术前应安置心脏临时起搏器。对心律失常的病人可进行动态心电图检查，尤其要警惕频发室性期前收缩、多源性室性期前收缩及伴有血流动力学明显影响的其他心律失常。

2. 呼吸系统的评估和准备

危险因素包括吸烟、肥胖、原有呼吸系统疾病等。麻醉前应常规行胸部X线检查。有下列情况者宜行肺功能和动脉血气测定：①大量吸烟史；②咳嗽或呼吸困难；③70岁以上；④有肺部疾病；⑤有术后并发症史；⑥肥胖；⑦胸或腹腔内手术；⑧严重神经肌肉或胸壁疾病。对存在呼吸系统疾病的老年人，麻醉前准备的目的在于改善呼吸功能，提高心肺代偿功能，提高病人对手术和麻醉的耐受。控制呼吸道感染，术前戒烟并进行适当呼吸训练。

3. 中枢神经系统的评估和准备

老年人神经系统呈退行性变，常合并不同程度的脑血管疾病，尤其多见于患有高血压、糖尿病或颈椎病病人。对这类病人麻醉前应对其神经系统、血管系统和肾功能进行详尽的评估和适当的治疗。帕金森综合征症状严重者可产生限制性通气障碍和阵发性膈肌痉挛。伴随自主神经功能障碍者可导致呼吸道分泌增多、直立性低血压等。

4. 糖尿病病人的评估和准备

老年人糖耐量降低，部分老年人合并隐匿性糖尿病。糖尿病病人往往伴有动脉硬化、中枢或周围神经及视网膜病变、白细胞功能受损，还可并发慢性肾功能损害。术前应积极控制血糖，可使血糖保持在稍高于正常水平，避免术中发生低血糖休克。口服降糖药者，宜在手术前1天晚上服药后停药，围术期改用胰岛素。术中应连续监测血糖水平，血糖过低时应及时补充葡萄糖。

5. 抗凝治疗与围术期应对策略

老年人常因合并静脉血栓栓塞症、房颤、心血管疾病、急性冠脉综合征或冠脉支架置入术后，需要长期服用抗凝药物或抗血小板药物。抗凝治疗可能增加围术期出血的发生率，但中断治疗可能会增加血栓形成的机会。需权衡利弊，决定治疗策略。保守策略是围术期停用华法林 3～5 天，术后尽快恢复华法林治疗。积极策略是指停用华法林期间，使用肝素替代治疗（表 29－2）。当凝血酶原时间所对应的 INR≤1.5 时，大多数外科手术可安全实施。对于 INR 在 2～3 的病人，口服维生素 K_1 1～2mg 可在 24 小时内纠正凝血状态。

表 29－2　低分子肝素替代治疗方案

术前 5 天	停用华法林
术期 3 天	皮下注射低分子量肝素，100IU/kg 每 12 小时，或 200IU/kg 每天
术前 1 天	若为每天给药，则减量为 100IU/kg；若为每 12 小时给药，则停用夜间剂量
手术当天	复查 INR，评估手术部位出血情况，如果病人可以口服液体且止血满意，则在当晚恢复口服华法林
术后 1～3 天	若无出血风险，恢复低分子量肝素注射
术后 5～6 天	如果 INR 在治疗范围内，停用低分子量肝素

目前认为单独使用阿司匹林或氯吡格雷的非心脏手术可以不停药；冠心病病情稳定的心脏手术病人可以考虑停用阿司匹林 7 天，在术后 48 小时内尽快恢复抗血小板治疗；不停跳冠状动脉旁路移植术病人术后应立即恢复抗血小板治疗。

二、麻醉前用药

老年人麻醉前用药避免使用麻醉性镇痛药，镇静催眠药的剂量应减少。抗胆碱药物（如东莨菪碱、阿托品类药物）可能影响术后认知功能，作用于中枢神经系统的药物（如地西泮）可能诱发术后谵妄或认知改变。术前了解肾上腺皮质激素、降压药、抗凝药、β 受体阻断剂、单胺氧化酶抑制剂、三环类抗抑郁药和降糖药等用药情况，避免药物相互作用引起的不良反应。治疗合并症所必需的药物仍应维持到麻醉时。

三、麻醉处理及选择

老年病人应尽量使用生理干扰少、停止麻醉后能迅速恢复生理功能的麻醉方法。

（一）局部麻醉

局部麻醉全身生理功能干扰少，术后不易发生中枢神经系统功能障碍，早期下床还有助于防止深静脉血栓及肺部并发症。老年人对局麻药吸收较快，需要剂量相应减少，单位时间内注射过快易发生中毒反应，故使用时应减少剂量，采用最低有效浓度。麻醉前用药可予苯二氮䓬类药以防止中毒反应。

（二）椎管内麻醉

老年病人行下肢及下腹部手术更宜采用椎管内麻醉。老年人硬膜外麻醉时血流动力学改变比全麻明显，尤其是患有高血压的老年病人施行中胸段硬膜外阻滞时更易出现低血压，加用辅助药后易导致呼吸抑制。老年人硬膜外间隙变窄，药液易向头侧扩散，所需的药液容量减少。此外，老年病人硬脊膜通透性增高，硬膜外间隙局麻药有可能弥散到蛛网膜下隙。老年人选用椎管内麻醉，应该将麻醉平面严格控制在 T_6 以下，绝不能超过 T_4。老年人脊麻后头痛较少，虽然对血流动力学的影响较硬膜外麻醉大，但通过积极补液和控制平面，适当应用血管活性药物，仍然可以安全应用于下肢、肛门及会阴部手术。

（三）全身麻醉

老年病人采用气管内全身麻醉特别适于心、胸、颅脑和上腹部大手术。现代吸入全麻药，如恩氟烷、异氟烷、七氟烷及地氟烷，体内分解很少，大部分原形经肺排出苏醒快，更适应老年病人的麻醉。芬太尼静脉麻醉较少抑制心脏功能，更适应于老年病人心血管手术或心功能障碍病人的手术。多数静脉麻醉药入血后经肝、肾代谢，老年病人清除率降低，麻醉时间延长，苏醒延迟，宜尽量选用短效药物如丙泊酚等。警惕药物蓄积作用。

1. 全麻诱导和气道处理

老年人循环时间较慢，静脉麻醉诱导用药宜缓慢推注、少量递增、严密观察、适可而止。老年人牙齿松动脱落、牙槽骨萎缩，面罩密合度差，必要时放置口咽通气道。极度松动的牙齿和体积较小的义齿宜事先取出，以免脱落堵塞呼吸道或造成损伤。颞颌关节活动障碍和颈椎病病人易致喉镜插管困难，必要时做困难气道的准备。环状软骨加压时避免压迫颈动脉，以防止动脉内斑块脱落。

2. 麻醉维持

老年病人对缺氧耐受能力差，应保持呼吸道通畅，保证足够氧供，避免缺氧和二氧化碳蓄积。必要时应行中心静脉穿刺置管监测中心静脉压，若容量已补足而循环仍不稳，可用静脉滴注小剂量多巴胺或多巴酚丁胺支持。在胶体和晶体液的选用方面，老年人和年轻人并无差异，必要时也可使用高渗液。麻醉期间输血大多主张血细胞比容在 30% 以上、血红蛋白在 100g/L 以上可不输血或少输血。但对心室功能不全的老年病人宜尽可能使其血红蛋白维持在正常范围内，必要时用利尿剂防止容量负荷过度。老年人因肝、肾功能减退，肌松药维持剂量应酌减，给药间隔也相应延长。避免术中低体温。

3. 术毕苏醒期

此期发生意外最常见的是由于呼吸功能恢复不全引起的通气不足、呼吸道梗阻、缺氧等一系列并发症，其次是疼痛等不适引起的血流动力学改变。病人清醒后若因手术疼痛或不耐受气管插管而出现血压升高、心率增快，应适当给予镇静、镇痛药以消除或减轻其心血管反应。老年病人苏醒期多模式镇痛有助于提高拔管的成功率。

（四） 全麻－硬膜外阻滞联合麻醉

硬膜外麻醉与全身麻醉联合应用可有良好效果，可减少全麻用药量，减轻全身麻醉药对机体的不良影响，手术结束后保留硬膜外导管可进行术后镇痛。

四、麻醉处理原则

（1）做好术前评估，正确了解其重要器官的功能状态。

（2）积极术前准备，最大限度改善疾病造成的生理改变。

（3）在保证病人安全和满足手术需要的基础上，选择对其生理功能影响最小的麻醉方法。

（4）选择对呼吸循环影响小的麻醉药物，用药剂量应酌减，给药间隔应延长。

（5）诱导期注意维持血流动力学稳定，避免缺氧时间过长。

（6）维持期注意维持呼吸循环功能稳定，保持呼吸道通畅，控制输液量。

（7）苏醒期注意防止呼吸功能恢复不全引起的一系列并发症。

第三节 术后常见并发症

老年病人对术后并发症的防御反应显著降低，其中，呼吸道感染发展成脓毒症及冠心病病人发生心肌梗死是导致老年人术后死亡最多见的并发症。

一、呼吸系统功能障碍

常见呼吸系统并发症有呼吸抑制、呼吸道梗阻、反流误吸、感染及呼吸衰竭等。舌后坠、分泌物过多更易使老年病人造成缺氧和二氧化碳蓄积。由于老年病人呼吸中枢对二氧化碳的反应减弱，削弱了通气反应，容易出现急性呼吸衰竭。在术后护理时，应争取在通气不足时尽早给予气管插管及辅助通气，务必使血氧饱和度维持在 94% 以上。老年人免疫力低下、分泌物增多，术后因疼痛等原因活动减少，容易产生肺部感染，充分排痰是解决缺氧及防止肺内感染发展的关键手段。

二、循环系统功能障碍

常见的循环系统并发症是血流动力学紊乱和心律失常。多由于术前并存的心血管疾病及手术引起的失血、疼痛和不适引起。

（1）高血压　术中麻醉深度不足和术后镇痛不全是血压升高的常见原因，原有高血压的病人停了降压药也可使高血压失控。加深麻醉或给予血管扩张药一般均可控制。术毕麻醉清醒期气管内吸痰和拔管前，静脉滴注硝酸甘油可有效防止高血压的发生，也可使用拉贝洛尔分次静脉注射到血压控制满意为止。原有高血压者应争取尽早恢复麻醉前的降压药治疗。

（2）低血压　最常见的原因是血容量不足，其次是心排血量降低或广泛的周围血管扩张。积极补液是关键。对心排血量降低引起的血压下降，应及时找到原发病因并加以处理，如心衰、心肌梗死等。在尽力解除诱因的同时，如收缩压低于 10.0kPa（75mmHg），为防止心肌缺血，应立即给予升压药支持。如果心排血量低，宜使用加强心肌收缩力的药物，如多巴胺 $2 \sim 5\mu g/$（$kg \cdot min$），对老年人具有强心和缩血管作用。

（3）心律失常　术中心律失常多由于血压上下波动过剧造成心肌供血不足或因为通气不良造成缺氧和二氧化碳蓄积所致，治疗原发病很关键。窦性心动过速者用 β 受体阻滞剂控制心率在 100 次/分以下，如有支气管哮喘则宜改用钙通道阻滞药。心动过缓常见于病态窦房结综合征、低温、心肌缺血、长期服用 β 受体阻滞剂的病人，若伴有室性节律或低血压一般用阿托品静脉注射 $0.5 \sim 2.0$mg，必要时采用体外或经静脉起搏。如室上性心动过速，可给予胺碘酮、普罗帕酮；对频发室性期前收缩可给予利多卡因或普罗帕酮；对有充血性心衰或心房纤颤伴心室率过速者，可给予洋地黄治疗。

（4）心功能不全　由于老年人心功能储备降低，在过度应激和输血、输液不当等情况下，易发生充血性心力衰竭，表现为颈静脉怒张、心动过速、呼吸急促和急性肺水肿。麻醉中应努力避免过度的血压波动、咳嗽、缺氧和液体输入过多。发生心衰时除应用洋地黄增强心肌收缩力和利尿剂减低心脏的前负荷外，血压过高者可静滴硝酸甘油控制血压、降低外周血管阻力和减轻左心的前后负荷。对明显肺水肿和呼吸困难者，可做气管插管和呼气末正压通气。

三、中枢神经系统功能障碍

中枢神经系统功能障碍在老年病人很常见。常见的是术后谵妄（POD）和术后认知功能障碍（POCD）。谵妄是由意识状态不稳定所造成的紊乱，注意力不集中是其表现之一，认知和感知功能发生改变但与痴呆无关。POD 可在术后数小时至数日内发生。当老年病人手术后出现精神错乱、焦虑、人格改变、记忆受损、社交能力及认知能力和技巧的变化时称为 POCD。与 POD 不同，POCD 的病人通常神志清楚、定向力正常。

（1）病因和危险因素　POD 和 POCD 的病因尚不明确，POD 危险因素可能包括：①术前因素，包括高龄、明显的功能损害和认知障碍、失眠、制动、视觉和听觉损害、脱水、酗酒、电解质紊乱、抗胆碱能药物、复合用药、苯二氮䓬类药物及手术种类；②术中因素，包括失血、输血、严重的电解质及葡萄糖异常、低氧和低血压等，尚无研究证实局部麻醉可以降低 POD 的发生率；③术后因素，包括术后疼痛及应用苯二氮䓬类药物。有研究认为麻醉药是 POCD 的主要原因，而手术和麻醉并发症有促进作用。

（2）预防和治疗　术前维持足够的氧供和灌注，慎用或避免使用中枢抗胆碱能药物及苯二氮䓬类药物；术后维持足够的氧供、液体和电解质平衡、治疗严重并发症及适当的镇痛，避免使用与 POD 有关的药物。治疗 POD 包括确诊和治疗器质性病因、采取措施恢复病人神志，若病人处于焦虑的威胁中，可应用氟哌啶醇。

四、疼痛

良好的术后镇痛有利于防止其他并发症，加速康复。老年病人术后镇痛方式包括全身给药和局部给药。环氧化酶抑制药具有抗炎镇痛、运动镇痛及靶向镇痛的优点，是老年病人术后多模式镇痛的基础用药，但需密切关注其消化道、心脑血管、肾脏等副作用。外周神经阻滞和硬膜外隙阻滞技术可有效用于老年病人的术后镇痛，使用时应注意病人凝血功能。

根据不同手术的术后疼痛强度可实施不同的多模式镇痛方案。轻度疼痛：对乙酰氨基酚和切口局部浸润，非甾体类抗炎药（NSAIDs）与前者的结合，区域阻滞加弱阿片类药物；中重度疼痛：对乙酰氨基酚和切口局部浸润，NSAIDs与前者的结合，单次或连续外周神经阻滞配合曲马多或阿片类药物经静脉病人血控镇痛（PCIA），病人自控硬膜外隙镇痛。不论何种途径用药，老年人的用药量都要比年轻人减少，最好能同时监测呼吸功能。

▶ 临床案例分析 ◀

病人，男，72岁，拟行胃癌根治术。除偶有胸闷外无其他特殊病史，吸烟40余年。BP 135/65mmHg，HR 97次/分。术前检查：Hb 110g/L，WBC 8.9×10^9/L，ECG示Ⅱ、Ⅲ、aVF导联S–T段下移超过0.05mV。

1. 老年人的术前评估包括

A. 全身状况及重要脏器功能　　　　　B. 体格检查

C. 心电图及X线片　　　　　　　　　D. 肺功能检查

E. 血常规　　　　　　　　　　　　　F. 血生化检查

答案：ABCDEF

2. 麻醉前用药最好选用以下哪种

A. 苯巴比妥钠 + 阿托品　　　　　　B. 地西泮 + 戊乙奎醚

C. 哌替啶 + 阿托品　　　　　　　　D. 吗啡 + 东莨菪碱

E. 哌替啶 + 东莨菪碱　　　　　　　F. 地西泮 + 阿托品

答案：B

老年人对镇静催眠药反应性明显增高，易导致意识丧失出现呼吸抑制，应慎重使用。一般宜用咪达唑仑3～5mg肌内注射，少用巴比妥类药物。病人心率97次/分，抗胆碱药物应避免使用会使心率明显增快的阿托品，以免心肌缺血。

3. 手术顺利结束，术后病人清醒回到病房，不久出现低氧血症，下面哪项不是低氧血症的原因

A. 吸入氧浓度太低　　　　　　　　　B. 下颌松弛，分泌物流入呼吸道

C. 伤口疼痛　　　　　　　　　　　　D. 肌松药残留

E. 病人本身肺功能损害　　　　　　　F. 贫血

答案：AF

（丁妮娜　邵建林）

第三十章 血液病病人的麻醉

第一节 麻醉前病情评估

一、血液病病人的麻醉特点

（1）血液病的病因复杂，大致可分为红细胞疾病、白细胞疾病和出血性疾病。

（2）血液病病人常因诊断、治疗等原因而需行麻醉和手术。

（3）围术期常见的血液系统的问题主要包括：贫血、出凝血功能异常和恶性血液病。

二、贫血

贫血是一种临床症状，分类如下。

1. 缺铁性贫血

（1）病因　铁缺乏引起血红蛋白合成减少，破坏增多。

（2）性质　小细胞低色素性贫血。

（3）临床特点　儿童发育障碍；皮肤黏膜、指（趾）甲的变化；腺体肿大。

2. 巨幼细胞贫血

（1）病因　维生素 B_{12} 和（或）叶酸缺乏。

（2）性质　大细胞高色素性贫血。

（3）临床特点　常伴有神经精神异常。

3. 再生障碍性贫血

（1）病因　各种原因导致骨髓造血功能衰竭。

（2）性质　全血细胞减少。

（3）临床特点　贫血、出血和反复感染。

4. 溶血性贫血

三、凝血异常

人体内有凝血和抗凝系统、纤溶和抗纤溶系统参与凝血过程，此外，血液循环中血小板的数量和功能对人体凝血同样具有重要作用。

（一）　遗传性凝血异常

由遗传性凝血因子缺乏导致的一组疾病。

1. 血友病

（1）病因　血友病甲为凝血因子Ⅷ基因缺陷所致，血友病乙为凝血因子Ⅸ基因缺陷所致。

（2）临床特点　诱发性出血（外伤、拔牙、手术），自发性出血。

2. 血管性血友病

（1）病因　von Willebrand因子（vWF）基因缺陷。vWF一方面可保护Ⅷ因子免受血浆水解酶的水解，另一方面可在血小板和血管内皮损伤后暴露的胶原之间建立连接。

（2）临床特点　出血倾向。

（二）　获得性凝血异常

较遗传性凝血异常更为常见和复杂，常合并基础疾病，往往伴有多种凝血因子缺乏。

1. 维生素 K 依赖性凝血因子缺乏

（1）病因　维生素K缺乏或存在其拮抗剂。

（2）病理生理　经肝脏活化的维生素K是凝血因子Ⅱ、凝血因子Ⅶ、凝血因子Ⅸ、凝血因子Ⅹ前体转化为有活性凝血因子的辅酶。

2. 肝脏疾病的凝血异常

（1）病理生理　肝脏是合成凝血因子和灭活活化的凝血因子的脏器，严重肝脏疾病可对凝血和抗凝系统造成影响。

（2）临床特点　往往在解剖因素（如食管静脉曲张）的基础上发生出血。

3. 病理性凝血抑制物引起的凝血异常

（1）最常见的循环特异性凝血抑制物为凝血因子Ⅷ抗体。

（2）非特异性凝血抑制物，如红斑狼疮病人体内的狼疮样抑制物，常不产生症状。

（三）　血小板数量或功能异常

（1）原发性血小板减少。

（2）继发性血小板减少。

（3）血栓性血小板减少。

（4）血小板无力症。

（5）巨大血小板综合征。

（6）血小板型血管性血友病。

四、恶性血液病

1. 急性淋巴细胞性白血病

（1）病理生理　淋巴细胞在某一分化阶段异常扩增，导致骨髓造血功能紊乱，肝、脾、淋巴结浸润。

（2）临床特点　发热、出血、贫血，淋巴结和肝脾肿大。

2. 慢性淋巴细胞性白血病

（1）病理生理　单株免疫无能的淋巴细胞恶性增殖。

（2）临床特点　疲乏，消瘦，肝、脾和淋巴结肿大。

3. 淋巴瘤

（1）淋巴系统恶性增殖性疾病。

（2）可分为霍奇金淋巴瘤和非霍奇金淋巴瘤。

（3）首发症状为浅表淋巴结肿大。

第二节 术 前 准 备

一、贫血

1. 针对病因治疗

（1）缺铁性贫血　口服或静脉补充铁剂。

（2）巨幼细胞贫血　补充叶酸和维生素 B_{12}。

2. 对症治疗

（1）术前血红蛋白达到 80g/L，HCT 达到 30%。

（2）对于慢性再生障碍性贫血，白细胞需达到 4×10^9/L，血小板需大于 50×10^9/L。

3. 纠正合并症

如处理巨幼细胞贫血病人的胃肠道症状，控制再生障碍性贫血病人的感染情况。

4. 围术期激素替代

对于术前已开始使用激糖皮质激素治疗的病人，术前应予以激素补充。

二、凝血异常

1. 血友病病人的术前准备

（1）凝血因子测定，需在术前一周实施。常见凝血因子的半衰期（由短到长顺序）见表 30 - 1。

表 30 - 1　常见凝血因子半衰期

常见的凝血因子	半衰期	常见的凝血因子	半衰期
凝血因子Ⅶ	3～6 小时	凝血因子Ⅻ	50～70 小时
凝血因子Ⅷ	8～12 小时	凝血因子Ⅰ（纤维蛋白原）	2～4 天
凝血因子Ⅸ	18～24 小时	凝血因子Ⅱ（凝血酶原）	3 天
凝血因子Ⅴ	36 小时	凝血因子Ⅺ	80 小时
凝血因子Ⅹ	40 小时	凝血因子ⅩⅢ	9 天

（2）轻、中度血友病甲病人仅需使用 1-去氨基-8-D-精氨酸加压素（DDAVP）便可提升凝血因子Ⅷ水平。但如需手术，血友病病人术前可能需补充凝血因子Ⅷ或凝血因子Ⅸ。

（3）重度血友病或对 DDAVP 无反应的病人，需补充凝血因子Ⅷ或凝血因子Ⅸ。

2. 血管性血友病病人的术前准备

（1）血管性血友病的诊断和分型较血友病复杂，须进行一系列检测才能确诊。

（2）Ⅰ型病人对 DDAVP 治疗反应好，Ⅱ型病人反应不确定，Ⅲ型病人术前需行替代治疗，并应同时补充凝血因子Ⅷ和 vWF。

（3）术前禁用非甾体抗炎药等药物。

（4）术前凝血因子Ⅷ和 vWF 的活性要达到正常的 50%～100%。

3. 获得性凝血异常病人的术前准备

（1）治疗原发病。

（2）新鲜冰冻血浆含有全部凝血因子，可用于肝病引起的凝血异常；对原发性纤溶病人，可使用抗纤溶药物；对于循环凝血抑制物引起的凝血异常，尽量避免使用替代治疗。

4. 血小板异常所致凝血异常病人的术前准备

（1）一般手术术前要求血小板 $> 50 \times 10^9$/L，神经外科、眼科手术需血小板 $> 100 \times 10^9$/L。

（2）不同血小板异常的对因治疗　对于原发性血小板减少症者，术前应使用糖皮质激素；对于继发性血小板减少症者，应去除和治疗原发疾病；对于血栓性血小板减少症者，需行血浆置换并使用糖皮质激素。

三、恶性血液病

白血病病人除必须手术治疗的，一般不宜手术。

对于必须手术者，应积极对症治疗，对于曾用糖皮质激素治疗的病人，围术期应补充糖皮质激素。

第三节　血液病病人的麻醉及围术期处理

一、麻醉选择

1. 麻醉方法选择

（1）首选全麻，尤其是病人全身情况差或行大手术时。

（2）如必须行穿刺操作时，应尽量操作轻柔，严格无菌操作，以防发生出血和感染。

（3）对于困难气道病人，宜选用视频喉镜或纤维支气管镜插管。

（4）对于巨幼细胞贫血病人，慎用乃至禁用椎管内阻滞。

2. 麻醉药物选择

（1）现临床上常用的麻醉药物对凝血功能多无明显影响。

（2）对于巨幼细胞贫血病人，禁用 N_2O。

（3）对于获得性凝血异常病人，应关注原发疾病。

二、麻醉处理的总体原则

（1）术前应尽可能纠正贫血。

（2）应选择对机体影响小的麻醉药，酌情减少用量。

（3）恶性血液病人常伴有免疫功能下降，易并发感染。

（4）创伤性操作尽可能在超声引导下完成。

（5）加强围术期凝血功能监测，可考虑镇静深度监测以避免药物过量，脑氧饱和度监测以指导维持脑的氧供需平衡。

三、术中管理

（一）贫血病人的管理

（1）术中及时输入全血或红细胞。

（2）贫血病人对麻醉的耐受性降低，麻醉需要量减少。

（3）术中避免引起氧离曲线左移的情况。

（4）严重贫血病人补液过快、过多易造成组织水肿。

（5）不同类型贫血病人麻醉管理的特殊情况。

1）巨幼细胞贫血　禁用 N_2O，肌松药用量减少。

2）再生障碍性贫血　术前长期使用糖皮质激素的病人，围术期需补充激素；严格执行无菌操作以降低感染风险。

（二）凝血异常病人的管理

1. 血友病

（1）尽量减少损伤，关键是补充凝血因子，凝血因子Ⅷ的半衰期为 8~12 小时，凝血因子Ⅸ的半衰期为 18~24 小时。

（2）血友病甲病人术中维持凝血因子Ⅷ浓度 >60%；血友病乙病人维持凝血因子Ⅸ浓度 >30%。

（3）中重型血友病病人术前应输注浓缩或重组凝血因子Ⅷ和凝血因子Ⅸ，使其上升到目标水平，并维持至术后 2 周。

（4）1U/kg 的浓缩凝血因子Ⅷ可使血浆中凝血因子Ⅷ活性上升 2%；1U/kg 的浓缩凝血因子Ⅸ可使血浆凝血因子Ⅸ活性上升 1%。

（5）术中可联合使用抗纤溶药物。

（6）术中监测活化的部分凝血活酶时间，以指导治疗，维持其在 40~60 秒。

2. 血管性血友病

（1）血浆 vWF 的半衰期为 12 小时，其围术期目标为 0.8~1U/ml。

（2）1U/kg 的 vWF 可提高病人血浆 vWF 活性 2%。

（3）患有血管性血友病的孕妇分娩和或剖宫产术中很少发生出血，但分娩和剖宫产术后可发生产后出血。

3. 获得性凝血异常和血小板异常病人

（1）关注原发病的处理，改善凝血功能异常。

（2）通过凝血功能监测了解病人的凝血功能状态，给予相应的治疗。

（三）恶性血液病病人的管理

恶性血液病病人对麻醉耐受性较差。恶性血液病病人感染风险增高，应严格无菌操作。术中应监测血小板和凝血功能，根据需要补充血制品，以维持血红蛋白、血小板和凝血功能在正常范围。

（四）术中凝血异常的处理

（1）纤维蛋白溶解亢进　某些类型手术和严重创伤可引起纤溶酶原的激活进而导致纤维蛋白的溶解和出血，对于纤溶亢进者可使用抗纤溶药物。

（2）大量输血　可导致凝血因子的丢失、稀释和补充不足，此外，低钙、低温、酸中毒也可加重凝血功能障碍。术中需大量输血时，应注重凝血功能监测，尽可能使用新鲜血和新鲜冰冻血浆。

四、麻醉并发症的预防和处理

（1）术前准备充分。

（2）术中减少损伤。

（3）拔管时减少气道内吸引或降低吸引负压。

（4）免疫功能差的病人，术后送入无菌隔离病房。

（5）对于血友病及血管性血友病病人，术后继续补充浓缩或重组的相应凝血因子。

第四节　围术期出、凝血功能监测及常用血制品和药物

一、围术期出凝血功能监测

围术期凝血功能监测是血液病病人围术期安全的保证。常用的围术期凝血功能监测如下（表30-2）。

表 30 – 2　常用的围术期凝血功能监测

检查项目	正常值	临床意义
血小板计数	$(100 \sim 300) \times 10^9/L$	减少见于原发性和继发性血小板减少症
凝血酶原时间（PT）	$11 \sim 13$ 秒	延长反映外源性凝血途径及共同通路中的凝血因子缺乏
活化部分凝血活酶时间（APTT）	$32 \sim 43$ 秒	延长反映内源性凝血途径及共同通路中的凝血因子缺乏
凝血酶原激活时间（ACT）	$70 \sim 130$ 秒	反映体内肝素和类肝素物质的影响

二、围术期常用血制品和药物

（一）红细胞制品

1. 浓缩红细胞

（1）全血分离移去大部分血浆，红细胞压积 70% ~ 80%。

（2）增加机体携氧能力，适用于急慢性贫血。

2. 红细胞悬液

浓缩红细胞加入适当添加剂，保存期得以延长。

3. 洗涤红细胞

（1）浓缩红细胞用生理盐水洗涤 3~6 次，移除了大部分白细胞和血小板。

（2）适用于阵发性血红蛋白尿等特殊病人。

（二）血小板

包括手工分离的血小板和单采血小板，单采血小板所含的血小板数远大于普通血小板。保存期为 1~7 天。适应于各种原因引起的血小板严重减少、血小板计数 $<20 \times 10^9/L$ 的活动性出血病人和血小板计数 $<50 \times 10^9/L$ 拟行手术或有创操作的病人。每 10kg 体重使用 2U 的浓缩血小板一般可增加血小板计数 $(10 \sim 20) \times 10^9/L$，而输入一袋单采血小板可增加血小板计数 $30 \times 10^9/L$。

（三）血浆制品

1. 新鲜冰冻血浆（FFP）

（1）保存期 1 年。

（2）含有血浆蛋白和所有凝血因子，尤其是不稳定的凝血因子 V 和凝血因子Ⅷ。

（3）对于大多数单一或多种凝血因子缺乏者，补充新鲜冰冻血浆 10~20ml/kg，一般可使凝血因子达到止血要求。

2. 普通冰冻血浆

保存期 5 年，含有血浆蛋白和性质稳定的凝血因子。

3. 冷沉淀

（1）保存期 1 年。

（2）新鲜冰冻血浆于 4℃ 离心分出血浆后的沉淀物。

（3）富含凝血因子Ⅰ、凝血因子Ⅷ、凝血因子ⅩⅢ和 vWF。

（4）适用于血友病甲、血管性血友病、纤维蛋白缺乏症等。

（5）一般单次用量为 1~3U/10kg 体重，每单位可提高凝血因子Ⅷ水平约 2%。

4. 冻干凝血酶原复合物（PCC）

含有维生素 K 依赖的凝血因子Ⅱ、凝血因子Ⅶ、凝血因子Ⅸ、凝血因子Ⅹ。可用于治疗维生素 K 依赖的凝血因子缺乏症，也可用于对抗华法林的作用。常用量为 10~20U/kg。

5. 冻干人纤维蛋白原

从血浆中提取的富含纤维蛋白原的制剂,可用于多种原因引起的纤维蛋白原减少。围术期纤维蛋白原低于 1g/L 时需补充。常用量 1~2g,每 2g 可提高血浆纤维蛋白原浓度 0.5g/L。

6. 冻干人纤维蛋白微球

是血小板的代用品。用于各种原因引起的血小板减少。

(四) 常用药物

(1) 维生素 K   用于维生素 K 依赖的凝血因子缺乏。

(2) 酚磺乙胺   增加血小板数量和功能异常。

(3) 血凝酶   可缩短出血时间,减少出血量。

(4) 凝血活素   用于凝血酶原降低所致的出血。

(5) 氨基己酸和氨甲环酸   可抑制纤溶酶原激活物,达到抗纤溶的作用。

临床案例分析

病人,男,28 岁,体重 60kg,因"发热,右上腹痛伴恶心、呕吐"入院,诊断为急性胆囊炎。病人既往自幼有皮肤易出现瘀斑的病史,刷牙时常有出血。于外院诊断为血友病甲。半年前曾测定凝血因子Ⅷ活性,结果仅为正常的 4%,此次拟于全身麻醉下行腹腔镜胆囊切除术。病人术前血常规提示白细胞 $23 \times 10^9/L$,中性百分比 89%,肝、肾功能及电解质正常,凝血功能检查:APTT 70 秒,PT 13 秒。

思考:

1. 病人的术前应输注什么,具体如何实施?

2. 围术期哪项检测可指导治疗?

3. 术后就凝血方面的治疗,还需注意什么?

解析:

1. 病人为血友病甲病人,根据其出血症状和凝血因子活性的结果,其属于中度的血友病。术前需要补充浓缩或重组凝血因子Ⅷ,使其活性至少达到正常的 60%,因子至少应补充 1680U [(60% - 4%) × 60kg × 1U/2% = 1680U]。

2. 活化的凝血酶原时间可用于指导输注凝血因子Ⅷ的量是否能满足止血的需要,围术期需维持在 40~60 秒。

3. 由于凝血因子Ⅷ的半衰期为 8~12 小时,术后应每 12 小时输注一次凝血因子Ⅷ浓缩物,直至术后 2 周。

(车薛华   王英伟)

第三十一章 严重创伤病人的麻醉

重点 严重创伤病人的麻醉特点及处理。

难点 严重创伤病人病情估计和严重程度评估。

考点 严重创伤病人的麻醉前评估及准备。

第一节 严重创伤病人的病情估计与病情特点

一、严重创伤病人病情严重程度的评估

1. ASA 病情评估分级

ASA Ⅰ、Ⅱ级病人麻醉和手术耐受力良好，麻醉经过平稳。Ⅲ级病人麻醉有一定危险，麻醉前准备要充分，对麻醉期间可能发生的并发症要采取有效措施，积极预防。Ⅳ级病人麻醉危险性极大，即使术前准备充分，围术期死亡率仍很高。Ⅴ级为濒死病人，麻醉和手术都异常危险，不宜行择期手术。

2. 闭合性颅脑损伤的伤情评分与分型

目前国内外根据格拉斯哥昏迷记分法（GCS）进行伤情分型。

轻型：13~15 分，意识障碍 20 分钟以内；中型：9~12 分，意识障碍在 20 分钟至 6 小时；重型：3~8 分，伤后昏迷 6 小时以上或者伤后 24 小时内意识情况恶化再次昏迷，其中 3~5 分特重型。

3. 创伤评分

创伤评分（TS）从生理学角度评价损伤严重程度的数字分级方法。包括 GCS、呼吸频率、呼吸困难、收缩压、毛细血管充盈试验。

TS 为 14~16 分者，生理变化小，存活率达 96%；1~3 分者，死亡率超过 96%；4~13 分者，救治效果显著。

4. CRAMS 评分

CRAMS 评估了 5 个方面的损伤情况：C（circulation）循环、R（respiration）呼吸、A（abdomen）腹部、M（motor）运动、S（speech）语言。分值≥7 的伤员属于轻伤，死亡率 0.15%；分值≤6 为重伤，死亡率 62%。

5. 严重创伤病人失血量评估

严重创伤病人的失血量、失液量与损伤的部位、严重程度相关，需结合实际情况以及病人的相关表现和检查结果做出全面的分析和估计。重要的依据包括呼吸抑制、血气分析、血压、中心静脉压、脉搏、尿量、意识状况。

二、严重创伤病人的特点

（1）病情紧急　无充足时间了解病情，需在手术中边了解边处理。

（2）病情严重　常伴失血性休克，必须强调早期循环、呼吸复苏，在现场急救，并在转运途中保持呼吸循环。

（3）病情复杂　多为多处创伤，增加了复杂性，老年病人可患有心、肺的基础疾病，增加死亡率。

（4）剧烈疼痛　疼痛可影响康复，如可降低肺通气量、引起肺部感染等，必须重视镇痛。

（5）饱胃　病人多非空腹，多种因素可导致误吸发生。

第二节　严重创伤病人的麻醉特点

1. 对麻醉药物耐受性差

严重创伤病人多存在失血性休克和重要脏器功能不全，对血流动力学紊乱的耐受性较小，应掌握合理的用量，并且维持呼吸血流动力学平稳。此外，椎管内麻醉可引起相对明显的血流动力学波动，安全性低于全麻。

2. 难以配合麻醉

严重创伤病人多疼痛难忍，由于严重的循环障碍，病人多烦躁不安，难以保证安静的手术野，尽管局麻、神经组织和椎管内麻醉效果较好，但在该类病人身上难以使用。

3. 难以避免的呕吐、误吸

严重创伤病人多处于饱胃状态，镇痛药及手术刺激均可引起呕吐、误吸，严重威胁生命安全。

4. 麻醉药作用时间延长

由于循环系统严重障碍，肝、肾功能受损，因此麻药的分布和代谢与健康人不同。少量的麻药使用就可以延长复苏时间，麻醉师应慎用不利于术后复苏的麻醉剂。

5. 常伴有不同程度的脱水、酸中毒

严重创伤带来的等张性脱水或全血丢失，严重影响机体通过有氧代谢获得能量，同时，肾脏灌流不足引起的急性肾功能损伤可导肾小管致泌 H^+ 受损，出现代谢性酸中毒。这些状况加重了其他器官功能的异常，机体代偿能力降低，易发生麻醉意外。

6. 常需要支持循环功能

严重创伤病人，因体液大量丢失及严重创伤后生成有毒物质的影响，除液体复苏外，常需及时应用血管活性药物及正性肌力药物以维持灌注压。这些药物的应用可使麻醉医师对麻醉药物对循环的影响做出错误的估计，或会使麻醉医师加大麻醉药用量，并对循环的恢复做出错误的判断。

第三节　麻醉前急救及治疗

1. 确保气道通畅及供氧

重点关注气道状况。通常将颈椎初步固定，清除气道分泌物、血液、呕吐物和其他异物，如病人气道通畅，可在监护下行鼻导管或者面罩通气；如深度昏迷或者脑疝病人，可行紧急气管内插管；对烦躁的病人，可行快速诱导插管；估计昏迷时间较长者，可行气管造口。保证导管通气，目标为提高 PaO_2 到 80mmHg 以上或 SaO_2 到 96% 以上。

2. 确保静脉通畅及迅速补充血容量

一般至少需要两条大的（16G 以上）静脉导管以保证及时补足血容量。腹部创伤或大静脉破裂的病人应

该在膈肌以上建立通路，外周静脉置管失败者行中心静脉穿刺。大出血的病人补充容量以血制品为主，配血完成前应该快速输注胶体和晶体液。

3. 纠正代谢性酸中毒

根据血气结果，纠正代谢紊乱。

4. 解除病人痛苦

采用全身用药或者受损部位神经阻滞减少疼痛。

5. 监测

积极监测呼吸功能、循环功能、体温及出凝血功能。

第四节 麻醉处理原则

一、麻醉药与麻醉方法选择

1. 部位麻醉

对于病变复杂或脏器大出血的病人，不宜选用局部麻醉。

2. 椎管内麻醉

原则上讲，休克好转前，禁用椎管内麻醉。对于病情较轻的病人，可考虑中低平面的硬膜外阻滞。置入硬膜外导管后，不宜立即注药，待恢复平卧位后分次小剂量给药。若循环变化明显，应该立即放弃硬膜外阻滞。

3. 全身麻醉

对于严重创伤如多发骨折、头颈躯干损伤的病人，应选用全麻下手术，但应该避免过深麻醉。

（1）吸入全麻　氟烷、恩氟烷循环抑制较轻，可与氧化亚氮合用减少麻醉期间并发症。

（2）静脉全麻　多数静脉麻醉药在严重创伤病人麻醉中可作为诱导药物。丙泊酚可产生负性心肌变力性作用，需把握使用量；依托咪酯理论上可用于血流动力学不稳病人的诱导，但也需要注意推注速度和剂量。氯胺酮具有兴奋循环的作用，对于休克病人的动脉压维持有积极作用，但对于交感神经反应已经减弱的危重病人来说，可显示循环抑制效应，应该根据病人情况予以权衡；芬太尼对循环影响低，可用于麻醉维持。

（3）麻醉诱导　关键之一就是控制呼吸道，避免反流误吸：①放置胃管；②使用 H_2 受体阻断剂，减少吸入肺炎的严重程度；③表面麻醉下清醒气管插管，通常由技术熟练者操作。

（4）麻醉维持　休克病人对全麻药的耐量减小，无论吸入麻醉、静脉麻醉还是复合麻醉，仅需小剂量即可维持麻醉。对于需长时间麻醉者，多采用复合麻醉，不宜单一使用吸入麻醉药；另外，可采用全麻辅助局麻或神经阻滞等方法，达到麻醉效果，减少全麻药用量。

二、肌肉松弛药的应用

休克病人由于循环功能低下，肝、肾功能存在一定程度的削弱，琥珀胆碱在大面积组织损伤坏死的情况下容易引发高钾血症，此外还会引起胃内压升高，应避免使用琥珀胆碱，选用非去极化肌松药。常用药物有泮库溴铵、维库溴铵与阿曲库铵，用量酌情减少。

三、麻醉过程监测

（1）脉率与动脉压　常规采用有创动脉压监测。

（2）尿量　尿量小于 20ml/h 时，加强抗休克治疗，若水平仍较低，警惕肾功能不全。

（3）中心静脉压与肺毛细血管楔压　中心静脉压和动脉压都在低值时，提示血容量不足；若加快补液病情未改善，中心静脉压上升，而动脉压仍旧较低，提示右心功能不足，应减慢补液，增强心肌收缩力。肺毛细血管楔压能准确反映左室舒张末压，低于8mmHg提示血容量不足，超过20mmHg提示左心室功能异常。

（4）体温监测　休克初期，中心温度与外周温度差异大，治疗后可改善。

（5）血细胞比容　血细胞比容可反映组织供养，低于25%时应补全血或者含红细胞的血制品。

（6）动脉血乳酸　反应预后，若持续升高，则提示预后不良。

（7）动脉血气　若病人$PaCO_2 > 65mmHg$或$PaO_2 < 60mmHg$时，需行气管插管和机械通气治疗。还可以鉴定酸碱紊乱性质。

四、麻醉期间循环、呼吸管理

1. 循环管理

（1）维持良好的血压水平。

（2）控制心律失常。

（3）支持心泵功能。

（4）改善微循环。

2. 呼吸管理

若病情危重，可采用呼末正压通气治疗。

第五节　几种常见严重创伤病人的麻醉处理

一、胸部创伤病人的麻醉处理

（1）胸部创伤病人往往因为创伤、疼痛等原因影响通气功能，应充分供氧，保持呼吸道通畅；气胸病人麻醉前必须先施行胸腔闭式引流。警惕大气管、大血管破裂征象，及时麻醉手术，同时注意心肌损伤。

（2）麻醉诱导插管时，注意避免呛咳，警惕咯血和心脏压塞。

（3）麻醉处理总原则为浅麻醉，辅助肌松药，控制呼吸，改善呼吸功能。

（4）对于肺挫伤病人，谨防肺水肿，密切监测。

二、腹部创伤病人的麻醉处理

（1）大量出血常见于腹部损伤病人，麻醉前可予平衡盐溶液补充容量，止血后输血。麻醉时密切监测血压，做好快速输血准备。

（2）如无明显失血症状，可用连续硬膜外阻滞。要点如下：①正确判断循环功能；②根据手术要求选择最低穿刺点，如T_{11-12}或$T_{12} \sim L_1$椎间隙穿刺，头侧置管；③置管后改平卧位，测血压、脉搏无明显变化时再注射试验量，一般给予$2 \sim 3ml$；④由于病人对麻醉药耐量小，有时仅试验剂量就可手术切皮，故严格掌握分次、小量用药，如仍有痛感，可适当配合局麻，控制出血后，可经导管酌情注入局麻药；⑤阻滞平面尽量不超过T_6，警惕血压骤降。

三、脊柱损伤病人的麻醉处理

（1）首选全身麻醉，对于高位脊髓损伤病人，慎用麻醉性镇痛药。

（2）若病人无呼吸功能不全、无强迫头位，可快速诱导插管。若高位脊髓损伤病人，选择清醒镇静下纤支镜插管。

（3）对于高位损伤病人，操作中保持术前自然头位，避免牵引。

（4）术中严密监测动脉压、CVP和尿量，谨防可能出现的低血压，保证舒张压不低于70mmHg。避免过度通气引起的$PaCO_2$严重降低，减少脊髓血液供应。

（5）控制体温。

（6）有条件的可以监测脊髓功能相关项目，如脊髓血流量、体感诱发电位（SEP）。

四、挤压综合征病人的麻醉处理

挤压综合征病人常伴有肾功能不全，麻醉药物选择以不影响肾功能为前提。如不存在休克，下肢手术可以选用硬膜外阻滞；如为多发损伤或伴随低血容量休克，需全麻。麻醉药选择以循环抑制最轻为原则，合理掌握输液量。谨防高钾血症和酸碱平衡紊乱，维持尿量。

第六节 术后并发症防治

严重创伤病人术后常见的并发症是弥漫性血管内凝血、急性呼吸窘迫综合征及急性肾衰竭。

速览导引图

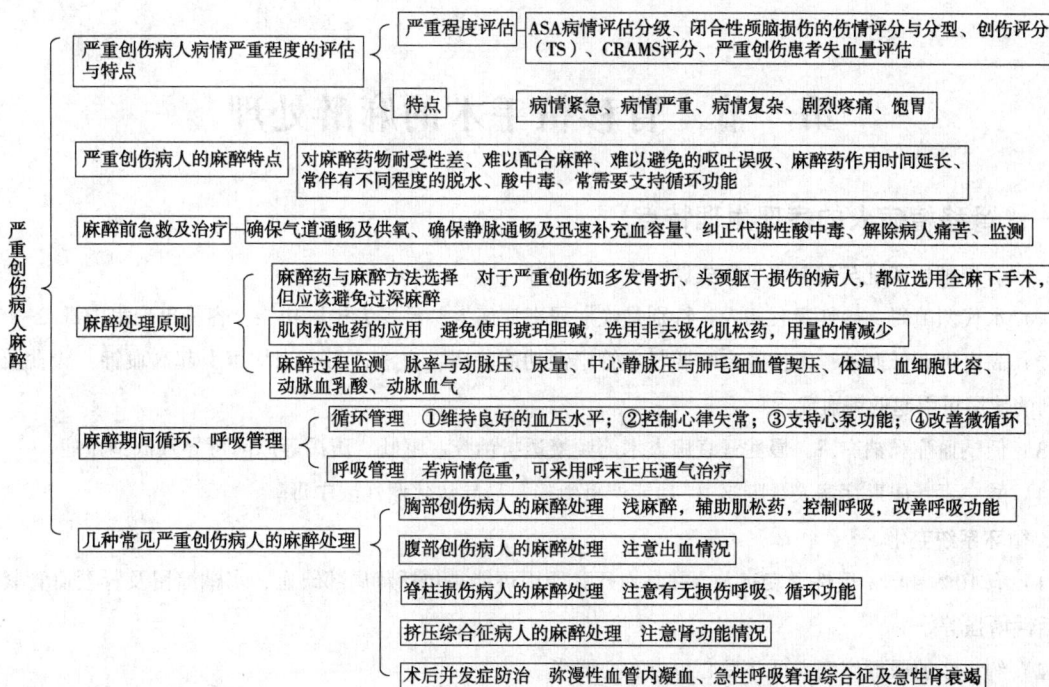

（王 妍 方向明）

第三十二章　常见器官移植手术的麻醉

重点	常见器官移植手术病人的病理生理特点及处理。
难点	常见器官移植麻醉管理要点。
考点	常见器官移植麻醉前评估及准备。

第一节　肾移植手术的麻醉处理

一、肾移植病人的病理生理特点

1. 水、电解质紊乱与酸碱水平衡失调

（1）水代谢障碍　慢性肾衰病人，特别是晚期尿毒症病人，已丧失排尿功能，容易出现水中毒。

（2）高血钾和低血钾　慢性肾衰晚期肾小管泌钾功能障碍，血液透析不当均可引起高血钾；厌食及大量利尿剂的使用可引起低钾血症。

（3）低钠血症和钠潴留　慢性肾衰病人术前频繁透析治疗、呕吐、腹泻等原因可导致低钠血症。

（4）酸中毒　尿毒症病人肾脏泌 H^+ 功能严重受损，易导致代谢性酸中毒。

2. 循环系统变化

（1）有 10% ~15% 慢性肾衰病人合并高血压，原因可能是包括肾局部缺血、水钠潴留及肾素血管紧张素系统活性增强等。

（2）约 1/3 的尿毒症病人可并发心包炎和心肌炎。

（3）潜在性充血性心力衰竭及肺水肿。

（4）心律失常。

3. 血液系统变化

（1）继发性贫血　贫血程度与肾功能恶化程度相一致。主要原因：①肾衰竭可导致骨髓抑制及促红细胞生成素减少；②易溶解的畸形红细胞增多；③出血倾向增多。

（2）凝血功能障碍　临床表现为出血时间延长。主要原因：①尿毒症引起的血小板功能不良；②透析时使用肝素；③肝功能下降时凝血因子合成减少。但有时也可出现血液凝固性增高，导致动静脉瘘阻塞。

（四）其他变化

（1）胃肠道功能紊乱　表现为恶心、呕吐、腹泻、腹水及胃扩张、胃排空时间延长等。

（2）感染　尿毒症时，白细胞生成及其功能的变化容易并发感染。

（3）严重的低蛋白血症　由于长期恶心、呕吐、蛋白质摄入不足以及大量蛋白尿造成。

二、麻醉前准备

（一）麻醉前评估

包括病史、检查结果、肾功能化验数据以及全身各器官功能状态、ASA 分级、病人对手术的耐受性。
重点考虑以下内容。

（1）肾衰竭引起的病理生理变化的纠正情况。

（2）重要器官并存疾病。

（3）免疫抑制状态与感染。

（4）活体供肾者术前应进行全面的生理、心理检查与评估。

（二）麻醉前准备

（1）充分透析　尿毒症病人常规透析为每周 3 次，肾移植前 24 ~ 48 小时内需增加一次，手术前应使血钾降到 5.5mmol/L 以下，尿素氮降到 7mmol/L 以下，血清肌酐降到 133μmol/L 以下，控制 pH > 7.25。

（2）纠正严重贫血　术前可应用叶酸、多种维生素及促红细胞生成素等药物改善贫血，必要时间断输新鲜去白细胞血。尽量使血红蛋白升至 70g/L 以上。

（3）控制高血压和改善心功能　慢性肾衰并高血压的病人术前 2 周应进行抗高血压治疗，尽量使血压控制在 140/90mmHg 以下，采用 ACEI 类药物和钙通道阻滞剂维持到术前。

（4）控制感染　注意无菌操作，如需用抗生素，应选用对肾功能影响最小的药物，在感染治愈或控制后方可考虑肾移植。

（5）禁食　肾移植前应适当延长禁食时间，应不低于 12 小时，禁饮 4 小时。

（6）麻醉前用药　麻醉前抗胆碱药以选用东莨菪碱为佳。此外，还可给予地西泮口服或肌内注射，以缓解病人紧张情绪。

（7）护理注意事项　术前留置尿管，在非动静脉瘘一侧的上肢置放测血压的袖套及建立静脉通道。

三、麻醉处理原则

（一）麻醉药物的选择

肾移植手术麻醉药物的选择主要遵循药物代谢和排泄不在肾脏或不主要依赖肾脏、无肾毒性及药物作用时间短三个原则。

（1）静脉麻醉药　丙泊酚、依托咪酯、咪达唑仑、芬太尼、舒芬太尼、瑞芬太尼，慎用硫喷妥钠和氯胺酮。

（2）吸入麻醉药　地氟烷、异氟烷、七氟烷、氧化亚氮，禁用甲氧氟烷。

（3）肌肉松弛药　首选不依赖于肝、肾代谢或排泄的顺式阿曲库铵或阿曲库铵，肝功能尚好的病人可以选择罗库溴铵和维库溴铵，血钾浓度正常的病人可选用琥珀胆碱（1.0 ~ 1.5mg/kg）。

（4）局麻药　利多卡因、罗哌卡因、布比卡因，禁忌加肾上腺素。

（5）术后镇痛药　肌注哌替啶、曲马多、布桂嗪。PCA 包括病人自控静脉镇痛（芬太尼、舒芬太尼）和病人自控硬膜外镇痛（芬太尼、吗啡、罗哌卡因、布比卡因）。

（二）麻醉方式的选择

（1）全身麻醉　是肾移植术最常采用的麻醉方法。

（2）连续硬膜外麻醉　硬膜外麻醉对全身影响较少。不足之处是不能确保麻醉效果，遇病情突变或麻醉效果欠佳时，麻醉处理较为被动。凝血功能障碍、伴有严重贫血和低血容量、肾衰竭未透析治疗以及急症肾移植病人均不宜选用硬膜外麻醉。

（三） 麻醉实施

1. 全身麻醉

一般选用静吸复合全麻。

（1）无论术前禁食时间多久，都应以饱胃对待。

（2）全麻诱导 麻醉药可选用丙泊酚、依托咪酯、咪达唑仑、芬太尼、舒芬太尼、顺式阿曲库铵、罗库溴铵、阿曲库铵、维库溴铵等。

（3）全麻维持 常选择静吸复合麻醉。机械通气宜轻度过度通气，保持二氧化碳分压于 $32 \sim 35mmHg$（$4.3 \sim 4.7kPa$）。术毕一般不用肌松药拮抗剂，宜继续进行辅助或控制呼吸，直至自主呼吸恢复。为防止术后肺部感染，推荐尽早拔除气管导管。

2. 连续硬膜外麻醉

（1）穿刺点 多采用两点穿刺，上点选择 T_{11-12} 或 $T_{12} \sim L_1$ 间隙，下点选择 L_{2-3} 或 L_{3-4} 间隙。

（2）麻醉平面 范围应覆盖下腹部和盆腔，上达 T_{10} 不超过 T_8，下至 S_5。

（四） 麻醉管理的要点

（1）保证移植肾的血液灌注 肾功能不全者多伴有高血压，术中既要控制高血压又要避免发生低血压，保持收缩压在 $130 \sim 140mmHg$ 或 $MAP \geq 110mmHg$，CVP 维持在 $10 \sim 15cmH_2O$。

（2）术中液体管理 输液原则：根据 CVP 监测调控液体种类和入量；以白蛋白为主要胶体；减少输血；除抢救生命禁用血浆。

（3）监测血钾 受体术中发生高血钾可导致严重心律失常。麻醉过程中应注意高血钾的心电图表现，引起血钾升高的原因包括琥珀胆碱引起血钾升高、供肾灌注液进入循环、输注大量库血及通气不足诱发酸血症。

（4）注意尿量 尿量偏少或无尿可用呋塞米、托拉塞米或甘露醇。

（5）配合手术步骤用药 移植肾血管吻合开放前，依次给予甲泼尼龙 $6 \sim 8mg/kg$ 静脉注射，环磷酰胺 200mg 静脉注射、呋塞米 100mg 静脉注射、20% 甘露醇 100ml 静脉滴注以及多巴胺 $2 \sim 3\mu g/$（$kg \cdot min$）静脉滴注。

四、术中监测

血压、ECG、SpO_2、$P_{ET}CO_2$、体温、CVP、血气分析、电解质等，重点注意体温、循环及酸碱平衡的变化。

五、术后监测治疗

（一） 术后监测指标

（1）体温、脉搏、血压、呼吸 体温是观察排斥反应和感染的敏感指标。

（2）液体出入量 尿量测定不仅对调节水平衡是重要的，也是观察移植肾功能最直接的指标。

（3）血常规、尿常规及血生化功能测定 术后 10 天内每天测定一次。

（4）超声监测 彩色多普勒超声检查可以提示移植肾脏血供和排斥情况，诊断准确率达 95% 以上。

（二） 术后治疗

（1）加强抗感染治疗。

（2）加强各项监测，及时诊断和防治排斥反应。

（3）术后镇痛，减少并发症。

（4）尽快恢复移植肾的功能 术后 48 小时应持续应用多巴胺 $2 \sim 3\mu g/$（$kg \cdot min$）静脉滴注，以增加肾脏血流，如仍无功能，应及时施行透析治疗。

(5) 免疫抑制药的使用 免疫三联：环孢素、硫唑嘌呤、甲泼尼松。

第二节 肝移植术的麻醉处理

一、肝移植病人的病理生理特点

(1) 神经系统 急性肝功能衰竭最主要的问题在于神经损害，脑血流丧失自身调节机制。肝脏代谢功能受损可导致肝性脑病，脑的能量代谢被干扰进而加重脑病，颅内压升高进而形成脑疝。

(2) 循环系统 慢性肝病可导致高动力循环状态及体循环血管阻力降低（高排低阻）。由于此时常存在低血容量，所以心排血量和心脏充盈压是评价血管内容积的较好指标。

急性暴发性肝功能衰竭并肝性脑病时，心血管功能常不稳定，表现为低血压和心律失常。

(3) 呼吸系统 低氧血症在慢性肝病时很常见，主要并发症有肝肺综合征（HPS）和门静脉 – 肺动脉高压症（PPH）。

(4) 血液系统 凝血功能障碍是终末期肝病的突出特征之一，原因包括凝血因子合成减少、凝血蛋白合成异常、维生素K缺乏、纤维蛋白溶解活性增强以及弥散性血管内凝血等。

(5) 肾功能 急性肾衰竭是急性肝功能衰竭最常见的死亡原因。肾衰竭的原因50%为功能性衰竭，表现为低钠尿、低渗尿，而肾细胞学正常；50%为急性肾小管坏死，表现为高钠尿、等渗尿及肾小管坏死。利尿剂使用不当或胃肠出血也可以引起。

肝肾综合征是一种功能性肾衰竭，伴有少尿及显著的钠潴留，并无原发性肾疾患。

(6) 代谢 急性暴发性肝功能衰竭常出现代谢紊乱，如低钠血症、水潴留、低钾血症、低钙血症、低镁血症、肝源性低血糖、呼吸性碱中毒和代谢性酸中毒。

(7) 其他 门脉高压被认为是慢性肝病最严重的并发症。门静脉压 > 10mmHg 即为门脉高压，多由肝硬化引起。主要表现为侧支静脉形成、食管 – 胃底静脉曲张、出血和腹水等。

二、麻醉前准备

（一）麻醉前评估

(1) 一般情况 病人身高、体重、肝脏大小。

(2) 肝脏和胆道系统。

(3) 心血管系统 心脏瓣膜病已引起肺动脉高压者不宜进行肝移植手术。

(4) 呼吸系统 怀疑弥散性肺功能异常者应作动脉血气分析，$PaO_2 < 80mmHg$（10.7kPa）需行肺活检。

(5) 肾功能 血清肌酐大于 265.2μmol/L 合并严重肾实质病变者应行肝肾联合移植。

(6) 血液系统 肝病病人术中可输注凝血因子予以部分纠正。

(7) 胃肠功能 年龄大于45岁以及大便隐血试验阳性的病人应常规行结肠镜检查。

(8) 活体供肝供者术前应进行全面的生理、心理检查和评估。

（二）麻醉前准备

(1) 麻醉前治疗 控制食管胃底静脉曲张破裂出血，治疗大量腹水、自发性细菌性腹膜炎、细菌性胆管炎、肝性脑病及肝肾综合征。改善贫血和低蛋白血症，纠正酸血症，补充凝血因子。

(2) 麻醉前用药 可用东莨菪碱、地西泮、咪达唑仑（有脑病并发症者禁用）充分镇静。口服奥美拉唑、埃索美拉唑抑制胃酸分泌。

(3) 血制品准备 准备浓缩红细胞、新鲜血浆和血小板。

三、麻醉处理原则

（一）麻醉选择

主要采用静吸复合全身麻醉，诱导药物可选丙泊酚 1.5～2.0mg/kg 或依托咪酯 0.3mg/kg，舒芬太尼 0.5～1.0μg/kg，顺式阿曲库铵 0.1～0.2mg/kg 或阿曲库铵 0.3～0.6mg/kg 或罗库溴铵 1.0mg/kg。维持药物可用七氟烷吸入或丙泊酚、瑞芬太尼、舒芬太尼持续输注，肌松药可选用顺式阿曲库铵、阿曲库铵、罗库溴铵。

（二）麻醉管理要点

（1）无肝前期　维持足够的麻醉深度。注意大量腹水病人开腹放腹水后出现的循环不稳定情况，并及时针对性的处理。为减少出血应及时输注凝血因子、含钙离子溶液、补充血容量，适当维持血压水平和低中心静脉压（LCVP）控制在 3～5cmH₂O。少尿是无肝前期较常见的症状，可用多巴胺 2～5μg/（kg·min），补足血容量后，可使用强效祥利尿剂或渗透性利尿剂。

（2）无肝期　当下腔静脉阻断后，病人心排量明显降低，应从上肢静脉输血或补液，快速输入 500～1000ml 晶体液，间断使用血管活性药物，力求保证动脉血压在 70mmHg 以上。

（3）新肝期　肝移植门静脉开放作为此期开始的标志。可能出现酸血症、高钾血症、凝血功能障碍、心律失常及低血压等。应严密观察心电图的变化，若有高钾血症表现，立即静注 10% 葡萄糖酸钙，同时静滴 5% 碳酸氢钠。若血压过高，可减慢输液、输血速度，同时静脉注射呋塞米或血管扩张药，如硝普钠或硝酸甘油。8%～30% 的病人开放门静脉后可发生再灌注综合征。

再灌注综合征是指移植肝血流再通后 5 分钟以内，平均动脉压急剧下降 30% 以上或下降幅度大于 30mmHg，并持续超过 1 分钟。常见原因包括全身血液再分布、酸中毒和低钙血症。

（4）保温　可采用电热毯、暖风机、输入加温的血液及液体、提高手术室温度等措施，尽可能保持术中体温在 35～37℃之间。

（5）凝血功能维持　肝移植术前应积极补充凝血因子，术中补充含凝血成分的血制品，如新鲜冰冻血浆、冷沉淀、浓缩血小板。

（6）特殊用药　门静脉开放前使用免疫抑制剂，常用环孢素、甲泼尼龙加硫唑嘌呤的三联用药。

四、术中监测

术中监测项目包括凝血功能、酸碱平衡、代谢紊乱、液体转移、失血、体温、尿量、血糖、血流动力学指标、肾功能、有创动脉压、中心静脉压或肺动脉压，运用血栓弹力图评价凝血功能。术中床边彩色多普勒超声可及时了解移植肝血流情况。

五、术后监测及管理

（1）呼吸系统的支持　保持 $PaCO_2 < 35mmHg$，$PaO_2 > 80mmHg$，24 小时内可拔除气管导管。应加强雾化吸入及胸部理疗，以防发生肺不张及肺炎。

（2）镇痛　经静脉内应用阿片制剂或曲马多行 PCA。

（3）肾功能的维护　终末期肝病病人常伴有肾功能不全，注意观察尿量。尿量应该保持在 1～2ml/（kg·h）以上，若尿量不足，注意血容量是否正常。在血容量正常时发生少尿，需要提高肾血流的灌注，也可以给予呋塞米。

（4）抗感染治疗　严格做到消毒隔离及各种无菌操作，定时将痰液及引流液进行培养并做药敏试验，针对性使用抗生素。

（5）加强营养支持　终末期肝病病人常伴有营养不良和肌肉消耗。肝移植病人手术后机体处于高代谢状态，每天消耗蛋白质约 100g，手术结束 72 小时后可开始静脉内营养。

（6）常规使用免疫抑制剂。

第三节　心脏移植手术的麻醉处理

一、心脏移植病人的病理生理特点

（1）循环系统　主要表现为心排血量减少、心脏指数降低、心肌收缩和舒张能力减弱；动脉血压下降，组织灌注量减少，严重者发生心源性休克；静脉淤血，静脉压升高；心律不齐、心动过速和室性期前收缩；循环血量增加等。

（2）呼吸系统　劳力性呼吸困难、端坐呼吸或夜间阵发性呼吸困难以及急性肺水肿等。

（3）消化系统　消化不良、恶心、呕吐等。

（4）肝、肾功能　肝淤血肿大，肝、肾功能不全等。

（5）贫血和营养不良　循环淤血使红细胞破坏加速、营养不良及红细胞生成减少，导致贫血。消化道淤血、消化吸收降低引起营养不良。

（6）栓塞和血栓　容易形成附壁血栓及外周血管血栓形成。

二、麻醉前准备

（1）病人在术前均存在严重的心力衰竭，应严格卧床休息，限制钠盐摄入，积极治疗改善心脏功能。

（2）纠正心律失常。

（3）必要时施行球囊反搏、人工心脏等机械辅助循环，一直维护直至获得供心。

（4）抗凝治疗。

（5）一般可不用术前用药。

三、麻醉处理原则

（一）麻醉诱导

（1）诱导前应在局麻下行动脉穿刺监测有创动脉血压，血管通路的建立应在严格无菌条件下操作。

（2）常用的静脉麻醉药为依托咪酯、咪达唑仑、舒芬太尼、芬太尼、罗库溴铵或顺式阿曲库铵等。

（3）给药速度应缓慢，密切注意心率和血压的变化。

（二）麻醉维持

（1）常采用静吸复合麻醉，以麻醉性镇痛药为主。

（2）建立体外循环前应预防和治疗低血压，适量补充液体，常用的药物包括多巴胺、多巴酚丁胺和去氧肾上腺素。

（3）体外循环基本方法和心脏直视手术相似。

（4）移植心脏的主要病理生理特点　移植的供心无神经支配，但 Frank – Starling 张力反射机制基本不受影响。对直接作用于受体的肾上腺素能药物一般可产生正常效应。相反通过突触释放去甲肾上腺素而产生作用的药物（多巴胺、间羟胺、麻黄碱）所引起的效应下降。抗迷走神经的药物对窦房结的兴奋性和房室传导不产生作用。心脏复跳后，心率可能很缓慢，可使用异丙肾上腺素。

（5）体外循环后的管理　右心衰多见于术前存在肺动脉高压的病人，或由继发性肺血管收缩所致的急性肺动脉高压引起，治疗方法有过度通气、正性肌力药物治疗、肺血管扩张药治疗、右心辅助、人工心脏等。

四、术中监测

有创动脉血压、ECG、SpO_2、$P_{ET}CO_2$、CVP、体温、血气分析、血电解质等，此外还有 Swan – Ganz 导

管、TEE。

五、术后监测及管理

（1）术后转送过程中必须连续监测 ECG、血压、并维持输注正性肌力药物。一般需维持数天至 2 周，心率、血压稳定后再逐渐减量。由于移植心脏失去神经支配，应从术中心跳恢复开始应用异丙肾上腺素直至术后一切情况稳定时为止。

（2）用心脏彩色多普勒超声心动图监测心功能。

（3）回病房后吸入氧浓度应降至 50% ~60%，条件允许应尽早拔出气管导管。

（4）术后常规经右颈内静脉穿刺行心内膜活检，术后 2 个月内每 5 ~7 天一次，如确诊急性排斥反应，应给予甲泼尼龙 500mg/d 冲击治疗 3 天。

（5）积极进行术后镇痛，以减少并发症。

（6）预防感染。

第四节　肺移植手术的麻醉处理要点

一、肺移植病人的病理生理特点

（1）呼吸系统　PaO_2 低于正常（60mmHg），伴或不伴有 $PaCO_2$ 增高（50mmHg）。

（2）循环系统　严重的缺氧和 CO_2 滞留可直接抑制心血管中枢和心脏，扩张血管，导致心肌收缩力下降、血压下降、心律失常。

（3）酸碱平衡失调和电解质紊乱　混合性酸碱平衡失调常见。

（4）神经系统　头痛、头晕、嗜睡、惊厥、抽搐等。

二、麻醉前准备

（1）详细询问病史，包括吸烟史、有害物质接触史和疾病家族史。

（2）肺功能检查、纤维支气管镜检查、胸部正侧位片和 CT 检查。超声心动图评价肺动脉压力。

（3）积极控制呼吸系统感染，保持呼吸道通畅，合理给氧，改善和维护肺功能。呼吸肌锻炼，利于术后恢复。

（4）选用合适的麻醉机。

（5）不用术前给药。

三、麻醉处理原则

（一）麻醉诱导

（1）局麻下行动脉穿刺监测有创动脉血压。

（2）缓慢诱导，密切注意心率和血压的变化。

（3）常用的静脉麻醉药为依托咪酯、咪达唑仑、舒芬太尼、芬太尼、顺式阿曲库铵。

（4）插入双腔支气管导管后以纤支镜对位；摆好体位后再次纤支镜对位以确保双肺通气良好。

（二）麻醉维持和管理

（1）常采用静脉复合麻醉，以麻醉性镇痛药为主。

（2）采用小潮气量（6 ~8ml/kg）、快频率（15 ~20 次/分）的通气方式，避免过度膨肺和缺氧。

（3）摆好体位后尽早施行单肺通气。

（4）术中要经常吸引，避免分泌物积聚，应注意无菌操作。

（5）双肺移植常采用序贯式移植术，先移植病变严重的一侧肺，待移植肺吻合完恢复通气后再移植另一侧肺。

（6）使用正性肌力药和肺血管扩张药维护心、肺功能，常用药物有多巴胺、多巴酚丁胺、前列腺素 E_1、米力农或氨力农、硝酸甘油等。

（7）围术期应控制液体入量，以胶体液为主。

（8）必要时施行体外循环或体外膜肺氧合（ECMO）。

四、术中监测

术中监测 CO、尿量、有创动脉血压、ECG、SpO_2、$P_{ET}CO_2$、CVP、体温、血气分析、血电解质等，以及放置 Swan - Ganz 导管监测 PAP 和 PCWP，还有 TEE 监测。

五、术后监测及管理

（1）严格保持监护室无菌。积极抗感染，及时吸痰，保持呼吸道通畅，防治肺不张。

（2）术后常规机械通气。应尽早停用呼吸机，拔管后要定时监测动脉血气直至病人呼吸状态平稳。

（3）肺移植术后早期易发生肺水肿，术后 3~5 天应严格控制液体平衡。

（4）术后正性肌力药物需维持至心率、血压稳定后再逐渐减量。

（5）积极进行术后镇痛，以减少并发症。

临床案例分析

病人，男，38 岁，尿毒症，血压 185/110mmHg，心率 60 次/分，ECG 显示 ST - T 波改变，维持血液透析 4 年，拟行同种异体肾移植手术。

思考：

1. 术前评估应重点关注哪些方面？

2. 麻醉应如何选择？

3. 麻醉中有哪些注意事项？

解析：

1. 术前评估应重点关注：①心肺功能；②血压水平；③电解质和酸碱平衡情况；④最后一次血透的时间；⑤既往病史。

2. 应首选全身麻醉。

3. 应注意以下事项。

（1）尽量选择药物代谢或排泄不或很少经过肾脏的药物。

（2）移植血管开放后可适量泵注多巴胺，维持血压在较高水平。

（3）移植血管开放后尿量减少应使用呋塞米利尿。

（4）密切关注血钾浓度变化。

（5）禁用血浆静脉输注。

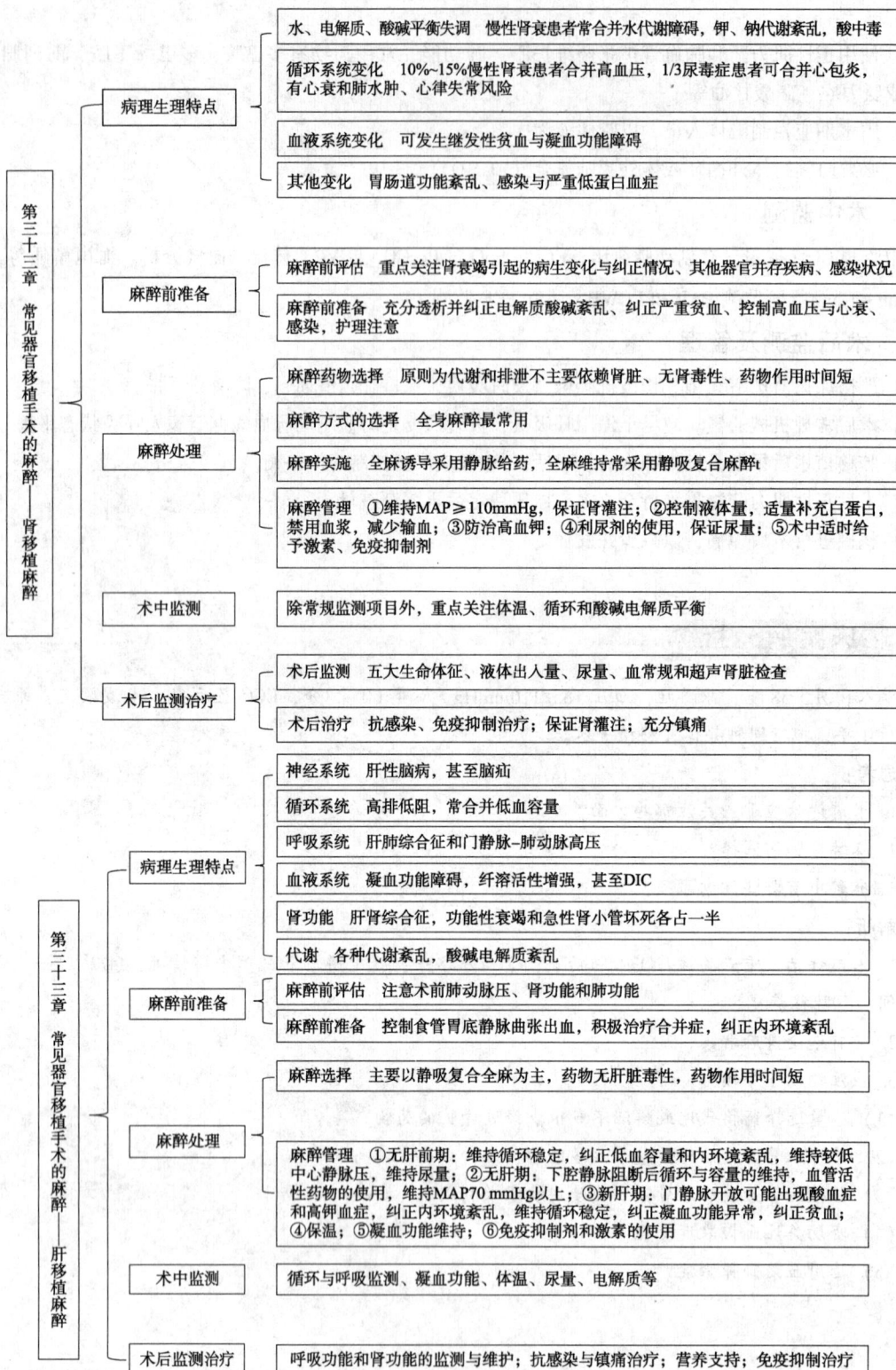

速览导引图

第三十三章 常见器官移植手术的麻醉——肾移植麻醉

病理生理特点

- 水、电解质、酸碱平衡失调 慢性肾衰竭患者常合并水代谢障碍，钾、钠代谢紊乱，酸中毒
- 循环系统变化 10%~15%慢性肾衰竭患者合并高血压，1/3尿毒症患者可合并心包炎，有心衰和肺水肿、心律失常风险
- 血液系统变化 可发生继发性贫血与凝血功能障碍
- 其他变化 胃肠道功能紊乱、感染与严重低蛋白血症

麻醉前准备

- 麻醉前评估 重点关注肾衰竭引起的病生变化与纠正情况、其他器官并存疾病、感染状况
- 麻醉前准备 充分透析并纠正电解质酸碱紊乱、纠正严重贫血、控制高血压与心衰、感染、护理注意

麻醉处理

- 麻醉药物选择 原则为代谢和排泄不主要依赖肾脏、无肾毒性、药物作用时间短
- 麻醉方式的选择 全身麻醉最常用
- 麻醉实施 全麻诱导采用静脉给药，全麻维持常用静吸复合麻醉t
- 麻醉管理 ①维持MAP≥110mmHg，保证肾灌注；②控制液体量，适量补充白蛋白，禁用血浆，减少输血；③防治高血钾；④利尿剂的使用，保证尿量；⑤术中适时给予激素、免疫抑制剂

术中监测

- 除常规监测项目外，重点关注体温、循环和酸碱电解质平衡

术后监测治疗

- 术后监测 五大生命体征、液体出入量、尿量、血常规和超声肾脏检查
- 术后治疗 抗感染、免疫抑制治疗；保证肾灌注；充分镇痛

第三十三章 常见器官移植手术的麻醉——肝移植麻醉

病理生理特点

- 神经系统 肝性脑病，甚至脑疝
- 循环系统 高排低阻，常合并低血容量
- 呼吸系统 肝肺综合征和门静脉–肺动脉高压
- 血液系统 凝血功能障碍，纤溶活性增强，甚至DIC
- 肾功能 肝肾综合征，功能性衰竭和急性肾小管坏死各占一半
- 代谢 各种代谢紊乱，酸碱电解质紊乱

麻醉前准备

- 麻醉前评估 注意术前肺动脉压、肾功能和肺功能
- 麻醉前准备 控制食管胃底静脉曲张出血，积极治疗合并症，纠正内环境紊乱

麻醉处理

- 麻醉选择 主要以静吸复合全麻为主，药物无肝脏毒性，药物作用时间短
- 麻醉管理 ①无肝前期：维持循环稳定，纠正低血容量和内环境紊乱，维持较低中心静脉压，维持尿量；②无肝期：下腔静脉阻断后循环与容量的维持，血管活性药物的使用，维持MAP70 mmHg以上；③新肝期：门静脉开放可能出现酸血症和高钾血症，纠正内环境紊乱，维持循环稳定，纠正凝血功能异常，纠正贫血；④保温；⑤凝血功能维持；⑥免疫抑制剂和激素的使用

术中监测

- 循环与呼吸监测、凝血功能、体温、尿量、电解质等

术后监测治疗

- 呼吸功能和肾功能的监测与维护；抗感染与镇痛治疗；营养支持；免疫抑制治疗

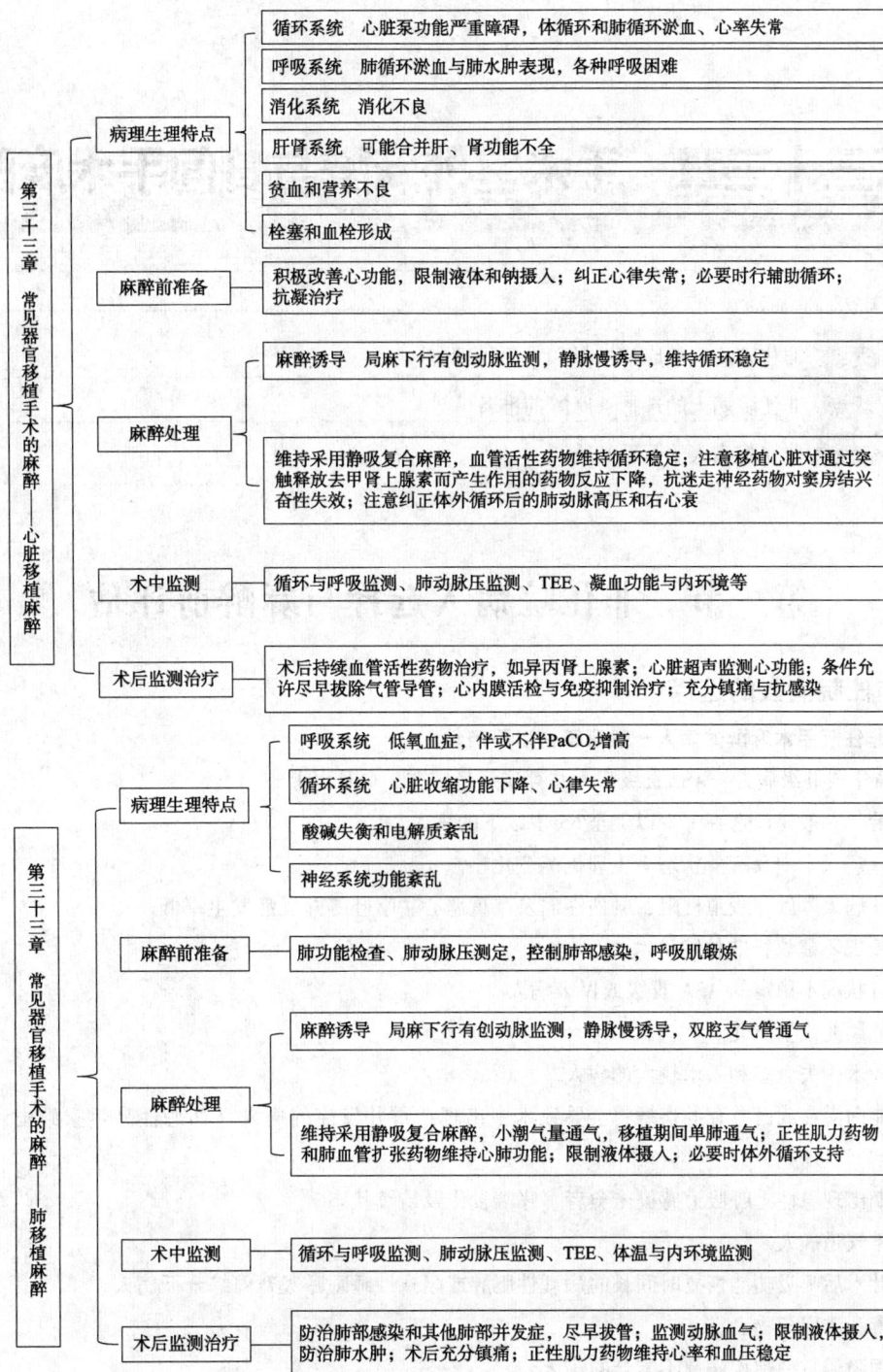

第三十三章 常见器官移植手术的麻醉——心脏移植麻醉

- 病理生理特点
  - 循环系统 心脏泵功能严重障碍，体循环和肺循环淤血、心率失常
  - 呼吸系统 肺循环淤血与肺水肿表现，各种呼吸困难
  - 消化系统 消化不良
  - 肝肾系统 可能合并肝、肾功能不全
  - 贫血和营养不良
  - 栓塞和血栓形成
- 麻醉前准备
  - 积极改善心功能，限制液体和钠摄入；纠正心律失常；必要时行辅助循环；抗凝治疗
- 麻醉处理
  - 麻醉诱导 局麻下行有创动脉监测，静脉慢诱导，维持循环稳定
  - 维持采用静吸复合麻醉，血管活性药物维持循环稳定；注意移植心脏对通过突触释放去甲肾上腺素而产生作用的药物反应下降，抗迷走神经药物对窦房结兴奋性失效；注意纠正体外循环后的肺动脉高压和右心衰
- 术中监测
  - 循环与呼吸监测、肺动脉压监测、TEE、凝血功能与内环境等
- 术后监测治疗
  - 术后持续血管活性药物治疗，如异丙肾上腺素；心脏超声监测心功能；条件允许尽早拔除气管导管；心内膜活检与免疫抑制治疗；充分镇痛与抗感染

第三十三章 常见器官移植手术的麻醉——肺移植麻醉

- 病理生理特点
  - 呼吸系统 低氧血症，伴或不伴$PaCO_2$增高
  - 循环系统 心脏收缩功能下降、心律失常
  - 酸碱失衡和电解质紊乱
  - 神经系统功能紊乱
- 麻醉前准备
  - 肺功能检查、肺动脉压测定，控制肺部感染，呼吸肌锻炼
- 麻醉处理
  - 麻醉诱导 局麻下行有创动脉监测，静脉慢诱导，双腔支气管通气
  - 维持采用静吸复合麻醉，小潮气量通气，移植期间单肺通气；正性肌力药物和肺血管扩张药物维持心肺功能；限制液体摄入；必要时体外循环支持
- 术中监测
  - 循环与呼吸监测、肺动脉压监测、TEE、体温与内环境监测
- 术后监测治疗
  - 防治肺部感染和其他肺部并发症，尽早拔管；监测动脉血气；限制液体摄入，防治肺水肿；术后充分镇痛；正性肌力药物维持心率和血压稳定

（郑筱卓 魏珂）

第三十三章　手术室外麻醉与日间手术麻醉

> | 重点 | 非住院病人的麻醉选择和术后管理。 |
> |---|---|
> | 难点 | 非住院病人的选择、麻醉前准备。 |
> | 考点 | 非住院病人的管理和监测。 |

第一节　非住院病人选择与麻醉前评估

一、非住院病人的选择

1. 适合非住院手术麻醉的病人一般应符合以下条件

（1）ASA Ⅰ 或 Ⅱ 级病人；ASA Ⅲ 级病人并存疾病稳定在 3 个月以上。

（2）年龄　一般建议选择 1 岁以上至 65 岁以下的病人。

（3）预计病人术中及麻醉状态下生理机能变化小。

（4）预计病人术后呼吸道梗阻、剧烈疼痛及严重恶心、呕吐等并发症发生率低。

2. 下列情况不建议行非住院手术

（1）全身状况不稳定的 ASA Ⅲ 级或Ⅳ级病人。

（2）高危婴儿或早产儿。

（3）估计术中失血多和手术较大的病人。

（4）可能因潜在或已并存的疾病将会导致术中出现严重并发症的病人（如恶性高热家族史和过敏体质者）。

（5）近期出现急性上呼吸道感染未愈者、哮喘发作及持续状态。

（6）困难气道病人。

（7）估计术后呼吸功能恢复时间长的病理性肥胖或阻塞性睡眠呼吸暂停综合征病人。

（8）吸毒、滥用药物者。

（9）心理障碍、精神疾病及不配合的病人。

（10）病人离院后 24 小时无成人陪护。

二、非住院病人麻醉前评估

非住院病人麻醉前评估主要包括病史、体格检查和辅助检查三个方面，具体评估内容可参照住院病人。

三、非住院病人的麻醉前准备

术前常规禁食、禁饮、戒烟。推荐参照 ASA 术前禁食规定，术前 8 小时禁食固体食物，术前至少 2 小时禁止摄取清亮液体。做好病人的术前宣教以及咨询工作，同时履行告知义务，签署手术、麻醉知情同意书。

原则上不需要麻醉前用药。对明显焦虑、迷走神经张力偏高的病人可酌情用药。

第二节　非住院病人麻醉选择与麻醉管理

一、非住院病人的麻醉选择

（1）监护性麻醉　一般指在局麻手术中，由麻醉医师实施镇静或（和）镇痛，并监测病人生命体征，诊断和处理 MAC 中的临床问题。

（2）局部浸润和区域阻滞。

（3）全身麻醉　理想麻醉药物特点是起效迅速、消除快、作用时间短、镇痛镇静效果好、心肺功能影响轻微、无明显不良反应和不适感。临床上，丙泊酚、依托咪酯、瑞芬太尼、七氟醚和地氟醚等全麻药物，特别适用于非住院病人的麻醉。

二、非住院病人的麻醉管理和监测

常规监测项目包括心电图、血压、血氧饱和度，全麻时监测呼吸末 CO_2 分压，必要时还可进行神经肌肉功能及麻醉深度的监测，其余监测项目可根据病人术中具体情况采用。

第三节　非住院病人术后管理

1. 麻醉恢复

（1）早期恢复（第一阶段）　即从麻醉药物停止使用到保护性反射及运动功能恢复。

（2）中期恢复（第二阶段）　由 PACU 转入病房进行，至达到离院标准时结束。

（3）后期恢复（第三阶段）　病人离院后，在家中至完全恢复。

2. 术后镇痛

多模式镇痛原则上以口服非阿片类药物或者局部镇痛为主，包括切口局部浸润和区域阻滞，联合使用 NSAIDs，必要时辅助小剂量的阿片类药物。

3. 术后恶心、呕吐治疗

对于有发生术后恶心和呕吐（PONV）中度风险的病人，应采用 1~2 种干预措施进行预防；对于高风险病人，建议采用 2 种以上干预措施和（或）多模式的 PONV 预防治疗策略。

4. 离院标准

非住院病人可按照麻醉后离院评分标准（PADS），判定病人能否离院，总分为 10 分。①评分 >9 分者；②病人必须有能负责任的成人陪护，并有确切的联系电话；③麻醉医师和手术医师共同评估病人是否可以出院，并告知回家期间注意事项。

5. 术后随访

及时了解病人是否出现麻醉和手术相关的并发症（如伤口疼痛、出血、感染、意识改变、恶心、呕吐、头晕以及全麻后声嘶、呛咳和椎管内麻醉后腰背痛、头痛、尿潴留等），并提供处理意见，情况严重者建议尽快到医院就诊，以免延误病情。

临床案例分析

病人，男，46岁，62kg，174cm，主诉：睡眠打鼾10余年，呼吸不畅加重3天。既往史：鼾症伴呼吸暂停10余年。家族史：无特殊。体格检查：咽充血，双扁桃体肿大，右2°左3°；咽后壁淋巴滤泡增生，咽腔略小。心电图、胸部DR及实验室检验结果均无明显异常，诊断为：①阻塞性睡眠呼吸暂停综合征。②慢性扁桃体炎（双侧）。拟择期于全身麻醉下行睡眠呼吸停综合征射频温控消融术、等离子辅助下双例痛桃体切除术及改良舌根等离子消融术。

思考：

1. 该病人是否符合日间手术要求？

2. 手术前病人需完善哪些检查？麻醉管理需要重点关注什么？

3. 根据以上麻醉过程该如何拟定病人术后恢复离院方案？

解析：

1. 该病人符合日间手术要求。日间手术及麻醉的病人一般应符合以下条件：①ASA Ⅰ或Ⅱ级病人；ASA Ⅲ级病人并存疾病稳定在3个月以上，经过严格评估及准备，也可进行日间手术；②一般建议选择1岁以上至65岁以下的病人。但年龄本身不是日间手术的限定因素，65岁以上的高龄病人能否进行日间手术，应结合手术大小、部位、病人自身情况、麻醉方式、合并症严重程度和控制情况等综合判断；③预计病人术中及麻醉状态下生理机能变化小；④预计病人术后呼吸道梗阻、剧烈疼痛及严重恶心、呕吐等并发症发生率低。该病人的身体状况按美国麻醉协会（ASA）标准为Ⅰ～Ⅱ级病人，无明显心、肺疾病且年龄在65岁以内，鼾症手术时间一般不超过3小时，估计术后不会发生大出血、呼吸道梗阻及术后疼痛剧烈等严重并发症。所以该病人符合日间手术要求。

2. （1）该病人需要术前准备　①详细了解病人的既往病史；②了解病人既往手术史、用药史；③完善的术前检查，包括三大常规、凝血功能、肝肾功能、电解质、心电图、胸片等，且各项化验检查均应在手术前1～3天完成，超过7天者须重查。呼吸功能障碍者，应加做血气分析及肺功能检查；④术前心理准备。

（2）麻醉重点关注：①术后大出血是否会堵塞气道；②鼾症后气道水肿堵塞气道；③减轻炎性反应，减轻病人疼痛；④是否有家属照顾陪伴，对家属宣教。

3. ①术后多模式镇痛：术前给予氟比洛芬酯50mg静注，术中给予瑞芬太尼0.1μg/（kg·min）持续静脉泵入，术后给予曲马多100mg静注。②术后恶心呕吐的预防及处理：手术前静脉给予地塞米松5mg，手术结束前静脉给予昂丹司琼4mg。③康复及离院：病人Aldrete改良评分9分，由PACU转入日间手术病房，进行中期康复（康复阶段Ⅱ）；观察30分钟病人非吸氧状态下血氧饱和度应维持在95%以上，可以离院在家中完成后期康复过程（康复阶段Ⅲ）。

（林春萌　曹学照）

第三十四章 疼痛诊疗

> **重点** 疼痛的分类和治疗原则。
>
> **难点** 急性疼痛。
>
> **考点** 三阶梯癌痛治疗原则。

第一节 疼痛诊疗概述

一、疼痛的分类

（1）按病因 外伤性疼痛；病理性疼痛；代谢性疾病引起的疼痛；神经源性疼痛等。

（2）按病程 短暂性疼痛；急性疼痛；慢性疼痛。

（3）按疼痛程度 微痛；轻痛；中度痛；剧烈痛。

（4）按疼痛的临床综合 外周性疼痛（浅表痛、深部痛、牵涉痛）；中枢性疼痛；心理性疼痛。

二、疼痛的定性和定量诊断

1. 疼痛的定性诊断

（1）病史 主诉；现病史（疼痛部位、性质、程度、诱因、加重缓解因素等）；既往史；家族史；职业和社会环境；婚姻状况。

（2）体格检查 精神状态；生命体征；一般检查；脑神经检查；感觉功能检查；四肢肌力、肌张力和关节检查；深、浅反射；病理反射。

2. 疼痛的定量诊断

疼痛程度简易描述；视觉模拟量表（VAS）；数字疼痛强度量表（NRS）；McGill 疼痛问卷（MPQ）；手术后疼痛评分（Prince - Henry 法）。

3. 儿童疼痛的评估

（1）行为评估方法 哭声；面部表情；躯体疼痛行为表达。

（2）生理评估方法 OPS 评分表。

（3）面部表情量表。

4. 疼痛治疗效果的评价

（1）根据疗效评估 显效；中效；微效；无效。

（2）疼痛缓解度四级评估法 完全缓解；部分缓解；轻度缓解；无效。

（3）疼痛缓解度五级评估法 0 度；1 度；2 度；3 度；4 度。

三、疼痛的治疗原则

（1）先诊断、后治疗的原则。

（2）合理用药，以有效、安全为主的原则。

（3）先简后繁、先无创后有创、先可逆后损毁的原则。

（4）相辅相成、综合治疗的原则。

（5）节省医疗资源、减轻医疗负担的原则。

（6）保护病人生理功能、提高生活质量的原则。

第二节　急性疼痛

一、手术后急性痛

1. 临床表现

（1）术后皮肤切口和手术局部疼痛，多为锐痛。

（2）疼痛刺激引起机体多系统，如心血管系统、呼吸系统、消化系统、免疫系统等反应，同时伴有情绪异常。

（3）实验室检查　儿茶酚胺、醛固酮等多种激素水平发生变化。

2. 给药途径和给药方案

（1）全身给药

1）口服给药　适用于神志清醒、胃肠功能良好病人术后轻、中度疼痛的控制及多模式镇痛组分。禁用于吞咽功能障碍和肠梗阻病人。慎用于重度恶心、呕吐和便秘病人。

2）肌内注射给药　适用于门诊手术和短小手术术后单次给药，起效快于口服用药，单次注射用药量大，副作用明显。

3）静脉注射给药　单次或间断静脉注射给药，适用于门诊手术和短小手术，但需要浓度峰谷比大，易出现镇痛盲区。持续静脉注射给药，一般先给负荷量，迅速达到镇痛效应后，以维持量发挥镇痛作用。宜使用病人自控方法。

（2）局部给药　局部浸润；外周神经阻滞；硬脊膜外腔给药。

（3）病人自控镇痛　适用于手术后中、重度疼痛。PCA 给药途径包括经静脉（PCIA）、硬脑膜外（PCEA）、皮下（PCSA）和外周神经阻滞（PCNA）。

（4）多模式镇痛　联合使用作用机制不同的镇痛药物或镇痛方法，使得镇痛作用相加或协同，同时，每种药物的剂量减小，副作用相应降低，从而达到最大的效应/副作用比。

二、分娩镇痛

1. 临床表现

（1）第一产程　疼痛部位不固定，呈间歇性发作，进行性加重。同时牵涉相应的脊神经节段支配的皮区。

（2）第二产程　除外第一产程中提到的皮区疼痛，先露部对盆腔组织结构的压迫以及对骨盆出口及会阴的扩张成为新的疼痛原因。会阴痛为锐痛，定位准确，阴部神经阻滞可消除疼痛。牵涉痛表现在股部。

2. 治疗方法

（1）区域阻滞镇痛或麻醉

1）连续硬膜外阻滞　最常用的方法，疼痛缓解的有效率可达到 85%～95%。

①适应证 疼痛剧烈，产妇强烈要求止痛或惧怕分娩痛；高血压危象；多胎妊娠；早产或高危胎儿；臀位和剖宫产前；子宫收缩不协调。

②禁忌证 穿刺部位感染；血液病或正接受抗凝治疗；低血容量、严重贫血及休克；脊柱畸形；子宫出血或先兆子宫破裂；宫缩异常或头盆不称及骨盆异常；产妇拒绝或紧张害怕。

2）硬膜外持续镇痛 硬膜外连续滴注局麻药或病人硬膜外自控镇痛技术。其中将小剂量阿片类药物与低浓度局麻药配伍使用取得了理想的临床效果。

3）其他 如宫颈旁神经阻滞、阴部神经阻滞等。

（2）经皮（穴位）神经电刺激。

（3）吸入镇痛法。

3. 并发症防治

（1）区域阻滞镇痛于麻醉前后补充血容量，避免发生低血压，阻滞过程、用药量严格按照操作规范。

（2）PCEA 严格控制麻醉用药量，避免出现宫缩抑制及产程延长。

三、急性创伤疼痛

1. 临床表现

明确的创伤史，心动过速、血管收缩、大汗淋漓，可因体位不当、创面或组织移动加重疼痛，精神和情绪常处于兴奋、焦虑或恐慌状态，防御反应过强，严重者出现休克、虚脱、高热等全身症状。

2. 治疗方法

（1）头颅创伤后痛 除外颅脑损伤可给予局部神经阻滞或麻醉性镇痛药与神经安定药。闭合性颅脑伤诊断未明确前，避免使用强效镇痛、镇静剂。

（2）胸部创伤后痛 无明显呼吸功能障碍者可行局部神经阻滞，并口服非麻醉性镇痛药。严重呼吸困难者应尽早气管插管或切开，并辅用呼吸机。

（3）腹部创伤后痛 无胃肠道症状者可口服非阿片类镇痛药，疼痛严重者可采用区域神经阻滞。

（4）脊柱、四肢创伤后痛 疼痛较轻者口服非阿片类镇痛药或局麻药区域阻滞，配伍镇静剂或局麻药区域阻滞；疼痛严重者，可给予强效麻醉性镇痛药。

第三节　头面部疼痛

一、偏头痛

偏头痛为周期性发作的单侧头痛，多在 30 岁前发病，60% ~ 70% 为女性。

1. 临床表现

（1）前驱症状期和先兆期 前驱症状包括易激、兴奋、功能亢进或抑郁等；先兆期以视觉先兆最常见。

（2）头痛期 头痛以一侧为主，发作期可转向对侧；搏动性头痛或胀痛；中度至重度，程度受颅内压及姿势影响；常伴恶心、呕吐等症状。

（3）恢复期 头痛消失后出现疲劳。

2. 诱因

包括激素、饮食、心理、行为与环境、睡眠、药物等。

3. 诊断标准

（1）无先兆偏头痛 至少发作 5 次；持续 4 ~ 72 小时；头痛特点为偏侧、搏动性、中度或重度、爬楼梯头痛加重；伴有恶心和（或）呕吐、畏光和怕声；除外器质性、代谢性疾病继发头痛。

（2）有先兆偏头痛　至少发作2次；有先兆症状；除外器质性或代谢性疾病继发头痛。

（3）眼肌麻痹型偏头痛　至少发作2次；头痛伴有一个或多个眼动神经麻痹症状及体征；除外鞍旁病变。

（4）视网膜性偏头痛　至少发作2次；头痛伴有单眼视野缺损或黑矇，时间少于60分钟；视觉症状后60分钟内出现头痛；非发作期眼科检查正常。

4. 治疗方法

偏头痛的治疗分为发作期的治疗和预防性治疗。发作期治疗重点在于消除发作期的临床症状，采用分级治疗的方法。预防性治疗主要是减少偏头痛的发作频率和严重程度，改善生活质量。

二、颈源性头痛

颈源性头痛是一类与颈神经受刺激有关的头痛，持续时间长，发生率高，临床表现复杂，治疗困难。

1. 临床表现

早期多表现为枕部、耳后部、耳下部不适感，后转为闷胀或酸痛感；疼痛部位常模糊不清，分布弥散并向远方牵涉；慢性、持续性钝痛，活动时可诱发或加剧；部分病人可出现颈部疼痛、颈部僵直、患侧嗅味觉减退。

2. 治疗方法

以非手术治疗为主。包括一般性治疗，如口服非甾体类抗炎药配合物理治疗；健康教育；局部注射疗法缓解疼痛；各种非手术治疗无效且出现神经卡压症状者应行颈神经损毁治疗或手术治疗。

三、丛集性头痛

丛集性头痛以反复发作、短暂的单侧剧烈头痛为特征，常伴有局部自主神经功能紊乱，持续1周至数月不等。男性多发，年龄20～40岁，具有一定遗传倾向。

1. 临床表现

丛集性头痛一般从一侧眼部、前额或颞部不适开始，迅速加重为剧烈刀割样、压榨样或烧灼样疼痛，剧痛持续10～15分钟。发作频率隔日1次至每日8次。常伴有同侧结膜充血、流泪、鼻塞等自主神经功能紊乱的症状和体征。

2. 治疗方法

丛集性头痛的治疗分为发作时治疗和预防性治疗。发作性治疗的目的为尽快消除头痛、终止发作，如面罩吸入纯氧、皮下注射英明格、颈交感神经阻滞等。预防性治疗尚无统一方案。

四、紧张型头痛

紧张型头痛为慢性头部紧束样或压迫性头痛，通常为双侧头痛。

1. 临床表现

（1）发作性紧张型头痛　无先兆或前驱症状，头痛为轻、中度钝痛，发作性表现。频率少于15天/月（180天/年），不因体力劳动而加重，查体无阳性发现。

（2）慢性紧张型头痛　临床表现多与发作性紧张型头痛相似，不同点在于头痛为持续性，频率达每个月至少15天（180天/年），病程长达6个月以上。

2. 诊断要点

紧张型头痛头痛特点为压迫性或紧缩感；轻、中度疼痛；双侧头痛；上楼或相似日常活动不会加重疼痛。无恶心、呕吐；无畏光或怕声。除外器质性、代谢性疾病继发的头痛；头痛发作与器质性、代谢性疾病在时间上无紧密联系。

（1）发作性紧张型头痛　符合紧张型头痛的诊断标准；既往至少有10次头痛发作；天数少于180天/年；

头痛持续时间为 30 分钟~7 天。

（2）慢性紧张型头痛　符合紧张型头痛的诊断标准；频率大于 180 天/年；病程不少于 6 个月。

3. 治疗方法

（1）药物治疗　非甾体类抗炎药，抗焦虑、抗抑郁药，肌肉松弛剂。

（2）非药物治疗　心理治疗；物理及生物反馈治疗。

（3）局部神经阻滞。

五、外伤后头痛

1. 临床表现

外伤后头痛的临床表现多种多样，表现为紧张型头痛、偏头痛、枕神经痛、丛集性头痛、眶上和眶下神经痛的特征。其中，紧张型头痛占 85%。常伴有其他心理和躯体的不适，如易怒、焦虑、人格改变等。

2. 诊断要点

（1）急性外伤后头痛　意识恢复或外伤后 14 天出现头痛；头痛在意识恢复或头部外伤后 8 周内消失。

（2）慢性外伤后头痛　符合急性外伤后头痛诊断，且头痛在外伤后持续 8 周以上。

3. 治疗方法

头痛治疗多采用对症治疗，可适当应用非甾体类抗炎药辅助物理治疗，对伴有情绪改变的病人应适当辅助心理治疗。

六、三叉神经痛

1. 临床表现

发作性、触发性、间歇性、单侧性、原发性三叉神经痛；卡马西平及神经阻滞有效。

2. 诊断要点

（1）原发性三叉神经痛　阵发性发作；疼痛限于三叉神经分布区；突发、强烈、尖锐、刺痛或烧灼痛；重度；刺激扳机点可诱发；无神经系统损害；每次发作形式相似；除外其他引起面部疼痛的疾患。

（2）继发性三叉神经痛　明确原发疾病并合并有上述临床表现。

3. 治疗方法

药物治疗，如抗癫痫药物和抗痉挛药物；神经阻滞治疗；手术治疗。

七、舌咽神经痛

舌咽神经痛是发生在舌咽神经感觉支配区的一种发作性剧烈疼痛。

1. 临床表现

阵发性剧痛；疼痛部位为舌根部、咽部、扁桃体窝，可向远处放射；扳机点刺激可诱发疼痛；伴随晕厥、心律不齐、低血压等症状；可卡因或丁卡因试验阳性。

2. 治疗方法

药物治疗；神经阻滞；手术疗法。

八、中间神经痛

1. 临床表现

一侧外耳道疱疹；伴有周围性面瘫；部分病人有味觉、听觉改变；少数病人仅表现为一侧耳部疼痛，反复发作，检查无明显阳性体征。

2. 诊断要点

一侧发作性短暂疼痛；可伴有外耳道附近疱疹；扳机点位于内耳道后壁；伴听力减退、味觉减退及眩晕、呕吐；除外其他器质性病变。

3. 治疗方法

主要采用综合性非手术治疗。

九、痛性眼肌麻痹综合征

1. 临床表现

多数病人发病前有上呼吸道感染、咽峡炎等病史；一侧眼球后眶区剧烈疼痛，可放射至额、颞部，持续性胀痛、刺痛或撕裂样剧痛；累及视神经可出现视力改变；脑脊液蛋白和细胞计数增高。

2. 治疗方法

大剂量糖皮质激素冲击治疗。

十、非典型面痛

1. 临床表现

多于牙和颌面部手术或创伤后发生；限于一侧面部；疼痛位置深不易定位；酸痛、灼痛或钻通；不伴有其他症状和体征。

2. 治疗方法

目前尚无可靠和有效的治疗方法，多为对症治疗，有明确病因和病理改变者可行针对性治疗。

第四节　颈、肩部和上肢疼痛

一、颈椎病

1. 临床表现

（1）颈型颈椎病　青壮年居多，颈部感觉酸、胀、痛；颈部一般无歪斜，生理曲度减少或消失。

（2）神经根型颈椎病　根性痛；根性肌力障碍；腱反射异常；颈部立正式体位；压颈试验阳性；脊神经牵拉试验阳性。

（3）脊髓型颈椎病　双侧或单侧下肢发麻、发沉，后行走困难；双下肢协调性差；双足踩棉花感；四肢肌张力增高。

（4）椎动脉型颈椎病　眩晕、头痛、猝倒；视力障碍；面部感觉障碍。

2. 治疗方法

（1）非手术疗法　应符合颈椎的生理解剖学基础，同时密切观察病人反映，不得有超过颈椎骨关节生理限度的操作，纠正颈椎病的病理解剖状态，停止或减缓病情进展。如颈椎牵引疗法、制动法、家庭疗法等。

（2）手术疗法　非手术疗法治疗无效者，且出现明显的脊髓、神经根压迫症状，需要行颈椎前路手术或后路手术治疗。

二、颈椎间盘突出症

1. 临床表现

有明显头颈部外伤，起病急。

（1）侧方型颈椎间盘突出症　颈痛、僵硬、活动受限；颈部过伸剧烈疼痛；一侧上肢疼痛或麻木感；颈部僵直位；颈脊神经根张力试验阳性。

（2）中央型颈椎间盘突出症　四肢无力，下肢重于上肢，甚至四肢不完全性瘫痪；大小便功能障碍；感觉异常；四肢肌张力增高；腱反射亢进。

（3）旁中央型颈椎间盘突出症　突出部位偏于一侧介于颈脊神经根和脊髓之间，压迫单侧神经根和脊髓。

2. 治疗方法

以非手术治疗为主，如颈椎牵引、颈部围领制动、理疗等，如出现脊髓压迫症状，应尽早施行手术治疗。

三、胸廓出口综合征

1. 临床表现

（1）臂丛神经受压型　上肢疼痛，刺痛、麻木等；夜间重，间歇性；伴有肌乏力、握力下降、精细动作失灵。

（2）锁骨下动脉、静脉受压型　肢体苍白、缺血、发冷，甚至缺血性挛缩、坏死；肢体间歇性肿胀、青紫。

（3）交感神经刺激型　交感神经受压症状，如上肢酸痛，定位不准确。

（4）假性心绞痛型　心前区疼痛，合并左上肢麻木；ECG 检查正常。

（5）椎动脉受压型　一侧头痛；患侧面部麻木、眩晕；第 1 肋骨抬高。

2. 治疗方法

以非手术治疗为主，对于非手术治疗无法解决的胸廓出后压迫，可行相应手术治疗，包括前斜角肌切断术、锁骨切除术等。

四、臂丛综合征

1. 临床表现

锁骨上区和上肢放射性神经痛，活动时加剧；冻结肩。

2. 治疗方法

药物治疗，如加巴喷丁、卡马西平、巴氯芬等；有创性治疗，如神经组织、射频消融等；物理治疗。

五、肱二头肌长头腱鞘炎

1. 临床表现

肱二头肌长肌腱剧烈疼痛；关节活动明显受限；夜间加重；结节间沟部压痛；撞击（Speed）试验阳性；Yergason 试验阳性。

2. 治疗方法

局部注射治疗；手术治疗。

六、肩峰下滑囊炎

1. 临床表现

明确外伤史；肩前上方疼痛、疲劳、疼痛可向斜方肌方向放射；撞击试验阳性；疼痛弧征阳性；肩关节活动受限等。

2. 治疗方法

急性期患肩制动，并悬吊；口服非甾体类抗炎药物；手术治疗。

七、肩关节周围炎

1. 临床表现

（1）急性期　起病急，疼痛剧烈，肌肉痉挛，关节活动受限；夜间疼痛加重；X 线检查无异常。

（2）慢性期　疼痛相对缓解；关节挛缩性功能障碍；关节镜检查可见关节腔内粘连。

（3）功能恢复期　肩关节功能可恢复正常，肌肉萎缩需长时间锻炼恢复。

2. 治疗方法

非手术治疗，包括解痉止痛、制动、功能锻炼等；手术治疗。

八、肱骨内、外上髁炎

1. 临床表现

（1）肱骨外上髁炎　多见于网球、羽毛球运动员等，肱骨外上髁部位明显疼痛及压痛，Mills 实验阳性。

（2）肱骨内上髁炎　多见于棒球和高尔夫球运动员，肱骨内上髁疼痛。

2. 治疗方法

轻者可行制动、局部注射、理疗等；重者需进行手术治疗。

九、肩胛上神经卡压综合征

1. 临床表现

好发于老年人，长期肩部扛、挑重物者多见；起病慢，夜间重；肩部疼痛伴肌肉萎缩；肌电图检查见神经损伤电位。

2. 治疗方法

早期非手术治疗，包括休息、药物、神经阻滞、物理治疗；晚期需行手术治疗。

十、腕管综合征

1. 临床表现

手掌面桡侧二指半麻木、疼痛，夜间或清晨明显；拇指外展、对掌无力，感觉迟钝等；屈腕试验阳性；神经叩击试验阳性。

2. 治疗方法

早期采用非手术治疗，如局部注射激素、口服神经营养药等；晚期采用手术治疗。

十一、雷诺病

1. 临床表现

多年于青年女性；指（趾）苍白、变黄、麻木、发绀、烧灼、跳痛感。

2. 辅助检查

血管无创性检查；激发试验；指动脉造影。

3. 治疗方法

保暖；药物治疗；物理治疗；神经阻滞。

第五节　胸背部疼痛

一、胸壁疼痛

1. 临床表现

局部疼痛，呼吸、咳嗽、体位改变时加剧；胸壁肿胀伴压痛；X 线检查可有肋骨骨折线或断端错位。

2. 治疗方法

对因治疗；一般治疗；神经阻滞；药物治疗；手术治疗。

二、肋软骨炎

1. 临床表现

肋软骨炎主要表现为肋软骨局限性肿大和疼痛，好发于 20~30 岁，起病急，前上胸部疼痛，咳嗽、打喷嚏、躯干活动时加剧。患病部位成纺锤形或球形肿胀，压痛明显。3~4 周内自行消失，偶可持续数年之久，反复发作。

2. 治疗方法

药物治疗；物理治疗；手术治疗。

三、肋间神经痛

1. 临床表现

肋间部位疼痛，发作性加剧，可反射至同侧肩背部；相应皮区感觉过敏。

2. 治疗方法

祛除病因；对症治疗。

四、带状疱疹肋间神经痛

1. 临床表现

有前驱症状，轻度发热；局部感觉过敏和神经痛、烧灼感，呈单侧、非对称性，沿皮肤神经分布；病程 2~4 周。新旧疱疹炎肋间神经分布区成群分布。

2. 治疗方法

适当休息，注意局部卫生，积极抗感染治疗；全身应用抗病毒药物和免疫干扰剂，辅助用维生素 B_1；物理治疗、针灸、经皮电刺激等。

五、乳腺切除术后疼痛综合征

1. 临床表现

前胸、腋窝及臂的中、后部出现压迫感、收缩感、烧灼性疼痛；上臂淋巴结肿大等。

2. 治疗方法

药物治疗；神经阻滞；手术治疗；经皮神经电刺激。

六、开胸术后疼痛综合征

1. 临床表现

胸壁中、重度疼痛，可伴有感觉异常；可出现锥体束受损征象；胸壁感觉过敏等。

2. 治疗方法

药物治疗；神经阻滞；手术治疗。

七、肺栓塞性胸痛

1. 临床表现

胸痛、呼吸困难、呼气急促、咯血等。

2. 治疗方法

根据肺栓塞疼痛的频率、严重程度、持续时间和性质给予不同的治疗方案。

八、胸膜炎疼痛

1. 临床表现

胸痛，伴食欲减退、发热，多为锐性疼痛。

2. 治疗方法

为自限性疾病，治疗原则为解除病因、对症治疗。

九、心绞痛

1. 临床表现

突发的胸骨体上段或中段之后的压榨性、闷胀性或窒息性疼痛；疼痛可波及大部分心前区，可放射至左肩；常由体力劳累、情绪激动等诱发；病人休息时 ECG 多为正常，异常 ECG 包括 ST 段和 T 波改变等，无心梗表现。

2. 治疗方法

（1）发作时的治疗　休息；药物治疗，如硝酸酯制剂等。

（2）缓解期的治疗　一般治疗；药物治疗，如硝酸酯制剂、钙通道阻滞剂等；中医中药治疗；手术治疗；经皮腔内冠状动脉成形术；神经阻滞治疗。

第六节　腰、骶和下肢疼痛

一、腰椎间盘突出症

1. 临床表现

腰痛；坐骨神经痛、腰椎姿势异常、麻木与感觉异常、马尾神经损伤症状。

2. 诊断要点

（1）病史　仔细询问病人职业，发病时间及诱因，腰痛、下肢痛性质；观察关注步态与脊柱外形。

（2）体格检查　患侧有压痛点，腰椎活动受限，肌萎缩、肌力减弱，感觉减退，腱反射改变。

（3）特殊检查　胸腹垫枕试验，直腿抬高试验，健肢抬高试验，骨神经牵拉试验等。

（4）影像学检查　X 线可见椎间隙狭窄，MRI 可见脊髓内病变和椎间盘退变、脱水，CT 检查可见椎间盘突出部位、大小、形态等。

3. 治疗方法

（1）非手术治疗用以缓解疼痛症状　牵引治疗、手法治疗、理疗等。

（2）手术治疗　微创外科技术、传统手术治疗。

二、强直性脊柱炎

1. 临床表现

后背和骶髂关节痛，晨僵，脊柱变化，葡萄膜炎；X 线可见对称性骶髂关节侵蚀性损害，关节间隙炎症与狭窄为此病的特异性诊断；HLA – B27 抗原检测阳性。

2. 治疗方法

物理疗法，如反复锻炼保持功能；硬膜外神经阻滞；对伴有情绪障碍者可用三环类抗抑郁药；对于急性葡萄膜炎病人给予肾上腺皮质激素和扩瞳药物治疗。

三、腰椎管狭窄

1. 临床表现

假性跛行，伸展腰椎症状加重；肌肉阵挛和背痛；严重者伴有神经根、脊髓或马尾神经压迫。

2. 治疗方法

保守治疗，如物理治疗、药物治疗；椎旁或硬膜外神经阻滞；手术治疗。

四、梨状肌综合征

1. 临床表现

臀部严重疼痛，可放射到下肢和足，伴有麻木、感觉异常；坐骨切迹触痛，坐骨神经 Tinel 征阳性，直腿抬高试验阳性等。

2. 治疗方法

物理疗法联合应用非甾体类抗炎药或环氧化酶 - 2 抑制剂；局部物理疗法；外科松解术。

五、坐骨神经卡压综合征

1. 临床表现

臀部钝痛、刺痛，伴酸痛、沉重感，疼痛可向大腿后侧、小腿后外侧及足背放射，可伴有麻木、感觉异常；坐骨神经支配区内感觉、运动功能障碍，跟腱反射异常。

2. 治疗方法

非手术治疗为首选治疗方法，如药物、中医、针灸、过股神经阻滞等；对于非手术治疗无效且明确诊断者可考虑手术治疗。

六、膝内、外侧副韧带损伤

1. 临床表现

（1）内侧副韧带损伤　膝内侧疼痛，活动后加重，肌肉痉挛，关节内出血，活动受限等。

（2）外侧副韧带损伤　膝外侧疼痛，但很少引起关节积液。

2. 治疗方法

在药物镇痛的基础上行以下治疗。

伤后立即冷敷，加压包扎，药物镇痛结合理疗，积极锻炼，一般无须手术治疗。对于情况严重者应立即入院行修补手术。

七、踝关节扭伤

1. 临床表现

肿胀、压痛，活动受限；X 线平片可见相应踝关节间隙增宽。

2. 治疗方法

镇痛及对症处理，如镇痛药物、局部物理治疗、固定等；对于情况严重者应立即行手术修补治疗。

八、血栓闭塞性脉管炎

1. 临床表现

病情早期表现为间歇性跛行，晚期疼痛转为持续性静息痛，夜间加剧；肢体营养障碍，甚至组织坏死；多发于 20~40 岁男性，有吸烟史；Burger 试验阳性。

2. 治疗方法

一般治疗，如戒烟、保持卫生、防寒防潮等；药物治疗；溶栓治疗；神经阻滞治疗、硬膜外腔阻滞；手术治疗等。

九、下肢动脉栓塞

1. 临床表现

肢体麻木、感觉异常、疼痛、苍白，甚至组织坏死；多见于中老年且有心血管疾病病史者。

2. 治疗方法

药物治疗，如抗凝、溶栓、解痉、止痛治疗；手术取栓治疗。

第七节　腹部、盆腔痛

一、急性胰腺炎

1. 临床表现

中、重度腹痛，持续存在的烧灼样上腹痛，且放射到肋腹部和胸部，仰卧位加剧，病人呈强迫体位，伴随恶心、呕吐、食欲不振；血淀粉酶于发病后 2~3 天急剧升高；腹部 CT 平扫有助于确诊。

2. 治疗方法

禁食；镇痛，如应用短效强力的镇痛药等；对症支持治疗；手术治疗。

二、胆绞痛

1. 临床表现

右上腹阵发性绞痛，向背部或右肩部放射；多于夜间发作，伴恶心、呕吐、发热等。

2. 治疗方法

对因治疗为主；急性疼痛治疗以药物治疗为主，首选解痉药物；对于反复发作的胆绞痛病人可以考虑手术治疗。

三、痛经

1. 临床表现

月经期疼痛，下腹部痉挛性，伴随头痛、头晕、恶心、呕吐等；辅助检查无阳性改变。

2. 治疗方法

心理疗法；药物疗法，如口服避孕药等；神经阻滞疗法；对于非手术治疗无效者可行腹腔镜下子宫神经部分切除术。

四、子宫内膜异位症

1. 临床表现

痛经、性交痛、盆腔慢性疼痛，不孕，月经量多且经期延长；血清 CA125 部分升高等。

2. 治疗方法

药物抑制子宫以外内膜异常增长；对症治疗；手术消除异位内膜组织。

第八节　癌　性　痛

癌痛是指癌症、癌症相关性病变及抗癌治疗所致的疼痛，其原因主要包括由癌症直接引起、与癌症相关、与癌症治疗有关以及与癌症无关的疼痛。

一、癌痛的评估

根据病人主诉、镇痛药服用情况及某些客观体征，将癌性痛分为以下四级。

0 级　无痛。

1 级　可忍受疼痛，要求服用镇痛药物，睡眠不受干扰。

2 级　不能忍受疼痛，要求服用镇痛药物，睡眠受干扰。

3 级　不能忍受剧烈疼痛，需要镇痛药物，睡眠严重干扰，伴有自主神经功能紊乱或被动体位。

二、三阶梯癌痛治疗原则与方案

1. 原则

按阶梯给药、口服给药、按时给药、个体化用药、辅助用药。

2. 方案

（1）第一阶梯药物镇痛方案　适用于轻度癌症病人，应用非甾体类抗炎药，如阿司匹林、贝诺酯（扑炎痛）等。

（2）第二阶梯药物镇痛方案　适用于中度癌痛病人，应用非甾体类抗炎药＋弱阿片类镇痛药＋辅助药物。

（3）第三阶梯药物镇痛方案　适用于重度癌痛病人，应用非甾体类抗炎药＋弱阿片类镇痛药＋强效阿片类镇痛药。采用联合用药、多模式镇痛。

三、癌痛的其他治疗方法

核素治疗；神经阻滞；放射治疗；骨吸收抑制剂治疗；手术治疗。

第九节　神经病理性疼痛和中枢性疼痛

一、幻肢痛

1. 临床表现

多于截肢后出现；病程长达 1~2 年；疼痛部位位于已截肢体远端，疼痛性质和程度多样，可因天气、情绪变化诱发或加剧；常与残肢痛合并存在等。

2. 治疗方法

以非手术治疗为主，如电刺激、针灸、超声波、理疗等物理治疗；精神、心理治疗等。

二、复杂性局部疼痛综合征

1. 临床表现

自发痛和诱发痛并存，自主神经功能改变，运动功能改变，营养障碍，心理改变等。

2. 治疗方法

损伤后早期预防，可一定程度上防止复杂性局部痛综合征（CRPS）发生，并改善预后；抗交感神经疗法；硬膜外隙与鞘内注射药物；经皮电刺激与脊髓电刺激；心理支持疗法等。

三、带状疱疹后神经痛

1. 临床表现

带状疱疹治愈 1 个月后，患区仍存在持续性或发作性剧烈疼痛，以自发性刀割样或闪电样发作痛或持续性烧灼痛为主；患区皮肤明显色素沉着；患区感觉、触觉异常，痛觉过敏；伴有心理状态的改变。

2. 治疗方法

（1）药物治疗　弱阿片类麻醉性镇痛药、抗抑郁药、抗惊厥药、NSAIDs 等。

（2）中西医综合治疗。

（3）区域神经阻滞、交感神经阻滞、硬膜外隙注药等。

（4）神经调控治疗。

（5）心理治疗。

四、中枢性疼痛

1. 临床表现

中枢神经系统病变或功能障碍史；躯体甚至全身感觉减退、感觉异常，疼痛部位不固定；可以是任何性质、任何形式、任何程度的疼痛，为慢性顽固性疼痛，可阵发性加重；可伴有中枢神经系统病变其他表现等。

2. 治疗方法

药物治疗，如抗抑郁、抗癫痫、镇痛药物等；手术治疗，如脊髓止痛手术、脑内止痛手术、电刺激镇痛术等。

五、糖尿病性神经病变

1. 临床表现

长期糖尿病史；肢体末梢甚至躯干皮肤异感、胀痛等。

2. 治疗方法

控制糖尿病，控制血糖；药物治疗；神经阻滞；神经调控等。

·临床案例分析·

病人，女，上海人，汉族，已婚，半文盲，主诉胸背部抽痛一月余，于某医院呼吸科住院治疗，病人生命体征平稳，痛苦面容，查体无异常，无被动体位或自主神经功能紊乱症状。入院 NRS 评分 8 分，严重影响睡眠。胸部 CT 示：左下肺占位病变，伴胸膜侵犯、第 8 胸椎附件破坏。经肺穿刺证实左肺癌，病理示腺癌，未行放化疗。目前使用硫酸吗啡缓释片 20mg Q12h 口服，疼痛无明显缓解。

思考：

1 根据病人主诉、镇痛药服用情况及某些客观体征，可将癌痛分为哪几级？上述病例病人属于几级癌痛？

2. 请为上述病例病人提供合理的"药物止痛"方案。

解析：

1. 根据病人主诉、镇痛药服用情况及某些客观体征，将癌痛分四级。

0 级：无痛。

1 级：可忍受疼痛，要求服用镇痛药物，睡眠不受干扰（轻度疼痛）。

2 级：不能忍受疼痛，要求服用镇痛药物，睡眠受干扰（中度疼痛）。

3 级：不能忍受剧烈疼痛，需要镇痛药物，睡眠严重干扰，伴有自主神经功能紊乱或被动体位。（重度疼痛）。

上述病例病人属于 2 级癌痛（中度疼痛）。

2. 原则：按阶梯给药、口服给药、按时给药、个体化用药、辅助用药。

该病人为中度癌痛病人，按照第二阶梯药物镇痛方案，应用非甾体类抗炎药＋弱阿片类镇痛药＋辅助药物，尽可能选择口服用药，如阿司匹林＋路盖克＋艾司唑仑等按时、按量服用。

速览导引图

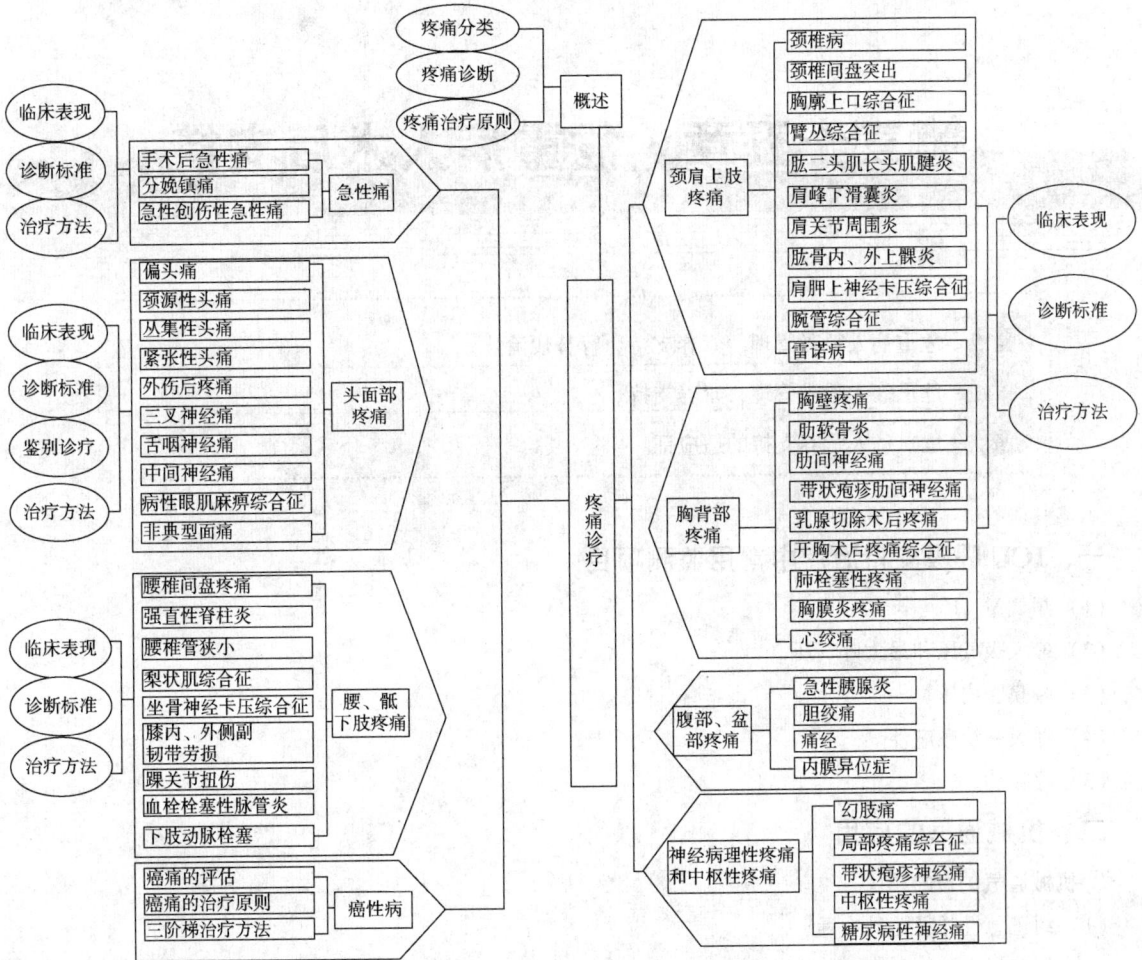

（李慧莉　王　云）

第三十五章　危重病人术后支持

重点	危重病人呼吸管理、营养支持、肾替代治疗。
难点	危重病人呼吸管理、营养支持。
考点	危重病人营养支持的适应证。

一、ICU 呼吸支持治疗中常用监测项目

（1）潮气量。

（2）最大吸气压和最大呼气压。

（3）胸膜腔内压。

（4）呼吸系统顺应性。

（5）呼吸功。

二、机械通气的应用

1. 机械通气的目的

（1）纠正急性呼吸性酸中毒。

（2）纠正低血氧。

（3）降低呼吸功耗、缓解呼吸肌疲劳。

（4）防治肺不张。

（5）为安全使用镇静和肌松药提供通气保障。

（6）稳定胸壁。

2. 适应证

各类呼吸衰竭积极治疗后，病人病情仍持续恶化，出现意识障碍，呼吸形式严重异常（如呼吸频率 >40 次/分或 <6 次/分、呼吸节律异常、自主呼吸微弱或消失），血气分析提示严重通气和（或）氧合障碍（PaO_2 <60mmHg，尤其是充分氧疗后仍低于 50mmHg，$PaCO_2$ 进行性升高，pH 动态下降），可考虑机械通气。

3. 禁忌证

机械通气无绝对禁忌证，但下述情况机械通气可能使病情加重：气胸及纵隔气肿未行引流、肺大疱和肺囊肿、低血容量休克未补充血容量、严重的肺出血、气管－食管瘘等。在出现致命性通气和氧合障碍时，应积极处理原发病，同时不失时宜应用机械通气。

三、呼吸衰竭的诊断和治疗

1. 诊断

（1）病史　严重感染、腹膜炎、胰腺炎、严重创伤、大面积烧伤、大量输入液体或者库存血、大手术，

尤其是有肺部基础疾病的病人。

（2）临床表现 各个系统均有低氧血症和高碳酸血症的临床非特异性表现，结合可造成呼吸衰竭的基础疾病临床表现进行诊断。

（3）血气分析 Ⅰ型呼吸衰竭：$PaO_2 < 60mmHg$，$PaCO_2$正常或低于正常值。Ⅱ型呼吸衰竭：$PaO_2 < 60mmHg$，$PaCO_2 > 50mmHg$。

（4）胸部X线 明确病因和严重程度。

（5）其他 如CT、纤支镜检查。

2. 治疗

（1）病因治疗。

（2）呼吸支持，包括建立通畅气道、氧疗、机械通气、体外膜肺氧合。

（3）控制感染。

（4）维持肺循环稳定。

（5）营养支持。

（6）预防并发症。

四、急性呼吸窘迫综合征（ARDS）

1. 临床表现和分期

（1）第一期 除相应的发病征象外，肺刚受损的数小时内，病人可无呼吸系统症状。随后呼吸频率加快，气促逐渐加重，出现过度通气，并发展为低碳酸血症。

（2）第二期 24～48小时后，呼吸频率增快，肺部可听到吸气时细小湿啰音。PaO_2下降，X线胸片显示肺纹理增多模糊、细网状阴影，提示血管周围液体聚集。

（3）第三期 随着病情进展，病人呼吸窘迫，感胸部紧束、吸气费力、发绀，常伴有烦躁、焦虑不安，两肺广泛间质浸润，可伴奇静脉扩张、胸膜反应或有少量积液。动脉血气分析示PaO_2和$PaCO_2$进一步下降，X线胸片显示弥漫性雾状浸润阴影，提示间质及肺泡水肿，不能通过用氧疗改善。

（4）第四期 呼吸窘迫和发绀继续加重，X线胸片示肺部浸润阴影大片融合，乃至发展成"白肺"。呼吸肌疲劳导致通气不足，二氧化碳潴留，产生混合性酸中毒。心脏停搏，部分病人出现多器官衰竭。

2. 诊断

柏林定义依据氧合情况，将ARDS分为轻度（$200mmHg < PaO_2/FiO_2 \leqslant 300mmHg$）、中度（$100mmHg < PaO_2/FiO_2 \leqslant 200mmHg$）和重度（$PaO_2/FiO_2 \leqslant 100mmHg$）。

3. 治疗

（1）控制原发病与抗感染治疗。

（2）呼吸支持治疗 氧疗、机械通气。

（3）药物治疗 液体管理、糖皮质激素治疗、一氧化氮吸入、肺泡表面活性物质、前列腺素、鱼油等。

（4）营养代谢支持。

（5）维护重要脏器功能。

（6）综合疗法。

五、肾脏替代治疗基本模式和CRRT

1. 血液渗透治疗模式

血液透析、血液滤过、血液透析滤过、高通量血液透析、低效延时每日透析、血浆置换、血液灌流与血浆灌流吸附。

2. 连续性肾脏替代治疗（CRRT）的特点

①血流动力学稳定；②纠正酸碱紊乱；③溶质清除率高；④营养支持；⑤清除炎症介质。

3. CRRT 适应证

（1）肾适应证

1）尿毒症　氮质血症、神经病变、肌肉病变、脑病、心包炎。

2）液体容量过多　肺水肿、少尿或无尿。

3）电解质紊乱　高钾血症或血钠水平异常。

4）酸碱紊乱。

5）中毒　可被透析的毒物中毒。

（2）非肾适应证　脓毒症出现血流动力学不稳、脓毒症时去除炎性介质。

4. CRRT 注意事项及并发症

（1）注意事项　避免血管通路阻塞、空气栓塞、液体及电解质失衡。

（2）并发症　出血、感染、体温变化、生物相容性过敏反应。

六、心肺脑复苏

1. 基础生命支持（BLS）

（1）立即识别心搏骤停和启动紧急医疗服务系统（EMS）。

（2）尽早实施高质量心肺复苏。

（3）尽早电除颤。

2. 高级生命支持

（1）维持呼吸道通畅和有效人工呼吸支持。

（2）恢复和维持自主循环。

（3）心律失常处理。

（4）心肺复苏监测。

（5）心肺复苏期间用药。

（6）循环设备支持。

3. 复苏后治疗

（1）呼吸管理。

（2）血流动力学稳定。

（3）目标温度管理。

（4）防治 MODS；脑复苏。

（5）神经学评估。

七、脑死亡的定义

（1）定义　脑死亡为包括脑干在内的全脑功能不可逆性停止。

（2）临床表现　①意识丧失；②脑干反射消失；③脑电活动停止；④呼吸停止。

八、危重病人营养支持

（一）临床营养状态评估

1. 躯体参数

（1）体重　理想体重百分率。

（2）脂肪储存量　三头肌皮肤褶皱厚度（TSF）。

（3）骨骼肌量 上臂肌周径（MAMC）、肌酐/身高指数（CHI）。

2. 实验室参数

（1）血清蛋白质 血清白蛋白、前白蛋白、转铁蛋白、视黄醇结合蛋白、甲状腺素结合前白蛋白。

（2）免疫功能测定 迟发型皮肤超敏反应、总淋巴细胞计数、补体水平。

（3）氮平衡 计算摄入量和排出量。

（4）电解质平衡。

3. 营养不良的诊断

（1）蛋白质营养不良。

（2）蛋白质 – 能量营养不良。

（3）混合型营养不良。

（二）危重病人营养治疗原则

（1）营养支持的时机 当机体的有效循环容量及水、电解质与酸碱平衡得到初步纠正后，一般在治疗开始后24～48小时进行。

（2）营养支持的途径 肠内营养支持和肠外营养支持。

（3）营养支持能量补充 考虑危重机体器官功能、代谢状况、疾病状态、疾病时期的具体情况。一般合并感染病人早期应激时予以 20 ～ 25kcal/（kg·d）的能量，对于病程较长者在病情稳定后与 30～35 kcal/(kg·d)。

（4）重症病人血糖控制 血糖大于7.5mmol/L开始胰岛素治疗，保持在7.5mmol/L以下，期间密切监测血糖，避免血糖波动。

（三）肠内营养支持

1. 适应证与禁忌证

（1）适应证

1）发病前或发病后存在营养不良。

2）胃肠道功能存在 优先考虑予肠内营养。

3）重症病人 尽量早期使用（24～48小时）。

（2）禁忌证

1）肠梗阻、肠道缺血。

2）严重腹胀或腹腔间室综合征。

3）严重腹胀、腹泻，处理无效则应停用。

2. 途径选择

（1）经鼻胃管。

（2）经鼻空肠置管（有误吸风险采用）。

（3）经皮内镜下胃造口（时间大于6周者采用）。

（4）经皮内镜下空肠造口（有误吸风险，时间大于6周者采用）。

3. 并发症

（1）机械性并发症 主要与置管位置不当、管腔堵塞、消化道黏膜机械损伤有关。

（2）感染性并发症 多见于制剂污染及吸入性肺炎。

（3）胃肠道并发症 ①恶心、呕吐、胃潴留；②胃食管反流及误吸；③腹胀；④腹泻；⑤便秘。

（4）代谢性并发症 少见，如低钾血症、氮质血症。

4. 管理

（1）投给方式

1）一次性投给　多数难以耐受。

2）间歇重力滴注　多可耐受。

3）连续输注　目前多用。

（2）体位　最好采取半卧位。

（3）胃残留量测定　6小时测一次残留量，胃残留量一般维持在100～200ml。
血气分析对于低氧血症、高碳酸血症、呼吸衰竭、酸碱失衡的诊断有重要价值。

（4）耐受性评估。

5. 临床常用肠内营养制剂的种类及选择

（1）肠内营养配方的种类。

1）要素饮食。

2）匀浆饮食。

3）混合奶。

（2）肠内营养配方的选择。

1）评定营养状况，决定需要量。

2）根据病人实际情况确定配方的种类。

3）配平渗透压。

4）有无过敏。

6. 免疫营养、生态营养和生态免疫营养

（1）免疫营养　在肠内营养组分中添加特殊营养素，如谷氨酰胺、精氨酸、牛磺酸、抗氧化剂等，以特定的方式刺激免疫细胞，减轻有害的炎症反应带来的损伤，是保护肠道菌群和肠黏膜的手段。

（2）生态营养　在传统的肠内营养基础上，补充肠道有益菌群，从而维持肠道微生态及肠道功能、改善机体营养状态、降低危重病病人感染率。

（3）生态免疫营养　复合以上两种营养。

（四）肠外营养支持

1. 适应证与禁忌证

（1）适应证　不能耐受肠内营养或肠内营养禁忌的重症病人，应该选用完全肠外营养。

1）胃肠道功能障碍。

2）由于手术等解剖问题，禁止使用胃肠道。

3）存在尚未控制的腹部状况，如感染、肠梗阻、肠瘘等。

（2）禁忌证　以下情况不宜予肠外营养。

1）早期复苏阶段、血流动力尚未稳定或存在严重的水、电解质与酸碱失衡。

2）严重肝衰竭、肝性脑病。

3）急性肾衰竭存在严重氮质血症。

4）严重高血糖尚未控制。

2. 途径选择

（1）中心静脉营养　ICU病人常使用中心静脉营养，包括放置锁骨下静脉、颈内静脉、股静脉和经外周血管的中心静脉导管。首选锁骨下静脉。

（2）周围静脉营养　适用于短期的营养支持，易发生静脉炎。

3. 成分与输注

（1）成分　①糖类；②脂肪乳剂；③氨基酸/蛋白质；④水、电解质补充；⑤微量元素补充。

（2）输注　应在无菌条件下配制，不可随意添加药物，按程序将各种营养置于大容器一并输注，成为"全合一"或全营养混合液，24小时内完成输注。

4. 并发症

（1）代谢性并发症　①低血糖；②高渗性非酮症昏迷；③各种脂肪酸、水电解质和酸碱、微量元素不平衡。

（2）中心静脉导管相关并发症　最常见导管相关性感染，其他如气胸、空气栓塞、导管位置不当和静脉血栓形成。

（3）其他　主要为肝胆系统异常和肠道屏障受损。

速览导引图

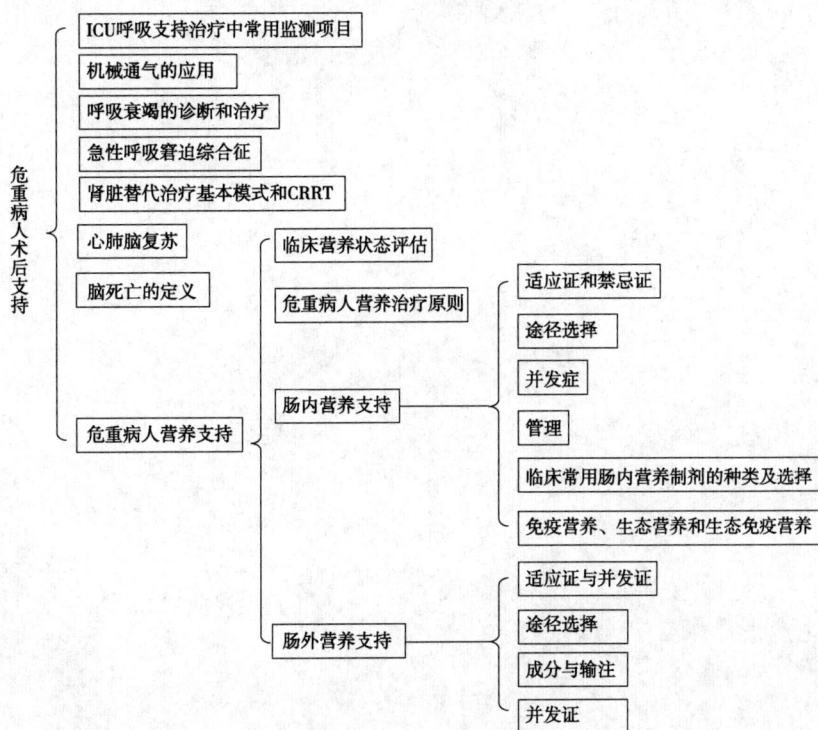

（王　妍　方向明）